DR. MED. CONSTANZE LOHSE
LAURA ALTMANN

Der Mami Plan

Mikronährstoffe,
Mood Food, Mental Load –
dein ganzheitlicher Guide

Inhalt

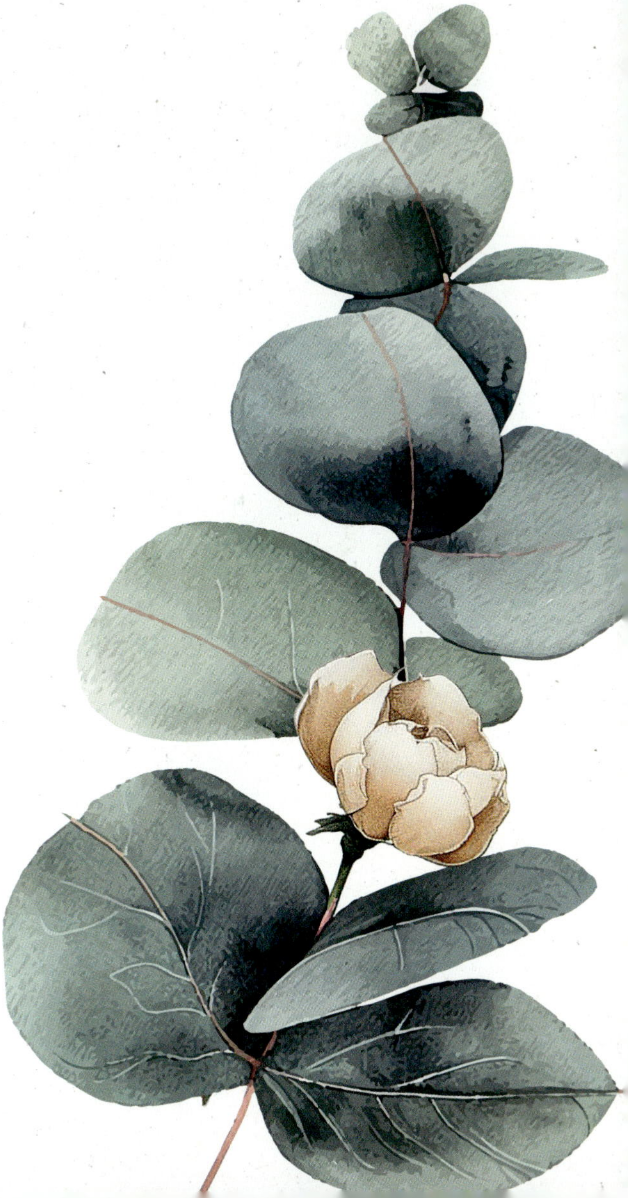

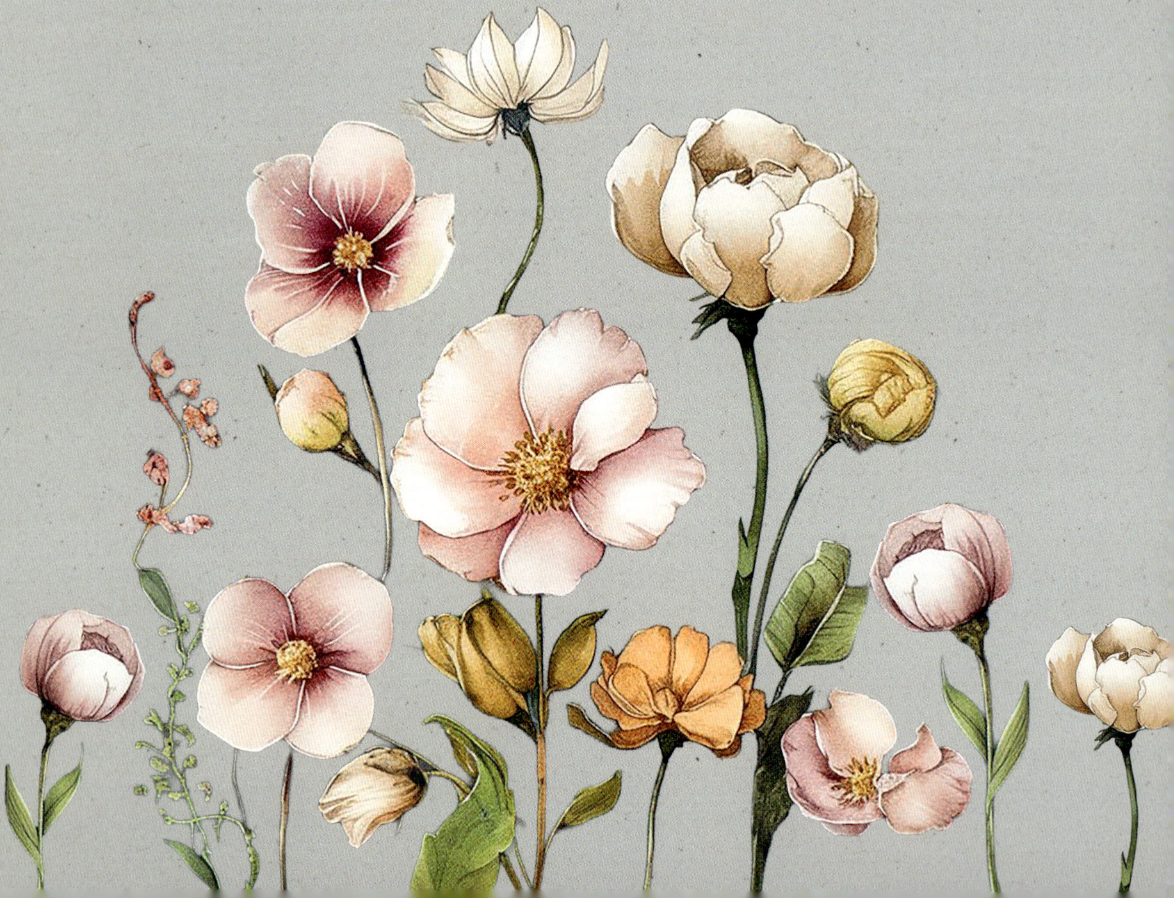

Der Mami-Plan

1 SCHWANGERSCHAFT

Du trägst nicht nur ein neues Leben in dir – du wächst selbst über dich hinaus. Hier findest du die Kraft, das Wissen und die Liebe, die dich durch diese magische Zeit begleiten.

2 STILLZEIT

Deine Nähe ist jetzt das Wertvollste, was dein Baby braucht. Gemeinsam entdeckt ihr eine Welt voller Geborgenheit, Vertrauen und unendlicher Verbindung.

3 REZEPTE

Weil der Alltag mit Baby bunt, wild und manchmal chaotisch ist – hier bekommst du Rezeptideen, die dir Leichtigkeit schenken und euch als Familie stärken.

Vorwort

Herzlichen Glückwunsch! Wenn du dieses Buch in den Händen hältst, bist du höchstwahrscheinlich schwanger. Wie aufregend! Ist das nicht ein riesiges Wunder? Egal, ob du gerade überglücklich bist, noch ungläubig auf deinen Test starrst oder etwas Angst hast – alles davon ist völlig normal. Deine Schwangerschaft ist eine ganz besondere Zeit, voller Vorfreude, Veränderungen, Fragen und Unsicherheiten. Kaum ein anderer Lebensabschnitt ist mit so vielen Ratschlägen, Meinungen und vermeintlichen »Regeln« verbunden. Zwischen gut gemeinten Tipps, widersprüchlichen Informationen und der Flut von Artikeln im Internet kann es leicht passieren, dass du gar nicht mehr weißt, was richtig ist. Auch wir haben kein Buch gefunden, das die wichtigsten Informationen rund um einen gesunden Lebensstil in Schwangerschaft und Stillzeit verständlich und wissenschaftlich fundiert vermittelt. Deshalb dachten wir uns: Dann schreiben wir es eben selbst!

Dieses Buch soll ein liebevoller und zuverlässiger Begleiter für deine Schwangerschaft und deine Stillzeit sein. Wir möchten, dass du für dich und dein Baby sorgen kannst, damit ihr diese einzigartige Zeit gesund, glücklich und voller Energie genießen könnt. Unser Ziel ist es, dir Mut zu machen, dir selbst zu vertrauen – und dich gleichzeitig mit Wissen auszustatten, das dir Sicherheit gibt. Du erfährst, wie eine gesunde und ausgewogene Ernährung aussehen kann, und welche Nährstoffe besonders wichtig sind. Wir zeigen dir, wie du Bewegung ganz ohne Stress in deinen Alltag einbauen kannst und für guten Schlaf sorgst. Zudem haben wir hilfreiche Tipps, die typische Schwangerschafts- und Stillbeschwerden lindern können. Vor allem möchten wir dir aber zeigen: Eine gesunde Schwangerschaft und Stillzeit bedeuten nicht, dass du verzichten musst, sondern bewusste Entscheidungen treffen darfst, die dir und deinem Baby guttun. Dein persönlicher *Mami-Plan* ist ein Leitfaden, der dir Orientierung gibt, ohne dich einzuengen oder zu bevormunden. Er lässt dir Raum, deinen eigenen Weg zu finden. Denn jede Schwangerschaft ist einzigartig, so wie du und dein Baby es sind. Wir freuen uns riesig, dass wir dich auf diesem Weg begleiten dürfen.

Deine Laura und Constanze

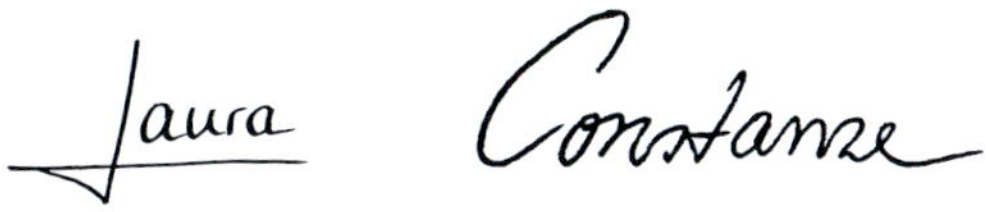

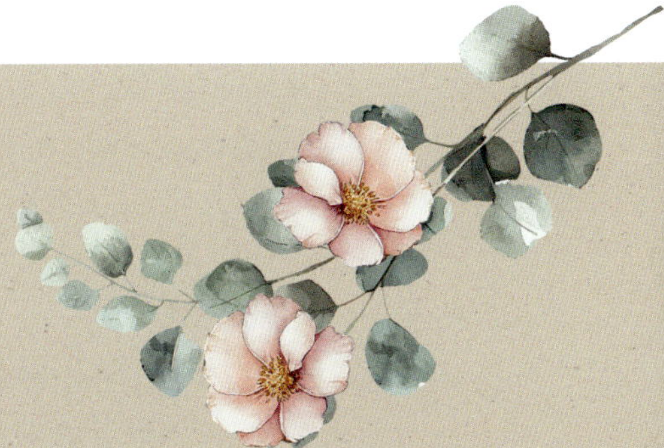

Und jetzt du …

Dieses Buch hätte problemlos die dreifache Länge haben können – deshalb haben wir ergänzend online noch viele Studien, Zusatzinformationen und Tipps rund um die Themen in diesem Buch für dich gesammelt, die du über entsprechende QR-Codes findest. Da die Wissenschaft immer in Bewegung ist, bemühen wir uns, die Inhalte regelmäßig zu aktualisieren.

Hier findest du auch alle Dokumente gesammelt.

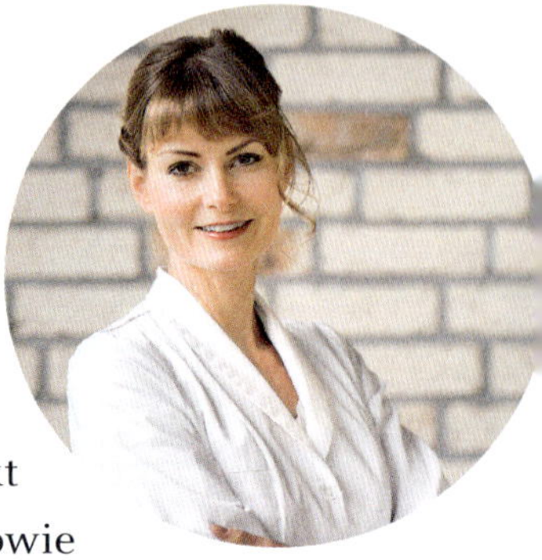

Über uns

Dr. med. Constanze Lohse: Ich bin Constanze, Fachärztin für Allgemeinmedizin mit Schwerpunkt Ernährungs-, Mikronährstoff- und Sportmedizin sowie Naturheilkunde, mit eigener Praxis in der Nähe von Hamburg. 2022 ist mein erstes Buch im GU-Verlag erschienen, »Die 10-Minuten-Naturmedizin«. Über meine Tätigkeit als Dozentin und Referentin habe ich Laura kennengelernt – ich war mehrfach in ihrem Podcast zu Gast und bin ein großer Fan! Ich liebe ihre Rezepte, ihre App, ihren Proteinriegel – und freue mich sehr, dieses Buch gemeinsam mit ihr zu schreiben.

In meiner medizinischen Arbeit geht es mir darum, nicht nur Symptome zu behandeln, sondern ganzheitlich, ursächlich und präventiv zu arbeiten. Ich bin überzeugt, dass Ernährung unglaublich viel bewirken kann – deshalb sage ich immer: »Ernährung ist mein liebstes Medikament.« Mit meinem Mann teile ich die Leidenschaft für gesunde Ernährung, Kochen und Sport – und natürlich die Liebe für unsere zwei Kinder. Durch sie habe ich die besondere Zeit von Schwangerschaft und Stillzeit intensiv erleben dürfen. Mein Leben ist dadurch noch schöner, liebevoller – und ja, auch chaotischer geworden. Doch genau das macht es so wertvoll. Gerade im oft turbulenten Alltag weiß ich, wie wichtig ein gesunder Lebensstil ist. Das ist keine lästige Pflicht, sondern die genussvolle Kür, durch die alles leckerer und leichter wird. Also: Achte auf dich, erst recht, wenn alles um dich herum gerade wild und chaotisch ist!

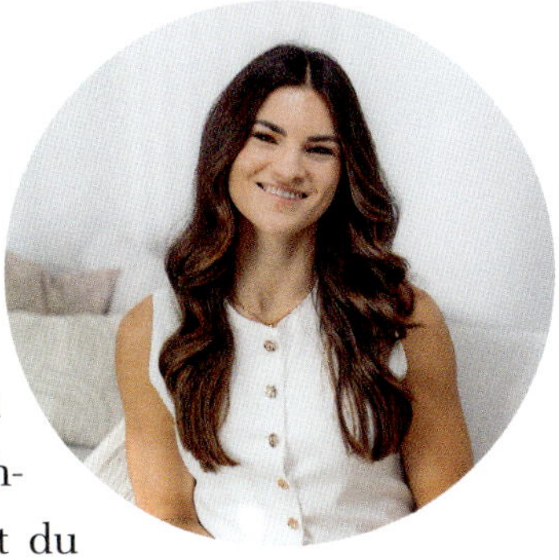

Laura Altmann (»Fit Laura«): Ich bin Laura, lebe in München und bin seit 2016 Content-Creatorin, Ernährungsberaterin und Fitnesstrainerin. Vielleicht kennst du mich von Instagram als @fit_laura, wo ich meinen Alltag rund um Gesundheit, Ernährung und einen ausgewogenen Lebensstil teile.

Balance ist für mich der Schlüssel, weil ich selbst eine Phase erlebt habe, in der ich dachte, alles perfekt machen zu müssen. Ich habe nur noch »cleane« Lebensmittel gegessen, täglich trainiert und versucht, alles zu kontrollieren. Von außen wirkte das diszipliniert, innerlich hat es mich jedoch eher gestresst und Energie gekostet. Heute weiß ich: Ein gesunder Lebensstil entsteht nicht durch Perfektion, sondern durch Balance, Flexibilität und Selbstfürsorge. Genau das vermittle ich auch in meinen Kochbüchern »Eat in Balance» und »Bowl it« sowie in meiner App, der »Circle of Balance Community«.

Noch habe ich keine Kinder, wünsche mir aber, bald eine Familie zu gründen. Dieses Buch über Ernährung in der Schwangerschaft zu schreiben, war für mich ein besonderer Prozess. Ich wollte nicht nur wissenschaftlich fundiertes Wissen weitergeben, sondern mich selbst bestmöglich vorbereiten – um Körper in dieser wichtigen Zeit zu verstehen, auf ihn zu hören und ihn zu unterstützen.

Noch eine Info vorab: Zur Einfachheit verwenden wir in diesem Buch die männliche Form »Partner« – gemeint sind dabei selbstverständlich alle Geschlechter, ganz wertfrei.

TEIL 1

Schwangerschaft

Selbst wenn man von außen
noch nichts sieht, beginnt in dir
ein neues Leben zu wachsen.
Mach dir bewusst, was für ein
Wunder da gerade passiert!
Wir helfen dir dabei, diese
magische Zeit mit Energie,
Kraft und Liebe zu genießen.

LAURA & CONSTANZE

Happy Food, Happy Mood

Schau an dir hinunter – egal, ob dein Bauch noch flach oder schon kugelrund ist, in deinem Körper passiert gerade so viel: Es wird für ein komplettes Baby Platz gemacht! Deine Gebärmutter wächst in der Schwangerschaft auf etwa das zehn- bis fünfzehnfache Gewicht an und sogar bis zum tausendfachen Volumen. Deine Haut dehnt sich, Plazenta und Brustdrüsen entwickeln sich, deine Hormone tanzen Tango und auch die Organe deines Babys bilden sich. Du kannst so stolz auf dich sein! In diesem ersten großen Kapitel wird sich deshalb alles um deine Ernährung drehen. Wir schauen uns an, welche Makro- und Mikronährstoffe du jetzt brauchst, wie ein Blutcheck dir helfen kann, welche Herausforderungen durch eine vegetarische oder vegane Ernährung entstehen und welche Zubereitungsarten in der Schwangerschaft besonders vorteilhaft sind.

Vielleicht hast du auch schon den Satz gehört: »In der Schwangerschaft musst du für zwei essen.« Das stimmt nicht ganz – ist aber auch nicht völlig falsch. Der zusätzliche Energiebedarf während der Schwangerschaft wird oft überschätzt.[1] Im ersten Trimester ist der Energieumsatz noch nahezu unverändert, sodass du in dieser Zeit keine (!) zusätzlichen Kalorien brauchst. Das verändert sich in der Regel erst ab dem vierten Schwangerschaftsmonat, also im zweiten und dritten Trimester. Fachgesellschaften empfehlen für normalgewichtige Frauen, die Energiezufuhr im zweiten

Trimester um etwa 250 Kilokalorien pro Tag und im dritten Trimester um weitere 250 Kilokalorien pro Tag zu erhöhen. 250 Kilokalorien – das sind beispielsweise eine Scheibe Vollkornbrot mit Avocado und Tomate, ein fettarmer Naturjoghurt mit frischen Beeren oder eine Handvoll Nüsse. Diese Empfehlungen gelten allerdings nur, wenn du dich in der Schwangerschaft genauso viel bewegst und genauso viel Sport machst wie zuvor. Wenn du dich weniger bewegst – was übrigens völlig normal ist –, brauchst du auch nicht so viele Kalorien.[2] Du hast trotzdem mehr Hunger? Das kann daran liegen, dass dein Nährstoffbedarf erhöht ist – du brauchst in der Schwangerschaft nämlich mehr Vitamine, Mineral-

SMART SCIENCE

Die Frage mit der Waage

Du fragst dich, wie viel du zunehmen »darfst«? Für Frauen mit einem normalen BMI liegt die empfohlene Gewichtszunahme während der Schwangerschaft zwischen 10 und 16 Kilogramm. Frauen mit Übergewicht benötigen in der Regel eine geringere Gewichtszunahme von maximal 10 Kilogramm, während es für Frauen mit Untergewicht noch keine allgemeingültige Empfehlung gibt. Sowohl Über- als auch Untergewicht sind weder für dich noch für dein Kind gesund und erhöhen das Risiko von Komplikationen.[3] Versuche deshalb, schon vor der Schwangerschaft ein gesundes Gewicht anzustreben. Falls du schwanger bist, versuche aber nicht, jetzt Kilos zu verlieren. Diäten sind während der Schwangerschaft tabu! Du solltest lieber ausgewogen und nährstoffreich essen und gut für dich sorgen.[4]

Nicht für zwei essen, aber für zwei denken

stoffe, Aminosäuren und Fettsäuren als sonst. In der Hinsicht ist der Gedanke »für zwei« zu essen also nicht ganz falsch – zumindest solltest du für zwei denken. Achte darauf, gesund und vor allem nährstoffdicht – also Lebensmittel mit einer hohen Nährstoffdichte – zu essen, und dagegen zuckerreiche Lebensmittel und Fast Food weitestgehend zu vermeiden.[5] Dein Körper gibt jetzt alles, um dich und dein Baby optimal zu versorgen und gleichzeitig auf die Geburt vorzubereiten. Er wird sich bedanken, wenn du durch eine ausgewogene Ernährung dafür sorgst, dass er genug Power für diese Meisterleistung hat. Ab Seite 132 in diesem Buch findest du Ideen für Rezept-Basics, Energie-Booster, gesunde Snacks, Wohlfühlessen und Meal-Prep-Gerichte für die Tage, an denen wenig Zeit und Kraft zum Kochen ist.

SMART SCIENCE

Zeitfenster der Chancen

In den ersten 1000 Tagen, von der Empfängnis bis zum Ende des zweiten Lebensjahres, werden die Grundlagen für Organentwicklung, Wachstum und langfristige Gesundheit deines Babys gelegt. Ernährung, Bewegung, Stressmanagement und Schlaf wirken dabei wie Stellschrauben, die den Bauplan und die Aktivität der Gene deines Kindes beeinflussen können – in der Wissenschaft spricht man von der »fetalen Programmierung«. Du hast in dieser Zeit die Möglichkeit, deinem Kind einen »Gesundheitsrucksack« zu packen, den du mit wertvollen Ressourcen füllen kannst – für einen bestmöglichen Start ins Leben.

GESUNDHEITSRUCKSACK

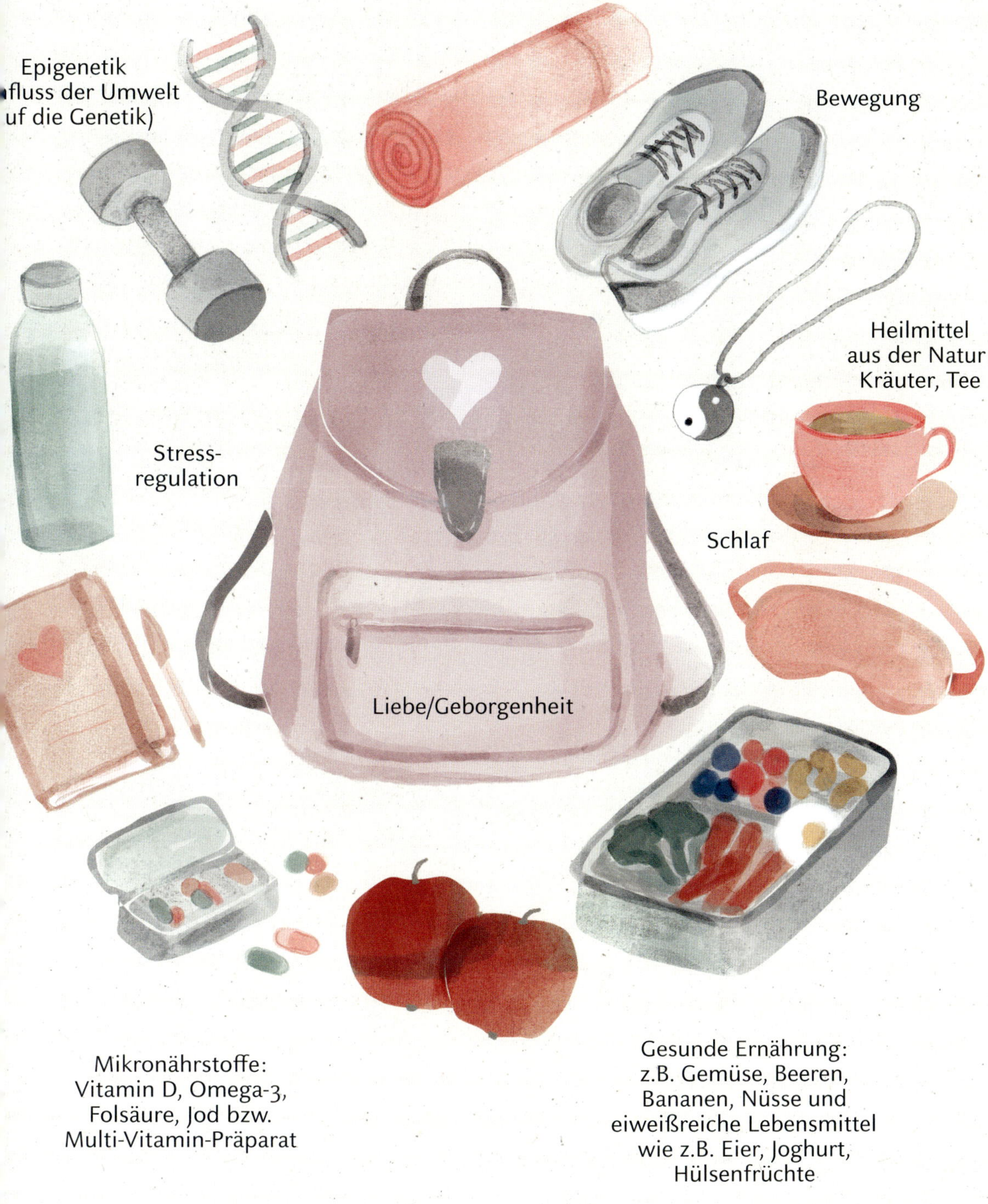

Getränke in der Schwangerschaft

Wir alle wissen, wie wichtig es ist, ausreichend zu trinken. Gerade in der Schwangerschaft – denn dein Körper bildet mehr Blut, versorgt dein Baby über die Plazenta und braucht mehr Flüssigkeit für das Fruchtwasser. Etwa **30 bis 35 Milliliter Flüssigkeit pro Kilogramm Körpergewicht** gelten als guter Richtwert. Bei 70 Kilogramm wären das 2,1 bis 2,5 Liter am Tag.[6] Die Basis deines Flüssigkeitshaushaltes sollte dabei Wasser sein. Auch ungesüßte Tees und ungesüßtes Kokoswasser sind eine gute Alternative. Wenn dir das Trinken von purem Wasser schwerfällt, gib ein paar Scheiben Zitronen, Orangen oder Ingwer dazu. Auch Kräuter, Beeren oder Gurkenscheiben machen das Wasser spannender. Ein selbst gemachter Smoothie versorgt dich nicht nur mit Flüssigkeit, sondern ist auch viel gesünder als die gekaufte Variante. Industrieprodukte werden erhitzt, um sie haltbarer zu machen – so gehen wertvolle Inhaltsstoffe verloren. Zudem kannst du beim Selbermachen selbst bestimmen, was drin ist, und auf zusätzlichen Zucker verzichten. Probiere mal Smoothies mit Gemüse aus – so gesund, so gut!

KAFFEEVERZICHT – JA ODER NEIN?

Das Thema Koffein beschäftigt viele werdende Mamas. Tatsächlich ist die Wirkung von Koffein auf das Baby im Bauch nicht vollständig geklärt, allerdings wird ein hoher Koffeinkonsum mit Risiken wie niedrigem Geburtsgewicht, Wachstumsverzögerungen, Fehlgeburten und Übergewicht im Kindesalter in Verbindung gebracht.[7] Deshalb unser Rat: Halte dich an die offizielle Empfehlung von maximal 200 Milligramm Koffein pro Tag[8], das entspricht etwa ein bis zwei Tassen Kaffee oder zwei bis vier Tassen grünem oder schwarzem Tee. Auf Energydrinks solltest du in der Schwangerschaft und Stillzeit vollständig verzichten. Falls du Kaffeejunkie bist: Decaf-Sorten schmecken oft genauso gut wie der »richtige« Kaffee. Du kannst auch beide Sorten 1:1 mischen!

Checkliste

Koffeinquellen im Überblick[9]

- Filterkaffee (240 ml): 90–120 mg
- Espresso (30 ml): 40–60 mg
- Yerba Mate (240 ml): 70–80 mg
- Gebrühter Schwarz-/Grüntee (240 ml): 30–50 mg
- Matcha (2 g Pulver, 240 ml): 40–90 mg
- Cola (240 ml): 20–30 mg
- Kakao (240 ml): 5–20 mg
- Schokoladenmilch (240 ml): 2–7 mg
- Entkoffeinierter Kaffee (240 ml): 2–5 mg
- Energydrinks (250 ml): ca. 80 mg – nicht empfohlen in der Schwangerschaft! Diese enthalten neben Koffein oft hohe Mengen an Zucker oder künstlichen Süßstoffen und kaum Nährstoffe.
- Es handelt sich bei den Angaben um durchschnittliche Werte, die je nach Zubereitung oder Qualität der Koffeinquelle schwanken können.

ZEIT FÜR MICH

PLATZ FÜR MEINE GEDANKEN, ZIELE UND WÜNSCHE.
WAS BESCHÄFTIGT MICH AKTUELL?

Big Player – die Makronährstoffe

Damit dein Körper überleben und funktionieren kann, braucht er Nährstoffe – und diese bekommt er über die Nahrung. Sie teilen sich auf in Makronährstoffe, von denen du größere Mengen brauchst, und Mikronährstoffe, von denen kleinere Mengen nötig sind. Makronährstoffe, die wir uns hier zuerst anschauen, kennen wir alle: Proteine, Kohlenhydrate und Fette. Allerdings besteht unsere Ernährung nicht aus einzelnen Nährstoffen, sondern aus Lebensmitteln. Ein Stück Kuchen und eine Portion Haferflocken sind beispielsweise beide sehr kohlenhydratreich, doch der Kuchen steckt voller Zucker und ungünstiger Fette, während die Haferflocken gesunde Ballaststoffe und Mikronährstoffe liefern. Versuche also, möglichst unverarbeitete, nährstoffreiche Lebensmittel zu essen, statt auf ein starres Makronährstoffverhältnis zu achten! Und mach dich dabei nicht zu verrückt.

Ein sinnvoller Ansatz ist die 80:20-Regel: 80 Prozent der Ernährung sollte aus nährstoffreichen, möglichst unverarbeiteten Lebensmitteln bestehen, dazu zählen eine bunte Gemüseauswahl, zuckerarmes Obst wie Beeren, eiweißreiche Lebensmittel wie Fisch, Fleisch, Milchprodukte, Eier, Hülsenfrüchte und Sojaprodukte, gute Fettquellen wie Avocado, Oliven- und Leinöl, Nüsse, Saaten, Weidebutter sowie Algenöl (Omega-3-Fettsäure-Quelle) und ein kleiner Teil komplexe Kohlenhydrate wie Vollkorngetreide. 20 Prozent dürfen weniger nährstoffreiche Genussmittel sein, die du bewusst und in Maßen genießt. Das können dann zum Beispiel ein Stück Kuchen, hochwertige Schokolade, Eiscreme, Pudding und Co. sein. Zuckerhaltige Softdrinks solltest du dagegen eher meiden – sie liefern keine sättigenden Nährstoffe und lassen den Blutzucker schnell ansteigen.

GESUNDER EINKAUFSKORB

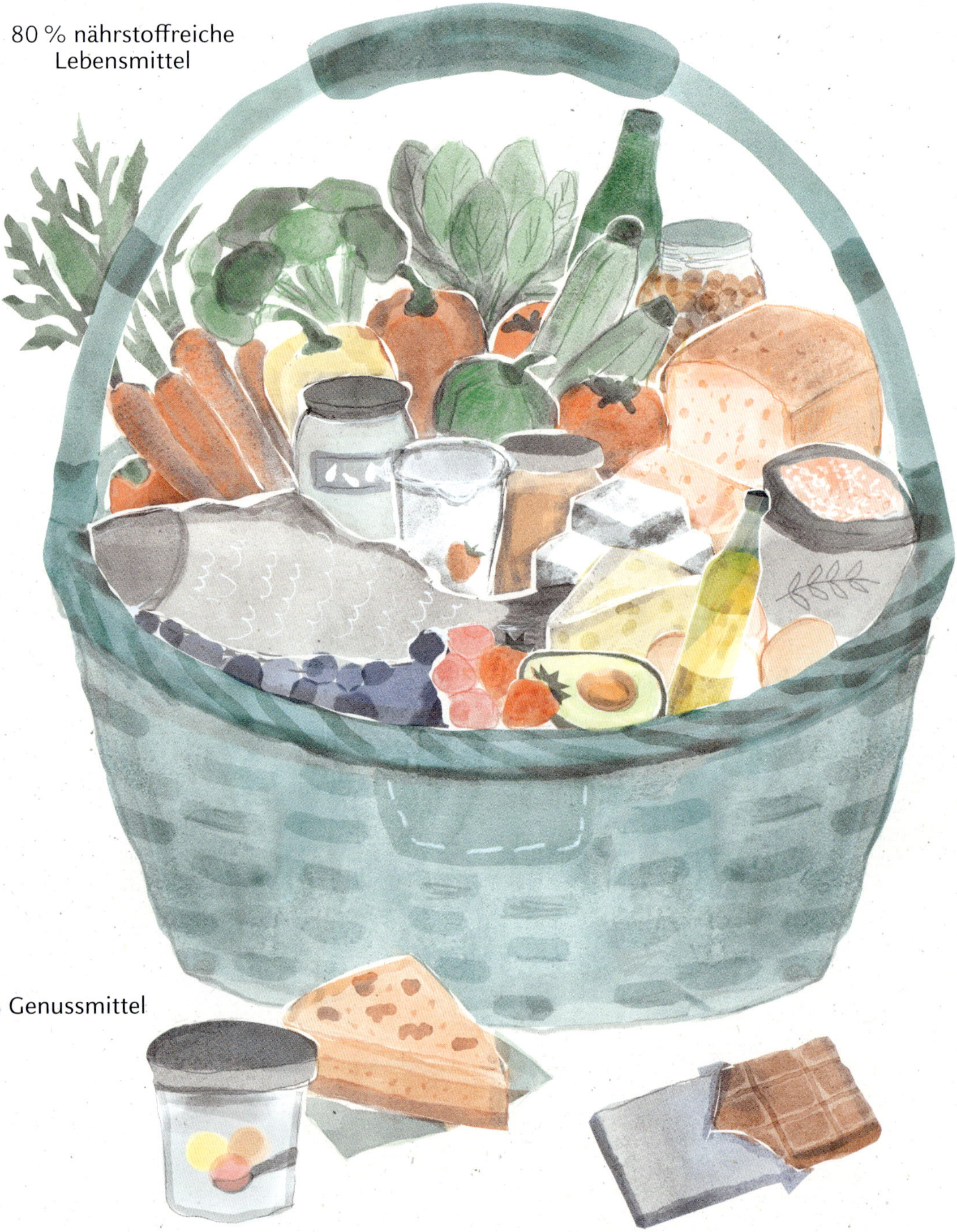

PROTEINE – GRUNDBAUSTEINE DEINER ZELLEN

Wenn du an Proteine denkst, kommen dir vielleicht Bilder von muskelbepackten Kerlen mit Proteinshakes in den Kopf – doch die Versorgung mit Proteinen ist keineswegs nur für Bodybuilder wichtig. Proteine sind die Grundbausteine unserer Zellen und spielen eine essenzielle Rolle für das Wachstum und die Entwicklung deines Babys. Auch dein Körper braucht Proteine, um sich an die Schwangerschaft anzupassen, dein Blutvolumen zu erhöhen, die Plazenta aufzubauen, die Entwicklung des Fötus sowie die Milchdrüsenentwicklung für die Stillzeit zu unterstützen.[10] Im ersten Trimester ist der Bedarf leicht erhöht: Du brauchst jetzt etwa **1,2 Gramm Protein pro Kilogramm Körpergewicht** pro Tag. Im zweiten und dritten Trimester steigt allerdings der Bedarf signifikant, da das fetale Wachstum beschleunigt wird und die mütterlichen Reserven angepasst werden müssen. Jetzt brauchst du etwa **1,5 Gramm Protein pro Kilogramm Körpergewicht** pro Tag.[11] Für eine Frau mit 65 Kilogramm bedeutet das beispielsweise rund 80 Gramm Protein pro Tag in der frühen und rund 100 Gramm Protein pro Tag in der späteren Schwangerschaft.

Wichtig zu wissen: Proteine werden nicht alle gleich verwertet. Der Begriff »biologische Wertigkeit« wird heute wissenschaftlich durch Modelle wie PDCAAS (Protein Digestibility Corrected Amino Acid Score) und DIAAS (Digestible Indispensable Amino Acid Score) ersetzt, die neben dem Aminosäureprofil auch die tatsächliche Verdaulichkeit berücksichtigen. Proteine bestehen aus Aminosäuren, von denen einige essenziell sind und über die Nahrung zugeführt werden müssen. Tierische Proteinquellen erreichen meist höhere PDCAAS- und DIAAS-Werte, da sie ein vollständiges Aminosäureprofil besitzen und sehr gut verdaulich sind. Das bedeutet jedoch nicht automatisch, dass sie »besser« sind. Auch pflanzliche Proteinquellen können den Bedarf decken, wenn sie sinnvoll kombiniert werden. Getreide und Hülsenfrüchte ergänzen sich beispielsweise besonders gut, also Reis und Linsen, Vollkornbrot und Hummus oder Hafer und Sojajoghurt. So entsteht ein vollständiges Aminosäureprofil, das vergleichbar mit tierischen Proteinen ist. Diese Kombination muss nicht in jeder einzelnen Mahlzeit perfekt sein, entscheidend ist die Tagesgesamtzufuhr.[12]

PROTEINREICHE LEBENSMITTEL

Proteingehalt pro 100 Gramm

Tierische Lebensmittel	Pflanzliche Lebensmittel
Harzer Käse (30 g)	Sojabohnen (36 g)
Puten-/Hühnerbrust (23 g)	Hanfsamen (32 g)
Ziegenkäse (20–22 g)	Weizenkeime (25–28 g)
Lachsfilet (20 g)	Rote Linsen (26 g)
Rindfleisch (19 g)	Erdnüsse (25 g)
Garnelen (18 g)	Kidneybohnen (24 g)
Schafskäse/Feta (14 g)	Mandeln (21 g)
Körniger Frischkäse (13 g)	Kichererbsen (20 g)
Skyr (11 g)	

Hinweis: Werte beziehen sich bei Bohnen, Linsen und Kichererbsen auf das Trockengewicht.[13]

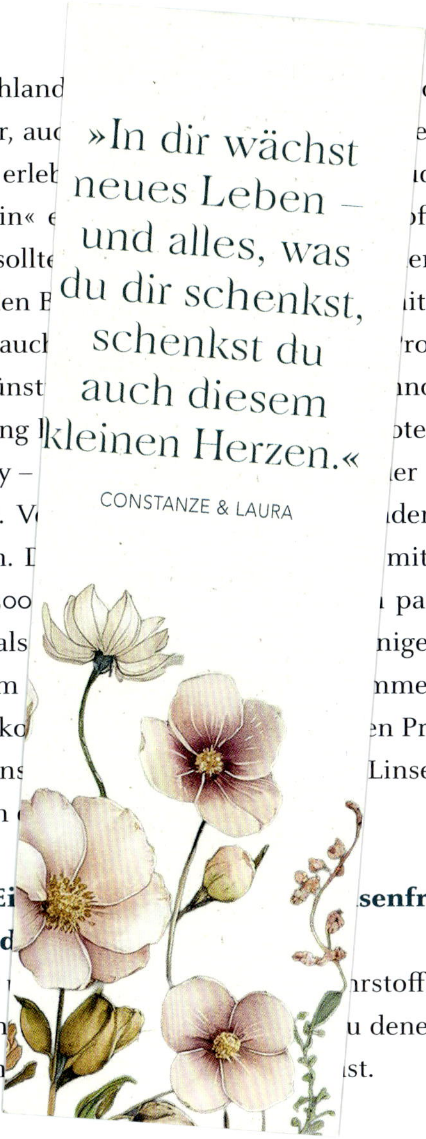

In Deutschland … chen nicht die optimale Pro-
teinzufuhr, au… einen »Protein-Hype« im Su-
permarkt erle… ıdding oder Müsli mit »extra
viel Protein« … ɔffe und sind deutlich teurer.
Das Ziel sollt… er Proteinprodukte zu essen,
sondern den … ıit unverarbeiteten Lebensmit-
teln oder auc… 'roteinpulver (siehe Seite 135).
Das ist günst… ınoch: Wenn du sowieso Lust
auf Pudding … ɔteinversion. Ab und zu ist das
völlig okay – … ɛr »normale« Pudding aus dem
Kühlregal. V… ıderungen deine Proteinzufuhr
zu pushen. … mit Fruchtjoghurt? Probiere es
mal mit 200 … ı paar Hanfsamen – schon hast
du mehr als … niger Zucker (der versteckt sich
nämlich im … nmen. Als Snack kannst du statt
zum Schok… ɛn Proteinriegel greifen. Und dei-
ne Möhren… Linsen – schmeckt richtig lecker
und ist ein …

Exkurs: Ei… senfrüchte –
gesund od…

Bevor wir … ırstoff anschauen, wollen wir über
vier Leben… u denen du vielleicht einige wider-
sprüchlich… ıst.

Eier stehen immer wieder wegen ihres Cholesteringehalts in der Kritik. Doch aktuelle Studien zeigen, dass sie den Cholesterinspiegel bei den meisten Menschen kaum beeinflussen. Der Körper passt die Cholesterinproduktion nämlich an die Nahrungsaufnahme an. Entscheidend für die Gesundheit ist nicht der Cholesteringehalt einzelner Lebensmittel, sondern die Ernährung und der Lebensstil insgesamt. Eier sind eine wertvolle Quelle für Proteine, Vitamine und Mineralstoffe und daher eine gute Wahl für eine ausgewogene Ernährung. Besonders für Frauen – auch während der Schwangerschaft – sind Eier wichtig, da sie wichtige Nährstoffe wie Folsäure und Cholin liefern, die für die Entwicklung des Nervensystems des Babys unerlässlich sind. Eier darfst du also ruhig täglich verzehren. Achte dabei auf Bio-Freilandhaltung, bevorzuge regionale Eier und achte in der Schwangerschaft darauf, dass sie gut durchgegart sind, um das Risiko von Infektionen zu vermeiden.

Fleisch kann Teil einer ausgewogenen, gesunden Ernährung sein – hier ist aber Qualität extrem wichtig. Achte unbedingt auf die Herkunft sowie eine artgerechte Haltung und Fütterung. Weidehaltung fördert nicht nur das Wohlbefinden der Tiere, sondern auch die Nährstoffdichte des Fleisches. Der Konsum von Produkten aus Massentierhaltung sowie verarbeiteten Fleischwaren sollte reduziert oder am besten ganz vermieden werden. Die Weltgesundheitsorganisation (WHO) stuft den Verzehr von verarbeitetem Fleisch wie Wurst, Salami, Speck sogar als definitiv krebserregend ein.[14] Aus ernährungsphysiologischer Sicht ist ein kleines Stück hochwertiges, unverarbeitetes Fleisch die deutlich bessere Wahl als große Mengen minderwertiger Produkte oder hochverarbeiteter Fleischersatzprodukte. Hochwertiges Fleisch ist jedoch (leider) teuer – genau deshalb ist »weniger, aber besser« der sinnvollere Weg. Für die meisten Menschen liegt das ganz realistisch bei etwa zwei bis vier Portionen Fleisch pro Woche – je nachdem, wie oft man sich gute Qualität leisten kann.

Kleiner Exkurs zu Fleischersatzprodukten

Fisch liefert wertvolle Proteine, aber auch Vitamine, Mineralstoffe, Jod und Omega-3-Fettsäuren. Besonders fettreiche Kaltwasserfische wie Lachs, Hering und Makrele sind reich an Omega-3-Fettsäuren. Allerdings stammen Zuchtlachse häufig aus Massentierhaltungen in Aquakulturen, in denen der Einsatz von Antibiotika und Pestiziden üblich ist. Auch Thunfisch, ein Raubfisch am oberen Ende der Nahrungskette, kann Schadstoffe wie Quecksilber anreichern und sollte daher nur in geringen Mengen gegessen werden. Das bedeutet aber nicht, dass du Fisch vermeiden musst. Unser Tipp: Etwa zwei Portionen Fisch pro Woche aus nachhaltigem Fang. Achte beim Einkauf auf Herkunft und Qualität.

Hülsenfrüchte können bei einigen Menschen unangenehme »Nebenwirkungen« wie Blähungen und Bauchschmerzen verursachen – nicht umsonst gibt es das Sprichwort: »Jedes Böhnchen gibt ein Tönchen«. Dafür sind vor allem bestimmte, schwer verdauliche Kohlenhydrate aus der FODMAP-Gruppe (insbesondere Galakto-Oligosaccharide) sowie natürlich vorkommende Pflanzenstoffe wie Lektine verantwortlich – besonders dann, wenn Hülsenfrüchte unzureichend gekocht oder nicht richtig zubereitet werden. Doch mit ein paar Tricks werden sie deutlich verträglicher. Du kannst die Hülsenfrüchte vor dem Kochen beispielsweise eine Weile einweichen und Natron in das Einweichwasser geben (0,5 bis 1 Gramm pro Liter) – das wirkt oft schon Wunder. Auch das Ankeimen vor dem Kochen oder die Fermentation gekochter Hülsenfrüchte durch Bakterien oder Edelschimmel sind Techniken, die für eine bessere Verträglichkeit sorgen. Zudem kannst du verdauungsfördernde Gewürze zum Essen dazugeben, beispielsweise Kreuzkümmel, Zimt, Kurkuma, Ingwer, Dill, Petersilie, Bohnenkraut, Anis, Thymian oder Fenchelsamen. Nicht zu unterschätzen ist die Art, wie du isst. Nimm dir Zeit, genieß dein Essen, kaue ausgiebig und gib deinem Körper die Chance, die gesunden Lebensmittel auch in Ruhe zu verarbeiten.

KOHLENHYDRATE – ENERGIE, BITTE!

Mit 4,1 Kilokalorien pro Gramm sind Kohlenhydrate eine wichtige Energiequelle des Körpers, besonders für Gehirn und Muskulatur. Sie werden zu Glukose abgebaut, die den Zellen zur Energiegewinnung dient. Der Bedarf ist individuell und hängt unter anderem von Aktivitätslevel, Lebensstil und Lebensphase ab. Bevorzuge kohlenhydratreiche Lebensmittel wie Gemüse, Obst, Vollkornprodukte und Hülsenfrüchte. Sie liefern neben Energie auch wertvolle Ballaststoffe, Vitamine und Mineralstoffe, werden langsamer verdaut und sorgen meist für eine stabilere Blutzuckerkurve und weniger Heißhunger im Vergleich zu stark zuckerhaltigen Lebensmitteln. Beachte: Auch Weißmehlprodukte bestehen überwiegend aus Stärke, einem komplexen Kohlenhydrat. Durch den höheren Verarbeitungsgrad und den geringeren Ballaststoffgehalt ist die Struktur der Nahrung stärker aufgeschlossen, wodurch sie oft schnell verdaut werden kann und eine ähnlich rasche Blutzuckerreaktion wie einfache Kohlenhydrate zeigen können. Dabei spielen nicht nur die Kohlenhydratart, sondern vor allem der Verarbeitungsgrad und die Struktur des Lebensmittels eine Rolle – also wie stark es verarbeitet ist und in welcher Form die Nährstoffe vorliegen. Deshalb reicht die Einteilung in »einfache« und »komplexe« Kohlenhydrate allein nicht aus. Wichtiger sind der Ballaststoffgehalt, der Verarbeitungsgrad und die gesamte Ernährungsweise. Eine dauerhaft hohe Zufuhr stark verarbeiteter, zuckerreicher Lebensmittel im Kontext einer insgesamt ungünstigen Ernährung ist mit einem erhöhten Risiko für Stoffwechselerkrankungen assoziiert und kann auch das Risiko für Schwangerschaftsdiabetes und andere gesundheitliche Probleme erhöhen (siehe Seite 55). Versuche daher den Konsum von Zucker und stark verarbeiteten Lebensmitteln zu minimieren. Letztlich ist auch die Gesamtmenge sowie die individuelle körperliche Aktivität entscheidend: Bei hoher sportlicher Belastung können schnell verfügbare Kohlenhydrate eine sinnvolle Energiequelle sein. [15]

SMART SCIENCE

Ballaststoffe – gut für die Verdauung!

Ballaststoffe gehören zu den Kohlenhydraten, sind jedoch unverdauliche Pflanzenbestandteile – und genau das macht sie so wertvoll für unsere Gesundheit. Es gibt lösliche Ballaststoffe, die vor allem in Obst, Gemüse, Haferflocken, Hülsenfrüchten, Chia- und Flohsamenschalen stecken, den Blutzuckerspiegel stabil halten und eine gleichmäßige Energieversorgung unterstützen – besonders wichtig in der Schwangerschaft –, sowie unlösliche Ballaststoffe, die vor allem in Vollkornprodukten, Nüssen, Kartoffeln und Wurzelgemüse zu finden sind und den Stuhlgang regulieren. Gerade wenn du in der Schwangerschaft mit Verstopfung zu kämpfen hast, können dir Ballaststoffe helfen, da sie den Stuhl weicher machen und die Darmbewegungen anregen. Für Schwangere wird eine tägliche Aufnahme von mindestens 30 Gramm Ballaststoffen empfohlen.[16] Achtung: Unbedingt viel trinken, denn sonst können sie die Verstopfung verstärken.

Glutenfrei, Weizen, Dinkel oder Roggen?
Fakten statt diffuser Halbwahrheiten

FETTE – HORMONBAUSTEIN UND VITAMINLIEFERANT

Fett macht fett? Von dieser Annahme hat sich die Wissenschaft schon lange verabschiedet. Du brauchst Fette, um wichtige Hormone bilden zu können, Zellmembranen aufzubauen, die fettlösliche Vitamine A, D, E und K aufzunehmen sowie dein Immun- und Herz-Kreislauf-System zu stabilisieren. Wichtig ist dabei die Qualität der Fette. **Transfette**, die durch starkes Erhitzen von Pflanzenfetten entstehen, sind tatsächlich schlecht für dich. Sie stecken zum Beispiel in Billig-Margarine, Fertigbackwaren, Blätterteig, Keksen, Fast Food, Pommes und generell in stark verarbeiteten Snacks. Sie haben negative Auswirkungen auf die Blutfett- beziehungsweise Cholesterinwerte, wirken entzündungsfördernd und können das Risiko für Herz-Kreislauf- und weitere Stoffwechselerkrankungen erhöhen.[17] Bei **gesättigten Fettsäuren** ist die Quelle entscheidend. In naturbelassenen Lebensmitteln wie Butter von grasgefütterten Kühen, Ghee oder Käse können sie Teil einer ausgewogenen Ernährung sein. Stark verarbeitete Quellen wie Wurstwaren oder minderwertige Fette aus Massentierhaltung sind nicht empfehlenswert.[18] **Ungesättigte Fette** können sehr gesund sein – wenn die Qualität stimmt. Sie können die Blutfettwerte sogar verbessern und stabilisieren das Herz-Kreislauf-System. **Einfach ungesättigte Fette** kommen vor allem in Olivenöl, Rapsöl, Nüssen und Avocado vor. Zu den **mehrfach ungesättigten Fetten** gehören die Omega-3- und Omega-6-Fettsäuren. Omega-3-Fettsäuren wirken tendenziell entzündungshemmend, während Omega-6-Fettsäuren je nach Menge und Verhältnis sowohl entzündungsfördernde als auch -regulierende Funktionen haben. Entscheidend ist ein ausgewogenes Verhältnis zwischen beiden. Mehr zum Thema Omega-3 erfährst du auf Seite 32.

Good to know: aktuelle Studienlage zu Ölen und Fetten

Öle und Fette – so nutzt du sie am besten:

Öle und Fette sind unterschiedlich hitzestabil – setze beim Kauf auf gute Qualität!

Für Dressings und die kalte Küche
Leinöl, Chiasamenöl, Walnussöl oder Hanföl – reich an gesundem Omega-3, aber sehr hitzeempfindlich; Olivenöl (extra nativ, kaltgepresst); Butter aus Weidemilch zum Streichen

Für hohe Temperaturen und zum scharfen Anbraten
Ghee, Butterschmalz, Kokosöl (nativ)

Zum Braten und Dünsten (moderate Hitze)
Kokosöl (nativ, kaltgepresst), Olivenöl (extra nativ, kaltgepresst), Butter aus Weidemilch, Avocadoöl (kaltgepresst, unraffiniert), Sesamöl (nativ, dunkel), Rapsöl (nativ, kaltgepresst)

Wähle unraffinierte, native Öle und greife auf dunkle Flaschen zurück, um Haltbarkeit und Nährstoffe zu bewahren. Der Allrounder von kalt bis lauwarm: Olivenöl! Ausschlaggebend ist letztendlich aber das gesamte Fettsäureverhältnis sowie die Art der Zubereitung und Verwendung.[19]

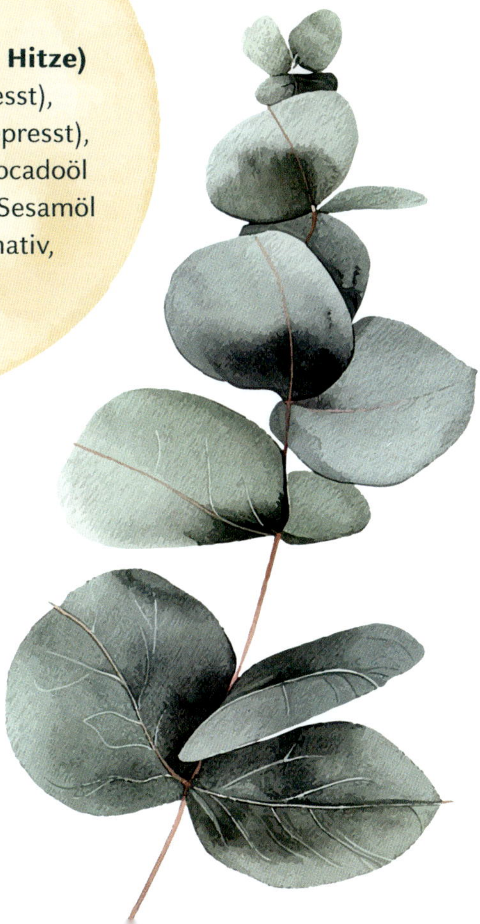

Mikronährstoffe: Essentials für dich und dein Baby

Eine Schwangerschaft ist für deinen Körper eine der intensivsten Herausforderungen überhaupt. Wahrscheinlich brauchst du mehr Pausen und an manchen Tagen spürst du statt Schwangerschafts-High nur unendliche Müdigkeit. Das geht »fast« allen werdenden Mamas so. Dein Organismus arbeitet gerade auf Hochtouren: neue Zellen entstehen im Sekundentakt, Organe entwickeln sich, das Nervensystem formt sich und dein Baby wächst von einer winzigen Zelle zu einem kleinen Menschen heran. Damit dieser Prozess reibungslos ablaufen kann, braucht dein Körper viel mehr Mikronährstoffe als sonst. Wir stellen dir die zehn wichtigsten Helfer für deine Schwangerschaft vor – damit du fit genug bist, um die Magie dieser besonderen Zeit zu genießen.

FOLSÄURE

Folsäure ist ein B-Vitamin, das der Körper unter anderem für Zellwachstum und -teilung braucht. Natürliches Folat steckt vor allem in grünem

SMART SCIENCE

Folsäure ist nicht gleich Folsäure

Etwa die Hälfte der Menschen kann durch einen Gendefekt die normale synthetische Folsäure nicht gut in die aktive Form umwandeln.[20] Deshalb ist es sinnvoll, direkt die aktive Form zu nehmen: 5-Methyltetrahydrofolat (5-MTHF) beziehungsweise Folat. Diese Form kann dein Körper sofort nutzen!

Gemüse, Hülsenfrüchten, Nüssen, Eiern und Leber. Aber: Das Vitamin ist empfindlich gegenüber Hitze, Licht, Luft und Wasser. Deshalb solltest du unbedingt supplementieren – am besten schon, wenn du deine Schwangerschaft planst, denn das Neuralrohr des Babys, also eine frühe Entwicklungsstufe des zentralen Nervensystems, schließt sich zwischen Tag 21 und 28 der Schwangerschaft – oft bevor eine Schwangerschaft erkannt wird. Eine tägliche Supplementation drei bis sechs Monate vor der Schwangerschaft kann das Risiko für Neuralrohrdefekte um 60 bis nahezu 100 Prozent senken und auch das Risiko für Herzfehler deutlich reduzieren.[21] Da der Folsäurebedarf im Laufe der Schwangerschaft erhöht bleibt, solltest du die Einnahme auch nach der »heißen Phase« fortsetzen.[22]

FOLSÄUREDOSIERUNG FÜR (WERDENDE) MAMAS

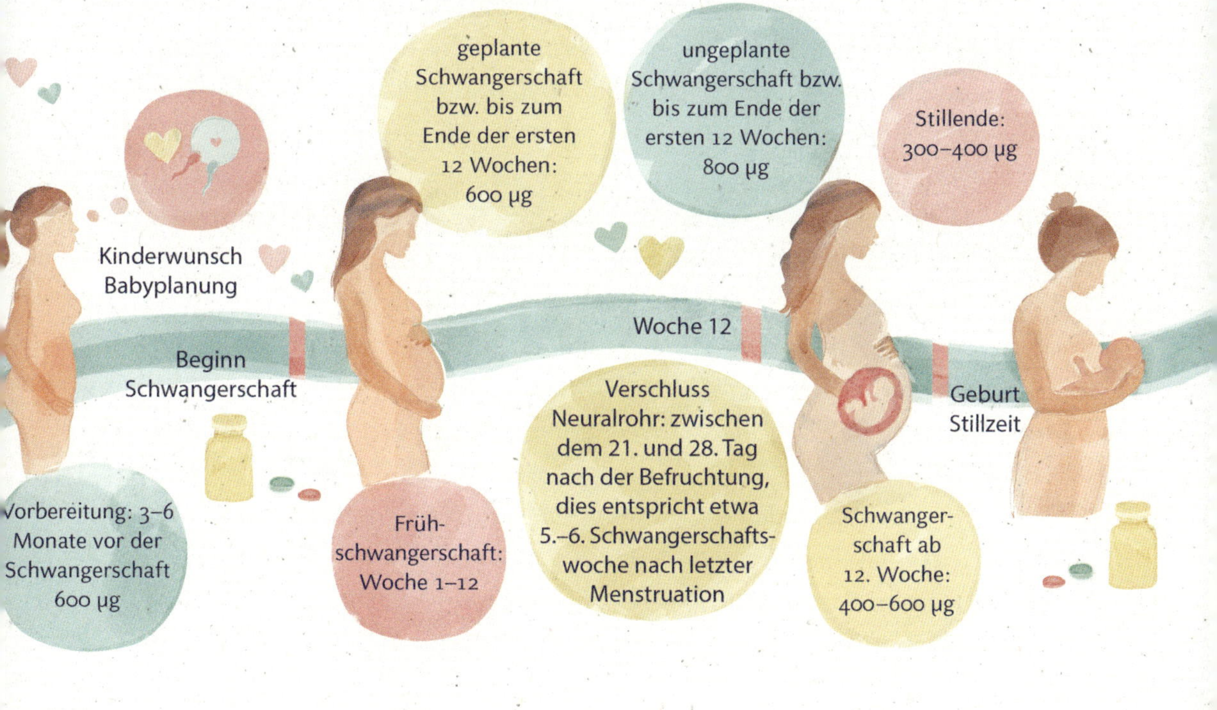
geplante Schwangerschaft bzw. bis zum Ende der ersten 12 Wochen: 600 µg
ungeplante Schwangerschaft bzw. bis zum Ende der ersten 12 Wochen: 800 µg
Stillende: 300–400 µg
Kinderwunsch Babyplanung
Woche 12
Beginn Schwangerschaft
Verschluss Neuralrohr: zwischen dem 21. und 28. Tag nach der Befruchtung, dies entspricht etwa 5.–6. Schwangerschaftswoche nach letzter Menstruation
Geburt Stillzeit
Vorbereitung: 3–6 Monate vor der Schwangerschaft 600 µg
Früh-schwangerschaft: Woche 1–12
Schwangerschaft ab 12. Woche: 400–600 µg

OMEGA-3-FETTSÄUREN

Bei den Makronährstoffen haben wir die Omega-3-Fettsäuren bereits erwähnt – nun gehen wir genauer auf die kleinen Kraftpakete ein. Sie gehören zu den mehrfach ungesättigten Fetten, die du über die Nahrung aufnehmen musst, weil dein Körper sie nicht selbst herstellen kann – das klappt allerdings bei den wenigsten. Drei Viertel der Menschen in Deutschland haben einen Mangel![23] Die beiden wichtigsten Formen der Omega-3-Fettsäuren – DHA (Docosahexaensäure) und EPA (Eicosapentaensäure) – haben viele gesundheitliche Vorteile, sie wirken entzündungshemmend und sind Bausteine für Zellmembranen, Gehirn, Nerven und die Netzhaut deines Kindes. Studien zeigen, dass eine gute Versorgung mit Omega-3 das Risiko für Allergien, Neurodermitis und Asthma beim Kind senken und die Aufmerksamkeit, Feinmotorik sowie Kommunikationsfähigkeit fördern kann.[24] Auch für dich als Mutter sind die Vorteile groß: Omega-3 senkt das Risiko für Frühgeburten, Präeklampsie und Schwangerschaftsdiabetes. Fettreiche Fische und Algen sind gute marine Omega-3-Quellen (DHA und EPA), und pflanzliche Quellen wie Leinöl, Walnüsse oder Chiasamen liefern zwar ebenfalls Omega-3, jedoch in ALA-Form (Alpha-Linolsäure), die der Körper nur begrenzt in DHA umwandeln kann. Thunfisch aus der Dose ist übrigens nicht zu empfehlen, da er meist schwermetallbelastet ist und in Öl eingelegt wird, das reich an Omega-6 ist, wodurch der gesundheitliche Effekt verringert wird. Um den Omega-3-Spiegel im optimalen Bereich zu erreichen, sind nach neuesten Studien rund **zwei Gramm Omega-3 pro Tag** (EPA und DHA zusammen) nötig – wir empfehlen ein hochwertiges Algenöl-Präparat.

»Omega-3 kann den Hormonhaushalt positiv beeinflussen, wodurch das Risiko für eine Wochenbettdepression reduziert wird.[25] Ich bin sogar der Meinung, dass es fast keine Wochenbettdepressionen gäbe, wenn alle Frauen mit ausreichend Omega-3 versorgt wären.« – Constanze

Checkliste

So erkennst du ein gutes Omega-3-Präparat

- **Quelle:** Fischöl aus nachhaltigem Fang (Friend of the Sea, IFOS- oder MSC-Zertifizierung) oder Algenöl
- **Dosierung**: Achte auf reine Gehalte von EPA und DHA, nicht nur die Gesamtölmenge, sowie klare Angaben pro Kapsel/Tagesdosis. Schwangere & Stillende: Fokus auf DHA (mind. 300 mg/Tag, besser > 600 mg).
- **Form der Fettsäuren:** Triglycerid (TG) oder re-esterifizierte TG (rTG) — das garantiert die beste Bioverfügbarkeit!
- **Reinheit**: Schwermetall-, PCB-, Dioxin-geprüft (IFOS-Zertifizierung oder Analysenzertifikat)
- **Antioxidationsschutz:** Zusatz von Vitamin E (Tocopherole) oder Rosmarinextrakt
- **Selbsttest:** Kapseln aufbeißen, Öl testen – Es sollte frisch und nicht ranzig oder eklig nach Fisch schmecken.
- **Werte:** auf TOTOX-Wert (Gesamtoxidation) achten, optimal: < 12
- **Transparenz:** Seriöse Hersteller veröffentlichen Laboranalysen mit vollständiger Deklaration von Gehalten, Rohstoffquelle, Prüfwerten.

Wieso offizielle Empfehlungen nicht ausreichen!

CHOLIN

Hast du schon mal von Cholin gehört? Tatsächlich ist Cholin ein viel zu unbekannter und unterschätzter Nährstoff – dessen Bedarf in der Schwangerschaft ebenfalls steigt! Eine ausreichende Versorgung unterstützt die Gehirnentwicklung des Kindes, wirkt sich günstig auf seine Aufmerksamkeit und kognitive Leistungsfähigkeit aus, trägt zur normalen Leberfunktion bei und könnte langfristig das Risiko für Entwicklungsstörungen senken. Tatsächlich zeigen Studien, dass Schwangere, die im dritten Trimester 930 Milligramm Cholin pro Tag erhielten, Kinder zur Welt brachten, die bereits im Säuglingsalter eine schnellere Informationsverarbeitung aufwiesen. Diese Unterschiede hielten bis ins Schulalter an: Mit sieben Jahren zeigten die Kinder der hochdosierten Gruppe eine bessere Daueraufmerksamkeit.[26] Die Europäische Behörde für Lebensmittelsicherheit (EFSA) empfiehlt für Schwangere eine tägliche Zufuhr von circa 480 Milligramm, für Stillende sogar 520 Milligramm. Europäische Studien weisen darauf hin, dass wir aber gerade mal zwischen 260 und 370 Milligramm pro Tag aufnehmen, sodass ein großer Teil der Schwangeren die empfohlene Menge nicht erreicht.[27] Gerade wenn du vegetarisch oder vegan lebst, raten wir dir, gezielt auf Cholinquellen zu achten und dich über eine Supplementation zu informieren.

Cholinreiche Lebensmittel und weitere Nährstofflisten – kompakt für dich zum Ausdrucken

JOD

War da nicht irgendwas mit der Schilddrüse? Genau! Jod ist ein Mineralstoff, der unter anderem für die Schilddrüsenhormonproduktion nötig ist. Da du in der Schwangerschaft eine höhere Hormonproduktion hast und das Gehirn und Nervensystem deines Babys Jod brauchen, steigt auch hier der Bedarf. Ein Mangel kann zu einer Schilddrüsenunterfunktion bei dir als Mama und zu schwerwiegenden Entwicklungsproblemen beim ungeborenen Baby führen. Deutschland ist entsprechend der WHO-Kriterien ein Gebiet mit mildem bis moderatem Jodmangel[28], daher solltest du jodiertes Speisesalz, Milchprodukte und Fisch für die Jodzufuhr nutzen. Am besten lässt du deinen Jodstatus in der Schwangerschaft checken und supplementierst **zwischen 150 und 200 Mikrogramm pro Tag.**

SMART SCIENCE

Rieselhilfen: Besser rieseln!

Damit jodiertes Speisesalz nicht verklumpt, werden sogenannte Rieselhilfen zugesetzt. Als unbedenklich gelten Siliciumdioxid (E551), Calcium- oder Magnesiumcarbonat (E170, E504). Lieber vermeiden solltest du Ferrocyanide (E535, E536), denn sie können laut Tierstudien in größeren Mengen die Niere schädigen, und aluminiumhaltige Zusätze (E554–E559) – da wir bereits viel Aluminium durch Kosmetika und Lebensmittel aufnehmen, lohnt es sich, die Gesamtaufnahme zu reduzieren. Für Schwangere sind auch Bio-Jodsalze empfehlenswert. Also clever einkaufen und das Etikett mit den Zutaten genau studieren!

EISEN

Fühlst du dich müde, antriebslos und ständig erkältet? Das könnte ein Hinweis auf einen Eisenmangel sein! Leider haben laut der Nationalen Verzehrstudie 75 Prozent der Frauen im gebärfähigen Alter schon **vor** Eintreten einer Schwangerschaft einen Eisenmangel.[29] Wenn dann der Bedarf an Eisen in der Schwangerschaft auf das Doppelte steigt – puh! Kein Wunder, dass du müde bist.

Eisen ist Sauerstofflieferant und Energiebaustein des Körpers – entscheidend für Blut, Muskeln, Gehirn, Immunabwehr und Zellschutz. Damit du über die Ernährung möglichst viel Eisen aufnimmst, hilft es zu wissen, dass es zwei Formen gibt: **Häm-Eisen** aus Fleisch und Fisch, das der Körper besonders gut aufnehmen kann, und **Nicht-Häm-Eisen** aus pflanzlichen Lebensmitteln, das etwas komplizierter verwertet wird. Bei pflanzlichen Quellen kommt es stark darauf an, welche Lebensmittel du dazu kombinierst. Vitamin C ist der beste »Turbo-Booster« – damit kann der Körper pflanzliches Eisen viel besser nutzen. Optimale Kombinationen sind zum Beispiel Haferflocken mit Beeren, Linsen mit Petersilie oder ein Vollkornbrot mit Tomaten oder Paprika. Manche Dinge bremsen die Eisenaufnahme dagegen aus, vor allem Kaffee, Schwarztee und Milchprodukte. Diese solltest du nicht direkt zu einer eisenreichen Mahlzeit trinken oder essen, sondern lieber mit etwas Abstand zu dir nehmen. Wenn dein Ferritinwert, also dein Eisenspeicher unter 30 Mikrogramm pro Liter liegt, ist eine zusätzliche Eiseneinnahme sinnvoll – je nach Wert **zwischen 30 und 100 Milligramm pro Tag.**

Eisenreiche Lebensmittel und weitere Nährstofflisten – kompakt für dich zum Ausdrucken

MAMI DIARY

Eisen hat mir mein Leben gerettet – und das meine ich wortwörtlich. Ich habe während der Schwangerschaft meine Ferritin- und Hämoglobinwerte regelmäßig kontrollieren lassen, die wie bei fast allen Schwangeren leicht abgesunken waren; deshalb habe ich Eisentabletten genommen. Dann kam die Geburt. Alles lief wundervoll, ich habe meine Tochter zur Welt gebracht – doch dann löste sich die Nachgeburt nicht. Ich habe über zwei Liter Blut verloren und musste notfallmäßig operativ versorgt werden. So viel Blut in so kurzer Zeit zu verlieren, führt zu einer starken Blutarmut – ich habe mich noch nie so schwach gefühlt. Treppensteigen? Undenkbar. Ich hatte sogar Schwierigkeiten, mein Baby zu versorgen. Dank Eiseninfusionen kam ich schnell wieder auf die Beine. Wenn ich allerdings schon vor der Geburt eine ausgeprägte Blutarmut gehabt hätte, wie es bei vielen Frauen der Fall ist, dann wäre diese Geschichte vielleicht ganz anders ausgegangen. Daher mein Tipp aus tiefstem Herzen: Sorge für einen optimalen Mikronährstoffstatus schon **vor** der Geburt, am besten während der gesamten Schwangerschafts- und Stillzeit. Viele Praxen orientieren sich an den offiziellen Empfehlungen, doch diese sichern nur eine Basisversorgung, decken aber nicht immer das individuelle Optimum ab. Informiere dich deshalb umfassend, hol dir Hilfe von einer auf Mikronährstoffe spezialisierten therapeutischen Fachkraft und lass dich engmaschig überwachen.

Deine Constanze

VITAMIN D

Vitamin D sorgt dafür, dass Kalzium optimal aufgenommen wird, was in der Schwangerschaft besonders für das wachsende Skelett des Kindes entscheidend ist. Zudem unterstützt es das Immunsystem von dir und deinem Baby. Ein Mangel kann auch die Muskeln betreffen und dadurch den Geburtsvorgang erschweren. Studien zeigen, dass Frauen mit niedrigen Vitamin-D-Werten häufiger per Kaiserschnitt entbinden mussten.[30] Theoretisch wird der Großteil des »Sonnenvitamins« in der Haut durch UVB-Strahlung gebildet, doch aufgrund unserer geografischen Lage reicht die UVB-Intensität in den Wintermonaten nicht aus, um eine relevante Vitamin-D-Synthese zu ermöglichen – und auch im Sommer ist eine bedarfsgerechte Bildung nicht so easy: Entscheidend sind Mittagssonne, ausreichend unbedeckte Hautflächen, ein hoher UV-Index, fehlender Sonnenschutz sowie individuelle Faktoren wie Hauttyp und Alter.

Die Versorgungslage spiegelt diese Realität wider: Rund 30 Prozent der Erwachsenen in Deutschland gelten als mangelhaft versorgt und nur etwa 38 Prozent erreichen ausreichende Werte. Wobei »ausreichend« nicht gleichzusetzen ist mit »optimal«. Im Winter sind es sogar ganze 83 Prozent der Erwachsenen, die unzureichend versorgt sind.[31] Aufgrund der limitierten Sonnenexposition empfehlen wir daher eine Supplementierung von etwa **50 IE (= Internationale Einheiten) pro Kilogramm Körpergewicht**, zum Beispiel 4000 IE täglich bei 70 Kilogramm – auch in den Sommermonaten! Um sicherzugehen, weder über- noch unterversorgt zu sein, solltest du deinen Vitamin-D-Spiegel in jedem Trimester kontrollieren lassen. Das kostet etwa zwanzig bis dreißig Euro. Eine bedarfsgerechte Versorgung sollte immer unter Berücksichtigung von Lebensstil, Alter, Hauttyp und idealerweise labordiagnostischer Kontrolle erfolgen. Übrigens: Kombinationspräparate mit Vitamin D und K2 können sinnvoll sein, weil die beiden »Hand in Hand« zusammenarbeiten.[32]

DEIN OPTIMALER VITAMIN-D-STATUS

Die Bestimmung des Vitamin-D-Status erfolgt durch die Messung von 25-Hydroxy-Vitamin-D kurz 25(OH)D im Blutserum. 25(OH)D kann in den Einheiten Nanomol pro Liter (nmol/l) oder ng/ml (Nanogramm pro Milliliter) angegeben werden.

ng/ml	Bedeutung	nmol/l
< 20	Mangel	< 50
20–30	unzureichende Versorgung	50–75
30–100	normal	75–250
40–60	optimal	100–150
> 100	zu viel	> 250
> 150	Intoxikation möglich	> 325

COENZYM Q10

Vielleicht denkst du bei Q10 zuerst an eine Gesichtscreme – tatsächlich kann Q10 vor vorzeitiger Hautalterung schützen. Aber auch im Rest des Körpers ist es unerlässlich: Q10 hat antioxidative Eigenschaften, unterstützt den Energiestoffwechsel in den Zellen und schützt diese vor Schäden durch freie Radikale. In der Schwangerschaft brauchst du besonders viel davon – ein zu niedriger Q10-Spiegel kann zu Präeklampsie und ungünstigen Schwangerschaftsverläufen führen. In einer Studie konnte das Präeklampsie-Risiko in der Supplementgruppe bei einer Gabe von täglich 200 Milligramm Q10 ab der 20. Schwangerschaftswoche um fast die Hälfte gesenkt werden![33] Auch bei Frauen in Kinderwunschbehandlung konnte eine Q10-Supplementierung die Qualität der Eizellen und Embryonen verbessern.[34] Es gibt bisher keine offiziellen Einnahme-Empfehlungen zu Q10. In den erwähnten Studien wurden aber meist Dosierungen von 100–200 Milligramm pro Tag eingesetzt und zeigten eine gute Verträglichkeit ohne relevante Nebenwirkungen.

MAGNESIUM

Wir alle kennen den Tipp, bei Muskelkrämpfen Magnesium zu nehmen. Doch der Mineralstoff kann viel mehr als nur Muskeln zu entspannen. Magnesium ist an etwa 300 bis 600 Stoffwechselprozessen beteiligt – ein Mangel hat also fatale Auswirkungen auf den ganzen Körper. In der Schwangerschaft wird Magnesium vor allem für das Wachstum von Plazenta und Baby sowie für die Anpassungen in deinem Stoffwechsel benötigt. Neuere Beobachtungsstudien belegen einen Zusammenhang von niedrigen Magnesiumspiegeln mit erhöhtem Risiko für Präeklampsie, Frühgeburt und niedriges Geburtsgewicht.[35] Übrigens wird der Mineralstoff auch »das Salz der inneren Ruhe« genannt, da wir in stressigen Zeiten mehr Magnesium (ver-)brauchen. Über eine gesunde Ernährung lässt sich der Bedarf gut decken. Magnesium findet sich vor allem in Nüssen, Samen, Haferflocken, Kakao, Hülsenfrüchten und grünem Gemüse. Wenn du allerdings frühzeitige Wehen, Wadenkrämpfe oder Bluthochdruck hast, kann eine Einnahme von Magnesium (310–350 Milligramm/Tag) sinnvoll sein. Die Supplementierung sollte etwa zwei Wochen vor ET (errechnetem Termin) pausiert werden, da es muskelentspannend wirkt und die Wehentätigkeit nicht unnötig abgeschwächt werden soll.

Magnesiumreiche Lebensmittel und weitere Nährstofflisten – kompakt für dich zum Ausdrucken

VITAMIN B12

Vitamin B12 schützt die Nervenfasern und spielt bei der Zellteilung eine wichtige Rolle. Es wird über die Plazenta transportiert und in der Leber des Babys gespeichert, um die Versorgung des Kindes in den ersten Lebensmonaten zu sichern. B12 wird vor allem für die Bildung von Zellen, Blut und Nervengewebe des Fötus benötigt. Wenn du unterversorgt bist, entstehen einige Gefahren für dein Baby: Neuralrohrdefekte, Frühgeburten, niedriges Geburtsgewicht sowie Beeinträchtigungen in der geistigen und sprachlichen Entwicklung. Auch für dich birgt es Risiken: Blutarmut, neurologische Symptome wie Kribbeln oder Taubheitsgefühle sowie starke Erschöpfung. Als Vegetarierin oder Veganerin, ist die Gefahr eines Mangels besonders hoch, da B12 fast ausschließlich in tierischen Lebensmitteln vorkommt. Im Blut kannst du den Status (Holo-TC) testen lassen, um frühzeitig einen Mangel zu erkennen und nach Bedarf zu supplementieren.

SMART SCIENCE

Die Pille als Mikronährstoffräuber

Wusstest du, dass durch die Einnahme der Pille der Bedarf an B6, B12, Folsäure, Magnesium und Vitamin C erhöht ist?[36] Laut einer Studie nehmen Frauen zwischen 14 und 24 Jahren – die klassische Altersspanne für die Einnahme der Pille – 33 Prozent weniger Vitamin B12 auf als von der DGE empfohlen.[37] Direkt nach Absetzen der Pille schwanger werden zu wollen, kann deshalb mit einem Nährstoffmangel verbunden sein. Unsere Empfehlung: Lass noch vor deiner Schwangerschaft deinen Mikronährstoffstatus checken und substituiere entsprechend!

KREATIN

Kreatin kennst du vielleicht aus dem Sport als »Powerstoff« für die Muskeln. Doch Kreatin spielt auch in der Schwangerschaft eine große Rolle. Es ist so etwas wie der Sofort-Energie-Akku unseres Körpers. Immer wenn Gewebe sehr schnell Energie braucht, zum Beispiel Gehirn, Herz, Muskeln oder auch die Plazenta, springt das Kreatinphosphat-System ein und liefert blitzschnell neues ATP, die »Energiewährung« deiner Zellen. Während der Schwangerschaft steigen die Energieanforderungen enorm. Dein Körper versorgt nicht nur dich, sondern baut gleichzeitig ein kleines Wunderwesen auf. Die Plazenta bildet sogar selbst Kreatin – ein Zeichen dafür, wie wichtig es ist.[38] In Studien zeigte sich außerdem: Bei niedrigen Kreatinspiegeln kommt es häufiger zu ungünstigen Schwangerschaftsverläufen wie Wachstumsverzögerungen oder Frühgeburten. Kreatin scheint auch die natürliche Resilienz des Babys hinsichtlich eines eventuell auftretenden Sauerstoffmangels zu stärken, also seine Fähigkeit, diese Stresssituation gut zu überstehen.[39] Forscher vermuten, dass Kreatin ähnlich wie ein »Notfall-Energiespeicher« wirkt, der das Baby in wichtigen Momenten stabil hält. Es gibt erste kleine Studien, die zeigen, dass eine moderate Supplementierung von etwa drei bis fünf Gramm Kreatin pro Tag sicher zu sein scheint.[40] Weitere Studien für eine klare Wirknachweise sind nötig, weshalb Kreatin aktuell noch keine Standardempfehlung in der Schwangerschaft ist. Bei Risikoschwangerschaften oder für Schwangere, die von Natur aus weniger Kreatin über die Ernährung aufnehmen, insbesondere Vegetarierinnen und Veganerinnen (Kreatin steckt fast ausschließlich in tierischen Lebensmitteln!), könnte eine Kreatin-Supplementierung aber sinnvoll sein.[41]

Alle wichtigen Mikronährstoffe für dich und dein Baby – übersichtlich zusammengefasst

Nahrungsergänzungsmittel – ja, bitte!

Dein Bedarf an Mikronährstoffen wächst so immens an, dass du diese nicht mehr nur über das Essen abdecken kannst. Die Natur hat es so eingerichtet, dass das Baby immer bestens versorgt wird und die Mutter im Zweifel »leer saugt« – doch das solltest du nicht riskieren, schließlich brauchst du Power für die Geburt und das Leben mit diesem kleinen fabelhaften Menschen!

Minimum:
Folsäure (400–800 µg)
+ Jod (150–200 µg)
+ Omega-3 (2 g)
+ Vitamin D (4000 IE)

Optimal:
Schwangerschafts-Multivitamin (inkl. Folsäure, Jod, Vitamin B12, Selen, Zink, Vitamin A, Cholin)
+ Omega-3 (2 g) + Vitamin D 4000 IE
+ Eisen (30–60 mg)
+ Magnesium (300–600 mg)
+ Kreatin (3–5 g)
+ Coenzym Q10 (100 mg)

Empfehlenswert:
siehe Minimum
+ Eisen (30–60 mg)
+ Magnesium (300–600 mg)

Einnahme-Tipps:
Eisen nüchtern;
Magnesium abends;
alles andere morgens/mittags gekoppelt an eine Mahlzeit

Tipps für die Suche nach Mikronährstoff-Therapeutinnen und -Therapeuten sowie Nahrungsergänzungsmitteln

Wichtig: Nahrungsergänzungsmittel sind kein Ersatz für eine gesunde Ernährung. Am besten lässt du eine Mikronährstoffanalyse bei einer qualifizierten Fachkraft durchführen und versorgst dich dann gezielt.

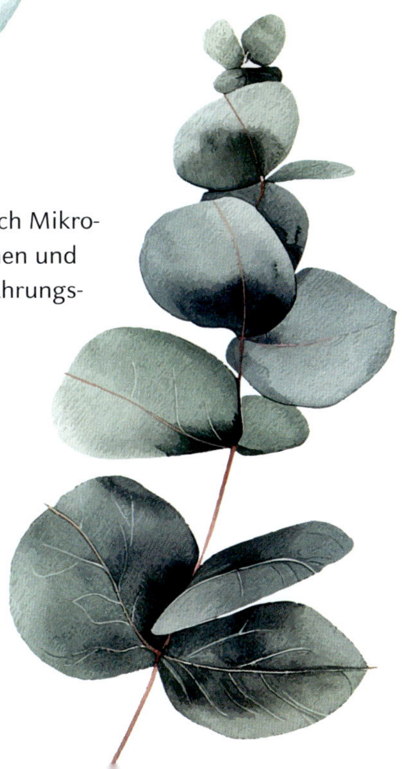

Geht's auch ohne Fleisch?

Auf den letzten Seiten hast du gesehen, dass viele wichtige Mikronährstoffe in pflanzlichen Lebensmitteln gar nicht oder nur in sehr geringen Mengen vorkommen. Aber keine Angst: Wenn du Vegetarierin oder Veganerin bist, musst du dich nicht dazu zwingen, Fleisch zu essen. Wichtig ist, dass du deine Ernährung sorgfältig planst und Nährstoffe supplementierst. Denn ohne Nahrungsergänzungsmittel geht es nicht – selbst mit tierischen Produkten ist es zwar theoretisch möglich, aber rein praktisch für die meisten Schwangeren kaum umsetzbar, ihren Bedarf nur über die Nahrung zu decken. Daher: Informiere dich gut, widme deiner Ernährung viel Aufmerksamkeit und sprich mit deiner Ärztin oder deinem Arzt darüber, um sicherzustellen, dass sowohl deine Gesundheit als auch die Entwicklung deines Babys optimal unterstützt werden. Eine Mikronährstoffberatung ist sinnvoll, um Mängel frühzeitig zu erkennen und gezielt auszugleichen.

KRITISCHE NÄHRSTOFFE BEI PFLANZLICHER ERNÄHRUNG

Ein besonderes Augenmerk sollte bei der vegetarischen und veganen Ernährung auf Vitamin B12 liegen, da es fast ausschließlich in tierischen Lebensmitteln vorkommt. Eine Supplementierung ist gerade bei einer veganen Ernährung ein Muss! Ein unbehandelter Vitamin-B12-Mangel kann zu schweren und langfristigen Schäden am Nervensystem des Kindes führen und auch bei dir zahlreiche Probleme, beispielsweise Nervenschäden und Symptome wie Müdigkeit und Blutarmut verursachen.[42] Neben Vitamin B12 können bei einer rein pflanzlichen Ernährung auch Jod, Eisen, Vitamin A (Retinol ist die tierische Form), Omega-3-Fettsäuren (EPA/DHA), Kalzium, Cholin, Kreatin, Zink, Selen und Vitamin D zu kurz kommen.[43] Mit Achtsamkeit und der richtigen Unterstützung werdet ihr – du und dein Baby – auch fleischlos glücklich und gesund!

Blutwerte

Diese Werte solltest du zusätzlich zu den Standardwerten regelmäßig kontrollieren lassen

- Hb (Hämoglobin = Menge des Blutes)
- TSH (Schilddrüsenwert)
- fT3 (freies Trijodthyronin = Schilddrüsenhormon)
- fT4 (freies Thyroxin = Schilddrüsenhormon)
- HOMA-Index (als Nachweis einer Insulinresistenz)
- HbA1c (Hämoglobin A1c = Langzeitblutzucker)
- Ferritin (= Eisenspeicherprotein)
- 25-OH (Vitamin D)
- Omega-3-Index (Vollblut)
- Holo-TC (Holotranscobalamin = aktives Vitamin B12)
- Folsäure
- Vitamin B6
- Jod (Urin)
- Magnesium (Vollblut)
- Selen (Vollblut)
- Zink (Vollblut)

Blutbild: Norm- und Optimum-Werte im Überblick

Keine Chance für Infektionen

Neben dem »Was« ist bei der Ernährung immer auch das »Wie« entscheidend: Wie kannst du dein Essen so zubereiten, dass es möglichst viele Nährstoffe behält und du keine Infektionen durch eine unzureichende Zubereitung riskierst? In der Schwangerschaft ist das Immunsystem verändert, wodurch bestimmte Infektionen leichter verlaufen können. Während sie bei gesunden, nicht-schwangeren Erwachsenen oft harmlos sind, können sie bei ungeborenen oder neugeborenen Kindern schwere Schäden verursachen oder zum Tode führen.

Listeriose ist eine bakterielle Lebensmittelinfektion, die für Schwangere besonders gefährlich ist, weil die Bakterien die Plazenta passieren und Fehl-, Früh- oder Totgeburten verursachen können. **Toxoplasmose** ist eine parasitäre Infektion, bei der der Erreger auf das ungeborene Kind übertragen werden kann und dort schwere Augen- und Hirnschäden verursacht. **Salmonellen** und **Campylobacter** verursachen bakterielle Magen-Darm-Infektionen, die in der Schwangerschaft durch den hohen Flüssigkeitsverlust indirekt das ungeborene Kind gefährden können.

Einige Frauen empfinden das Essen in der Schwangerschaft deshalb als »anstrengend« und haben das Gefühl »nichts mehr essen zu dürfen« oder machen sich ständig Sorgen, mit Keimen in Berührung zu kommen. Diese Angst möchten wir dir nehmen. Essen soll in der Schwangerschaft – und auch sonst – genussvoll sein und Spaß machen! Mit Aufmerksamkeit und Wissen kannst du Infektionen vermeiden und trotzdem richtig gut essen.

Sind Bio-Lebensmittel wirklich gesünder?

TOPS

- Obst, Gemüse, Getreide und Kartoffeln gründlich waschen, Blattgemüse schwenken, Beeren in Wasser tauchen
- Hülsenfrüchte waschen, vollständig garen, das Kochwasser abschütten
- Lebensmittel möglichst frisch verzehren und nicht zu lange lagern
- Kerntemperatur von 70 °C beim Zubereiten tierischer Produkte mindestens zwei Minuten halten
- Veggie-Sushi bevorzugen
- Hände waschen: vor dem Kochen, nach Kontakt mit rohen Lebensmitteln, nach dem Toilettengang oder Kontakt mit Tieren
- Schneidebretter (Holz oder Glas verwenden), Messer und Arbeitsflächen gründlich reinigen
- rohe und gegarte Lebensmittel konsequent trennen
- Katzenklo nicht selbst oder notfalls nur mit Handschuhen reinigen
- Gas- oder Elektrogrill nutzen; gleichmäßige, moderate Grilltemperatur, Grillgut unbedingt durchgaren[44]

FLOPS

- roher Fisch und rohe Eier, rohes oder nicht ganz durchgebratenes Fleisch
- nicht pasteurisierte Milchprodukte (z. B. Rohmilchkäse)
- Rohwürste wie Salami oder Mettwurst[45]
- Schneidebretter aus Plastik (Bakterien können sich schneller in Mikrokratzern festsetzen sowie Gefahr von Plastikaufnahme)
- auf Obst und Gemüse verzichten aus Angst vor Keimen
- Katzenklo reinigen – das kann jemand anders übernehmen
- Verzehr stark gebräunter/angebrannter Lebensmittel
- Grillen auf Holzkohle
- Belegte Brötchen an der Tankstelle (Gefahr von Listerien oder anderen Keimen durch lange Lagerung bei Raumtemperatur)

Dünsten, Dämpfen & Co.: Welche Zubereitungsmethode ist die beste?

Darmgesundheit, Vaginalflora & Co. – immer her mit den Keimen!

Du denkst wahrscheinlich gerade: Hä? Immer her mit den Keimen? Gerade haben die beiden doch erklärt, wie ich Keime vermeiden kann … Stimmt, aber dabei ging es nur um das Vermeiden von Infektionen. Keimfrei sollte unser Körper auf keinen Fall sein! Wir alle sind von Kopf bis Fuß mit Mikroben, also Bakterien, Viren, Pilzen und anderen Mikroorganismen besiedelt. Zusammen bilden sie das sogenannte Mikrobiom. Das ist nicht eklig oder gefährlich, im Gegenteil: Ein gesundes, vielfältiges Mikrobiom gilt heute als Schlüssel für unsere Gesundheit – besonders in sensiblen Phasen wie Schwangerschaft und Stillzeit, in denen auch dein Baby davon geprägt wird.

Wir leben in enger Gemeinschaft mit rund 10 bis 100 Billionen Mikroorganismen, die uns tagtäglich unterstützen. Die größte »Mikroben-WG« befindet sich in unserem Darm, daher wird auch so oft über die Darmgesundheit gesprochen. Ein gesundes Mikrobiom hilft uns dabei, Nahrung zu verdauen, Nährstoffe aufzunehmen und wichtige Vitamine sowie schützende Fettsäuren zu bilden. Außerdem ist es ein zentraler Bestandteil unseres Immunsystems: Es trainiert unsere Abwehrkräfte, hält Krankheitserreger in Schach und wirkt sich sogar auf Hormone, Stimmung und Stoffwechsel aus. Deshalb wird das Mikrobiom auch als eine Art »Superorgan« bezeichnet.[46] Wenn in der Mikroben-WG gute Stimmung herrscht, also alles im Gleichgewicht ist, ist sie ein starkes Schutzschild für deine Gesundheit. Ist Stress in der Bude, gerät sie aus der Balance, eine sogenannte Dysbiose entsteht, die mit verschiedenen Beschwerden und Erkrankungen in Verbindung gebracht wird.[47] Besonders in der Schwangerschaft spielt dieses Gleichgewicht eine entscheidende Rolle. Dein Mikrobiom verändert sich in dieser Zeit, weil sich dein Körper auf die

Versorgung des Babys vorbereitet. Wenn die Veränderungen mit einer Dysbiose verbunden sind – im Darm oder auch in der Vaginalflora – können Frühgeburtlichkeit, Infektionen oder Stoffwechselprobleme die Folge sein. Auch Schwangerschaftsdiabetes, Magen-Darm-Beschwerden oder Entzündungen können durch einen gesunden Darm vermieden werden.

Daher unser Tipp: Versuche mithilfe einer darmfreundlichen Ernährung, einem bewussten Lebensstil und – wenn nötig – gezielter Unterstützung durch Probiotika (siehe Seite 52) für gute Stimmung in deiner Mikroben-WG zu sorgen!

SMART SCIENCE

Wie sich Nudeln vom Vortag und unreife Bananen auf das Darmwohl auswirken

Sowohl unreife, also leicht grüne Bananen als auch gekochte und wieder abgekühlte Kartoffeln, Nudeln oder Reis enthalten besonders viel resistente Stärke. Diese wird im Dünndarm nicht vollständig verdaut und gelangt stattdessen in den Dickdarm, wo sich die guten Bakterien über ein leckeres Futter freuen – Partystimmung in der Mikroben-WG! Die Bakterien fermentieren die Stärke, dabei entstehen kurzkettige Fettsäuren, welche wichtig für eine gesunde Darmschleimhaut und ein starkes Immunsystem sind. Also: Wenn du Bananen essen willst, dann nimm die grünen. Bei Kartoffeln, Nudeln oder Reis gilt: am Vortag kochen, im Kühlschrank lagern und wieder erwärmen. Dein Darm wird es dir danken!

DAS MIKROBIOM DEINES BABYS

Nun wird es spannend: Es gibt Hinweise darauf, dass das Mikrobiom deines ungeborenen Kindes bereits im Bauch während der Schwangerschaft besiedelt wird.[48] Dein Baby nimmt während der Schwangerschaft bereits Mikroorganismen aus der Gebärmutter und der Plazenta auf – unter anderem, indem es Fruchtwasser schluckt. Der wichtigste Moment für die Übertragung des Mikrobioms ist aber die Geburt. Bei einer vaginalen Geburt kommt das Baby mit den schützenden Milchsäurebakterien der Mutter in Kontakt. Nach einem Kaiserschnitt erfolgt die erste Besiedlung eher über Haut- und Krankenhauskeime, zudem können verabreichte Antibiotika das mütterliche Mikrobiom beeinflussen. Eine frühe, vielfältige Darmbesiedlung ist entscheidend für ein gut funktionierendes Immunsystem. Dabei spielt auch die Muttermilch eine zentrale Rolle: Sie liefert wertvolle Mikroorganismen, die den Aufbau eines gesunden Darmmikrobioms unterstützen. In den ersten Lebenswochen beginnt sich das Mikrobiom deines Babys zu entwickeln, bis etwa zum dritten Lebensjahr entsteht ein stabiles Gleichgewicht. Diese frühe Phase prägt die spätere Immun- und Darmgesundheit maßgeblich. Beeinflusst wird sie unter anderem durch deine Ernährung, Rauchen oder Übergewicht sowie Antibiotika in Schwangerschaft und Stillzeit. Ein gestörtes mütterliches Mikrobiom kann das Risiko für Allergien, Übergewicht oder Diabetes beim Kind erhöhen. Kurz: Wenn du gut für dich sorgst, legst du den Grundstein für die Gesundheit deines Babys – von Anfang an.

> Die Geburt legt den Grundstein für das Immunsystem deines Babys

DIE VAGINALFLORA

Sie ist ein unterschätzter Schlüssel für eine gesunde Schwangerschaft! Eine stabile Vaginalflora wirkt wie ein natürliches Schutzschild: Milchsäurebakterien (Laktobazillen) sorgen für ein saures Milieu (pH-Wert unter 4,5) und produzieren natürliche Schutzstoffe, die Keime in Schach halten.[49] Studien zeigen, dass die Wahrscheinlichkeit für eine komplikationsarme Schwangerschaft höher ist, wenn du eine stabile Vaginalflora hast.[50] In der Schwangerschaft wird dieser Schutz sogar verstärkt. Die guten Milchsäurebakterien nehmen zu, während die Vielfalt anderer Keime abnimmt. Das gilt als natürlicher Schutzmechanismus, um Infektionen daran zu hindern, in Richtung Gebärmutter aufzusteigen.[51] Gerät dieses Gleichgewicht aus der Balance – Stichwort Dysbiose –, kann das Entzündungen begünstigen und das Risiko für Schwangerschaftskomplikationen erhöhen.[52] Besonders relevant ist die bakterielle Vaginose. Sie kann mit einem erhöhten Risiko für vorzeitige Wehen, einem vorzeitigen Blasensprung und Frühgeburten einhergehen.[53] Etwa fünf bis zwanzig Prozent aller Schwangeren entwickeln eine bakterielle Vaginose, die allerdings oft unerkannt bleibt. Wenn sie entdeckt wird, kommen Antibiotika zum Einsatz – allerdings mit hoher Rückfallquote. Studien zeigen, dass begleitende Probiotika helfen können, Rückfälle zu reduzieren und die Vaginalflora langfristig zu stabilisieren.[54]

Auch Gruppe-B-Streptokokken (GBS) sind ein Thema. Sie kommen bei etwa 16 bis 18 Prozent der Schwangeren in der Vagina vor und sind für die Mütter meist harmlos. Unter der Geburt können sie jedoch auf das Baby übertragen werden und schwere Infektionen auslösen. Ein GBS-Test wird zwischen der 35. und 37. Schwangerschaftswoche empfohlen. Ist er positiv, erhält die Mutter während der Geburt Antibiotika. Auch hier gibt es Hinweise, dass Probiotika die GBS-Besiedlung verringern können: In einer hochwertigen Studie wurden 43 Prozent der Frauen, die Probiotika einnahmen, bis zur Geburt GBS-negativ – in der Vergleichsgruppe ohne Probiotika waren es nur 18 Prozent. Einen Versuch ist es also wert![55]

PROBIOTIKA IN DER SCHWANGERSCHAFT?

Du hast vielleicht nach einer Antibiotika-Behandlung (Antibiose) schon mal den Tipp bekommen, Probiotika zu nehmen, um dein Mikrobiom wieder ins Gleichgewicht zu bringen – die Einnahme kann tatsächlich auch in der Schwangerschaft sinnvoll sein. Probiotika sind lebende Mikroorganismen in Form von Nahrungsergänzungsmitteln, die laut Studien mit einem geringeren Risiko für Frühgeburten, Präeklampsie, lästige vaginale Infektionen und Schwangerschaftsdiabetes in Verbindung gebracht werden.[56] Auch eine übermäßige Gewichtszunahme bei Mutter und Kind sowie allergische Erkrankungen können seltener auftreten. Ein Multispezies-Probiotikum konnte in Studien die typischen Verdauungsbeschwerden vieler werdender Mamas deutlich lindern. Und sogar Babys profitieren: Das Risiko für Drei-Monats-Koliken war bei den Neugeborenen der Probiotika-Gruppe deutlich geringer.[57] In einer Studie führte eine gesunde Balance im Mikrobiom sogar dazu, dass allergische Erkrankungen bei Säuglingen und Kleinkindern über 70 Prozent seltener auftraten und Ekzeme bei Neugeborenen um etwa 70 Prozent reduziert werden konnten.[58]

Probiotika in der Schwangerschaft und Stillzeit sind also eine einfache, sichere und gut verträgliche Möglichkeit, deine eigene Gesundheit und die deines Babys zu unterstützen.[59] Besonders Frauen, die in der Schwangerschaft unter Scheideninfektionen leiden, positiv auf GBS (Streptokokken) getestet wurden oder Antibiotika einnehmen mussten, können von einer gezielten probiotischen Unterstützung profitieren.[60] Sie wirken am besten, wenn du zusätzlich auf einen liebevollen Umgang mit dir selbst achtest – also gesund isst und lebst.

Tipps für gute Probiotika

4 Tipps

»Gut Food« für deine Darmgesundheit

1

Ballaststoffreiche Lebensmittel fördern die Vielfalt der Darmbakterien, reduzieren Verstopfungen und das Risiko diverser Krankheiten: möglichst bunte Gemüse- und Obstauswahl, Hülsenfrüchte (Linsen, Kichererbsen, Bohnen), Vollkornprodukte (Haferflocken, Quinoa, Naturreis, Vollkornbrot), Nüsse und Samen (Leinsamen, Chiasamen, Walnüsse)

2

Präbiotische Lebensmittel dienen als »Futter« für die guten Darmbakterien: Zwiebeln, Knoblauch, Lauch, Chicorée, Topinambur, Spargel, unreife Bananen und gekochte, abgekühlte Kartoffeln

3

Probiotische/fermentierte Lebensmittel enthalten lebende Bakterien, die das Mikrobiom positiv beeinflussen können: Naturjoghurt, Kefir, Sauermilchprodukte mit lebenden Kulturen, fermentiertes Gemüse wie Sauerkraut, Kimchi, Miso, Tempeh, fermentierte Getränke wie Sauerkrautsaft. Hinweis: Hygiene beachten! Fermentiertes Gemüse immer gut verschlossen und kühl lagern.

4

Vermeide (Darm-)Stress: Iss weniger hochverarbeitete Lebensmittel, Zusatzstoffe, Zucker und Weißmehlprodukte, schlafe genug, iss langsam, kaue gründlich und baue Bewegung in deinen Alltag ein.

Zucker: Soulfood oder Erzfeind?

Bist du eine Naschkatze und liebst süße Speisen? Rein biologisch gesehen ist das kein Wunder, denn ein süßer Geschmack ist in der Natur ein Hinweis auf Reife und damit schnelle Energie. Zudem bekommen wir schon früh »einprogrammiert«, dass Süßigkeiten mit Belohnungen, Liebe, Geborgenheit, Festtagen und schönen Momenten verknüpft sind. Der durchschnittliche Deutsche verzehrt etwa 80 Gramm »freien« Zucker pro Tag. Dieser umfasst alle zugesetzten Zuckerarten wie Haushaltszucker, Sirupe oder Honig. Die WHO empfiehlt allerdings weniger als 25 Gramm (sechs Teelöffel), höchstens aber 50 Gramm.[61] Ja, er schmeckt gut, doch wir sollten eines nicht vergessen: Zucker kann unserer Gesundheit schaden und ein suchtähnliches Verhalten fördern, da er das Dopamin-Belohnungssystem aktiviert und kurzfristig ein gutes Gefühl erzeugt. Emotionales Essen erhöht so den Konsum energiereicher Lebensmittel und trägt zu Übergewicht und erhöhtem Zuckerkonsum bei. Doch schon kleine Veränderungen in deiner Ernährung können Großes bewirken. Eine reduzierte Zuckeraufnahme in den ersten 1000 Tagen ab Empfängnis – also während der Schwangerschaft und den ersten beiden Lebensjahren – zeigte langfristig gesundheitliche Vorteile. Ein niedrigerer Zuckerkonsum in dieser sensiblen Phase war mit einem um etwa 35 Prozent reduzierten Risiko für Typ-2-Diabetes und einem um etwa 20 Prozent reduzierten Risiko für Bluthochdruck im Erwachsenenalter verbunden. Darüber hinaus verzögerte sich der Ausbruch dieser Erkrankungen durchschnittlich um mehrere Jahre. Ein Teil des Schutzeffekts war bereits durch die Zuckerrestriktion während der Schwangerschaft allein messbar, nahm aber zu, wenn sowohl pränatal als auch in der frühen Kindheit weniger Zucker konsumiert wurde.[62] Du musst nicht zuckerfrei leben – es geht um die Balance. Wir helfen dir dabei, Zuckerfallen zu entlarven (siehe Seite 57) und gesunde Alternativen zu suchen.

Es geht um die Balance

Sugar Facts

Leere Kalorien, volles Risiko: Warum du in der Schwangerschaft auf zu viel Zucker und Weißmehl verzichten solltest

- Hohe Insulinausschüttungen können in einer Schwangerschaftsdiabetes münden.
- Langfristig kann eine Insulinresistenz entstehen mit den typischen, chronischen Begleit-Zivilisationskrankheiten wie Diabetes, Fettleibigkeit, Fettleber, Demenz, Herzinfarkt bis hin zu Krebs.
- Beide können entzündliche Prozesse im Körper begünstigen.[63] Ein hoher Zuckerkonsum in der Schwangerschaft wird zudem mit einer ungünstigen kognitiven Entwicklung des Kindes in Verbindung gebracht.[64]
- Eine zucker- und weißmehlreiche, ballaststoffarme und stark verarbeitete Ernährung kann das Mikrobiom ungünstig beeinflussen.
- Zucker und Weißmehl liefern Kalorien, aber keine Nährstoffe!
- Beide können Schwangerschafts- und Geburtskomplikationen erhöhen[65], nachgewiesen wurde unter anderem ein Zusammenhang zwischen hohem Zuckerkonsum und Bluthochdruck, Präeklampsie, einem erhöhten Risiko für Frühgeburten sowie erhöhtem Geburtsgewicht.
- Beide können zu Stimmungsschwankungen und Reizbarkeit führen.[66]
- Kinder, deren Mütter während der Schwangerschaft übermäßig Zucker konsumieren, haben ein höheres Risiko, Übergewicht und Stoffwechselerkrankungen wie Typ-2-Diabetes zu entwickeln.[67]

ÜBELTÄTER FRUCHTZUCKER

Besonders aufpassen solltest du bei Fruchtzucker (Fruktose). In größeren Mengen kann er unseren Körpern ganz schön zu schaffen machen. Fruktose wird zu etwa 80 Prozent in der Leber verstoffwechselt. Schätzungsweise liegt die Grenze von dem, was der Körper problemlos »schafft«, bei etwa 30 Gramm pro Tag. Viele von uns konsumieren aber viel mehr Fruktose – oft unbemerkt. Vor allem gesüßte Getränke und Fertigprodukte enthalten viel versteckten Fruchtzucker, und auch unser Haushaltszucker besteht zu 50 Prozent aus Fruktose. Übersteigt dein Fruktosekonsum die Möglichkeiten deines Körpers, wird ein Großteil der Fruktose als Fett gespeichert – das kann schlimmstenfalls zu einer Fettleber führen oder Insulinresistenz fördern, die das Risiko für Typ-2-Diabetes erhöht. Keine Sorge: Der Fruchtzucker aus frischem Gemüse und Obst ist unproblematisch, denn er kommt gut eingebettet mit Wasser, Ballaststoffen und wertvollen Nährstoffen. Anders sieht es bei Softdrinks, Säften, Süßigkeiten und Fertigprodukten aus – hier lohnt sich ein genauer Blick auf die Zutatenliste. Besonders tückisch: Fruktose sättigt oft weniger stark als Glukose, da wichtige Sättigungssignale schwächer aktiviert werden. Dadurch läuft man Gefahr, mehr zu essen, ohne sich richtig satt zu fühlen.

> Bevorzuge frisches Obst statt Fruchtsäfte

Unsere Tipps: Greife lieber zu ganzen Früchten statt Säften, sie sättigen besser. Frisches oder ungesüßtes Tiefkühlobst ist die bessere Wahl gegenüber Trockenfrüchten. Und: Beeren sind besonders empfehlenswert, sie enthalten neben sehr vielen Nährstoffen besonders wenig Zucker.

Die größten Zuckerfallen

Spiele Zuckerdetektiv und nimm die Zutatenliste unter die Lupe!

Fruchtjoghurts

Kaugummis, Bonbons & Co.

Fertigmüslis/ Müsliriegel

Konserven/Gläser
Obstkonserven, Rotkraut aus dem Glas, Gewürzgurken

Fertige Gewürzmischungen

Schau dir auf der Zutatenliste die Kohlenhydratmenge pro 100 Gramm an. Merke: Alles mit über zehn Gramm Kohlenhydrate pro 100 Gramm ist eigentlich eine »Süßigkeit«.

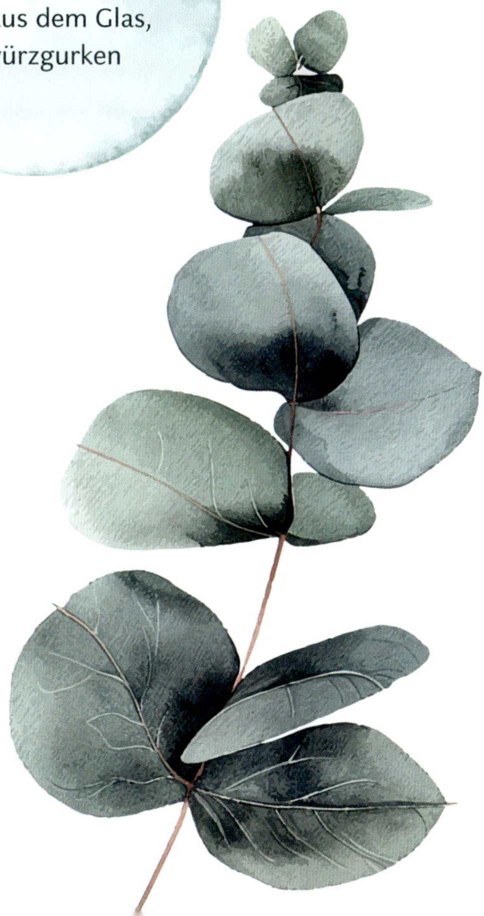

ZUCKERALTERNATIVEN: AUCH SÜSS, ABER GESÜNDER?

Sicherlich hast du schon von diversen Zuckeralternativen gehört. Doch sind diese sinnvoll? Sind sie gesünder? Eines vorab: Zuckeralternativen sind kein »Freifahrtsschein«, um unbegrenzt Süßes zu essen. Viele von ihnen liefern genauso viele Kalorien wie »normaler« Haushaltszucker und können bei übermäßigem Verzehr Nachteile haben. Zudem wäre es ratsam, generell weniger süß zu essen, um ein natürliches Süßempfinden zurückzugewinnen. Doch so ganz ohne süße Naschereien und Süßungsmittel geht es eben nicht, wenn das Essen schmecken und Spaß machen soll. Deshalb sind einige Zuckeralternativen dankbare Helfer in unserem Kochalltag, indem sie Mineralstoffe und Vitamine oder weniger Kalorien enthalten.

Natürliche Zuckeralternativen

Sie werden aus natürlichen Pflanzen oder Lebensmitteln hergestellt und enthalten neben Zucker oft kleine Mengen an Mineralstoffen oder sekundären Pflanzenstoffen. Sie sind aber nicht automatisch gesünder als Haushaltszucker und sollten – wie alle Süßungsmittel – in Maßen verwendet werden.[68]

Agavendicksaft ist sehr fruktosereich. Er führt zu geringem Blutzuckeranstieg, kann aber in zu hohen Mengen die Leber belasten.[69] **Ahornsirup** ist mild-süß mit typischem Aroma; liefert etwas Kalium und Mangan. Kalorien und Zucker sind vergleichbar mit Haushaltszucker.[70] **Datteln** punkten mit Ballaststoffen und Mikronährstoffen. Sie enthalten viele Kalorien und Zucker. Achtung: Industriell hergestellter Dattelsirup enthält kaum noch Mikronährstoffe, Antioxidantien und Ballaststoffe, besser sind Dattelpaste, -mus oder -zucker.[71] **Honig** enthält neben Fruktose und Glukose auch Enzyme und Antioxidantien. Er lässt den Blutzucker etwas weniger stark ansteigen als herkömmlicher Zucker, aber Kalorien und Wirkung auf die Zähne sind ähnlich.[72] Auch **Kokosblütenzucker** lässt den Blutzucker langsamer ansteigen als Haushaltszucker und enthält geringe Mengen Mineralstoffe. Dennoch fast so kalorienreich wie Glukose. **Reissirup** besteht fast ausschließlich aus Glukose und bietet somit für Personen mit einer Fruktoseintoleranz einen klaren Vorteil. Ebenfalls sehr kalorienreich. **Stevia** wird aus den Blättern einer Pflanze in Südamerika gewonnen. Stevia ist zweihundert- bis dreihundertfach süßer als Zucker und kalorienfrei. Es kann einen lakritzartigen oder bitteren Nachgeschmack haben, vor allem in höheren Mengen. Je höher der Anteil an reinen Steviolglycosiden (Rebaudiosid A), desto weniger bitter der Geschmack.[73] **Yaconsirup** enthält Fructooligosaccharide (FOS). Diese fördern die guten Darmbakterien und haben einen niedrigen Einfluss auf den Blutzucker. Er ist deutlich kalorienärmer.[74]

Zuckeralkohole

Sie sehen aus wie Zucker, schmecken ähnlich süß, haben aber weniger Kalorien und wirken sich kaum auf den Blutzucker aus. Perfekt, oder? Einen Nachteil haben sie: Ein hoher Konsum von Zuckeralkoholen kann abführend wirken oder andere Magen-Darm-Symptome wie Blähungen oder Bauchschmerzen verursachen. Die meisten Menschen gewöhnen sich nach ein bis zwei Monaten daran, du musst es also ausprobieren.

Erythrit ist fast kalorienfrei, gut verträglich und blutzuckerneutral – somit oft die »verträglichste« Variante. **Maltit** süßt ähnlich stark wie Zucker, hat aber weniger Kalorien und kann in größeren Mengen blähend oder abführend wirken. **Sorbit** süßt schwächer und kann in hohen Mengen Blähungen und Durchfall verursachen. **Xylit (Birkenzucker)** ist ähnlich süß wie Zucker, hat aber etwa 40 Prozent weniger Kalorien. Er ist zahnfreundlich, kann aber in hohen Mengen abführend wirken.

Süßstoffe

Studien zu künstlichen Süßstoffen sind komplex und teils widersprüchlich. Einige weisen darauf hin, dass Süßstoffe bei übermäßigem Konsum mit gesundheitlichen Risiken wie Mikrobiomveränderungen verbunden sein können. Wir würden dir daher raten, auf einen maßvollen, bewussten Konsum von Süßstoffen zu achten.[75] **Sucralose** ist bis zu sechshundertfach süßer als Zucker, während **Aspartam** etwa zweihundertfach süßer schmeckt. Letzterer ist nicht hitzestabil und nicht geeignet für Menschen mit Phenylketonurie. **Cyclamat** ist dreißig- bis fünfzigfach süßer als Zucker und wird meist in Kombination mit anderen Süßstoffen eingesetzt.

Kleines Zuckerlexikon

SMART SCIENCE

Geburtsvorbereitende Datteln?

Vielleicht wurde dir schon geraten, am Ende der Schwangerschaft sechs Datteln pro Tag zu essen. Tatsächlich zeigen Studien, dass dieser Verzehr ab der 36./37. Schwangerschaftswoche den Geburtsverlauf positiv beeinflussen kann.[76] Da sie aber den Blutzucker in die Höhe schießen lassen, solltest du aufpassen – erst recht, wenn du Schwangerschaftsdiabetes hast. Mach dich nicht verrückt, auch ohne Datteln kann es eine tolle Geburt werden. Wenn du sie aber sowieso gern isst – probiere es ruhig aus!

ICH

setze mir
realistische Ziele
und

BIN

nicht sauer, wenn
diese mal nicht
eingehalten werden.
Denn ich bin auch nur

EIN

MENSCH

und manchmal kommt
das Leben einfach
dazwischen.

HILFE, ICH HABE SCHWANGERSCHAFTSDIABETES!

Keine Panik, wir schauen uns ganz in Ruhe an, was das bedeutet: Normalerweise schüttet dein Körper Insulin aus, wenn du Zucker zu dir nimmst, um die Aufnahme von Glukose in die Zellen zu fördern und deinen Blutzuckerspiegel wieder zu senken. Die Schwangerschaftshormone können allerdings dazu führen, dass die Zellen weniger empfindlich auf Insulin reagieren (Insulinresistenz). Du brauchst also viel mehr Insulin als sonst. Kommt dein Körper dann mit der Insulinproduktion nicht mehr hinterher, steigt dein Blutzuckerspiegel an. Wenn das dauerhaft der Fall ist, drohen Schwangerschaftsbluthochdruck, Präeklampsie und Schädigungen der Plazenta; dein Baby könnte sehr schnell sehr groß werden, zu früh zur Welt kommen oder unter einer starken Unterzuckerung leiden, wenn es geboren wird. Zudem entwickeln 35 bis 60 Prozent aller Frauen mit Schwangerschaftsdiabetes auch einen manifesten Diabetes. Was kannst du also nun tun? In den meisten Fällen helfen eine angepasste Ernährung und mehr Bewegung im Alltag, um den Blutzuckerspiegel zu stabilisieren. Es ist wichtig, den Glukosegehalt im Blut regelmäßig zu checken – so behältst du alles im Blick und merkst, welche Lebensmittel welchen Einfluss auf deine Messungen haben. Viele Frauen denken, dass sie Zucker komplett streichen müssen – das stimmt nicht ganz. Die Balance ist entscheidend. Bevorzuge natürliche Zuckerquellen aus Gemüse und Obst und reduziere zugesetzten Zucker. Genieß bewusst, statt aus emotionalen Gründen, Gewohnheit oder Langeweile. So kann ein Schwangerschaftsdiabetes auch eine Chance sein und dir zeigen, wie eine gesunde Ernährung aussieht und dass sie dir auch langfristig richtig guttut.

Welche Mikronährstoffe besonders bei Schwangerschaftsdiabetes helfen können

MAMI DIARY

Meine liebsten drei Süßungsmittel sind Erythrit, Datteln und Stevia. Erythrit nutze ich, weil es nahezu kalorienfrei ist und sich gut zum Backen eignet. Datteln liebe ich als natürliche Süße – sie liefern Ballaststoffe, Mineralstoffe und Antioxidantien und sind perfekt als Snack. Stevia ist für mich auch eine tolle kalorienarme Alternative. Ganz wichtig: Ich mag alle drei sehr gern und vertrage sie gut, aber es ist keineswegs so, dass ich generell auf Industriezucker verzichte. Ich liebe gutes Essen – und dazu gehören für mich auch Momente, die einfach puren Genuss bedeuten: Pizza mit Freunden oder Eis im Sommer, der Kaiserschmarrn auf der Hütte nach einem Skitag oder das Stück Kuchen bei Mama. Es gab eine Zeit, da hatte ich in solchen Situationen immer ein schlechtes Gewissen. Heute weiß ich: Genau das gehört zu einem ausgewogenen Lebensstil dazu. Es geht nicht darum, perfekt zu essen, sondern die Balance zu finden, mit der man sich langfristig wohlfühlt. Die 80:20-Regel hat mir dabei sehr geholfen. 80 Prozent meiner Ernährung bestehen aus unverarbeiteten, ballaststoffreichen, pflanzlichen Lebensmitteln, die sättigen, die Verdauung unterstützen und wertvolle Mikronährstoffe liefern. Etwa 20 Prozent dürfen weniger nährstoffreiche Genussmittel sein, die ich bewusst, in Maßen und ohne schlechtes Gewissen genieße. Probiere es doch auch mal aus – ich wünsche dir viel Genuss dabei!

Deine Laura

Schadstoffe und Gifte

Eigentlich sollte es allen klar sein, trotzdem möchten wir es noch einmal betonen: Alkohol, Zigaretten, Drogen und gewisse Medikamente dürfen von Schwangeren nicht konsumiert werden. Hier geht es nicht um Balance, sondern um ein konsequentes Nein. Jetzt müssen wir mal richtig streng sein! Daneben gibt es noch die Gifte, die nicht ganz so offensichtlich sind, aber uns in der Umwelt oft begegnen. Wir erklären dir, welche Gefahren wo lauern, wie du ihnen entgehen und gleichzeitig deinen Körper dagegen stärken kannst.

Vielleicht hat deine Mutter oder Schwiegermutter gesagt: »Ab und zu ein Gläschen hat mir nicht geschadet«, oder eine Freundin hat zum Glas Rotwein geraten, um die Geburt einzuleiten – das ist wissenschaftlich gesehen absoluter Unsinn. **Es gibt keine sichere Menge an Alkohol in der Schwangerschaft!** Alkohol gelangt direkt über die Plazenta in den Blutkreislauf deines Babys und kann dessen Entwicklung massiv beeinträchtigen. Das größte Risiko ist das Fetale Alkoholsyndrom (FAS), das zu körperlichen Fehlbildungen, Entwicklungsverzögerungen und lebenslangen kognitiven Beeinträchtigungen führen kann. Eine groß angelegte Metaanalyse zeigt, dass weltweit etwa eines von 67 Babys, deren Mütter während der Schwangerschaft Alkohol trinken, mit FAS geboren wird![77] Auch mit dem Rauchen solltest du sofort aufhören, wenn du planst, schwanger zu werden. Denn Nikotin, Kohlenmonoxid und zahlreiche Giftstoffe aus dem Zigarettenrauch schränken die Sauerstoff- und Nährstoffversorgung deines Babys ein, die Risiken für Frühgeburten, ein niedriges Geburtsgewicht, Entwicklungsstörungen und den plötzlichen Kindstod (SIDS) steigen mit jedem Zug an der Zigarette.[78] Und über illegale Drogen wie Heroin, Kokain & Co. müssen wir hier hoffentlich nicht sprechen. Kurz: Nein! Doch auch scheinbar harmlose Medikamente oder pflanzliche Präparate, die du problemlos in der Apotheke kaufen kannst, können Risiken bergen und die Versorgung deines Babys beeinträchtigen. Sprich daher bitte immer mit deiner Ärztin, deinem Arzt oder der Hebamme, bevor du Medikamente oder Nahrungsergänzungsmittel einnimmst! Sehr hilfreich ist auch die Seite **www.embryotox.de**, auf der du prüfen kannst, ob ein Medikament in der Schwangerschaft als unbedenklich und sicher gilt.

Und jetzt du ...

Fachärztliches Personal, Hebammen oder Suchtberatungsstellen können dich unterstützen, schädliche Gewohnheiten abzulegen. Auch wenn es dir unmöglich erscheint – du kannst es schaffen! Es gibt spezielle Programme für Schwangere, die mit dem Rauchen oder anderen Substanzen aufhören möchten. Mach dir bewusst: **Alles, was du während der Schwangerschaft tust, hat Einfluss auf dein Baby – und mit einem bewussten, gesunden Lebensstil legst du die besten Voraussetzungen für eine optimale Entwicklung.**

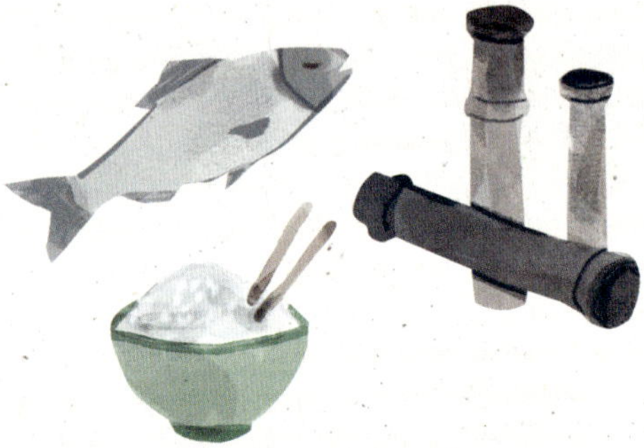

Neben ungesunden Lebensmitteln, Alkohol oder Suchtmitteln, gibt es auch jene Schadstoffe, die überall im Alltag lauern und unseren Körper durch eine Dauerbelastung langfristig schädigen: Umweltgifte.
Sie greifen in den Hormonhaushalt ein, lösen Entzündungen aus, können chronische Erkrankungen fördern und auch die Schwangerschaft und Kindesentwicklung negativ beeinflussen.[79]

Schwermetalle:
können in der Nahrung stecken, wie zum Beispiel Blei, Quecksilber, Arsen und Cadmium.[80]

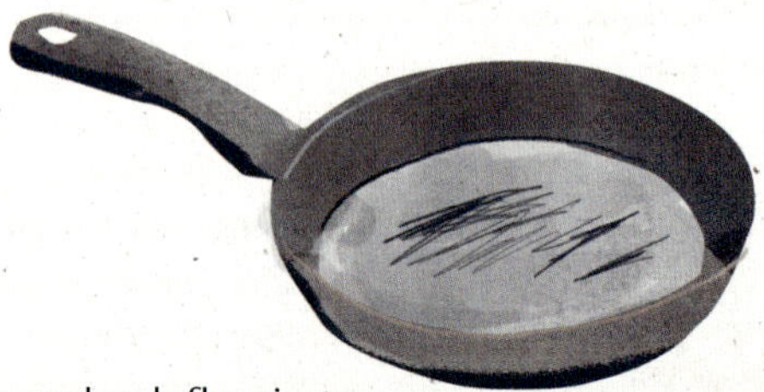

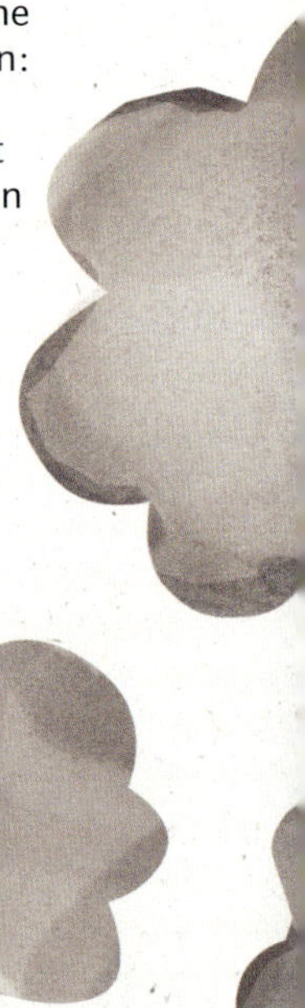

Per- und polyfluorierte Alkylsubstanzen (PFAS):
kommen in beschichteten Pfannen und normalem Backpapier vor.

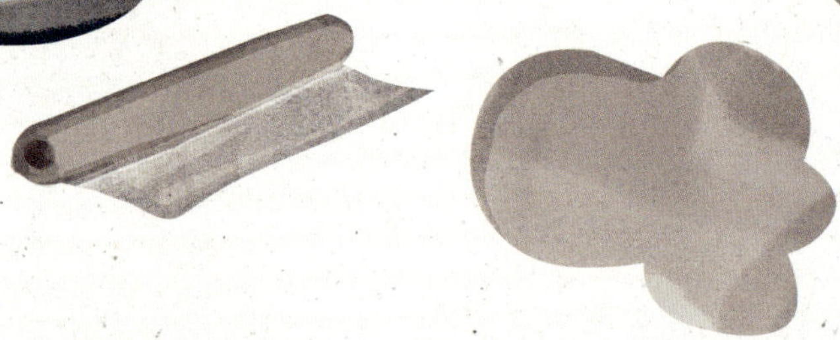

Pestizide:
Zum Beispiel Organochlorverbindungen und Glyphosat, befinden sich ebenfalls in der Nahrung, aber auch in vielen Schnittblumen.[81]

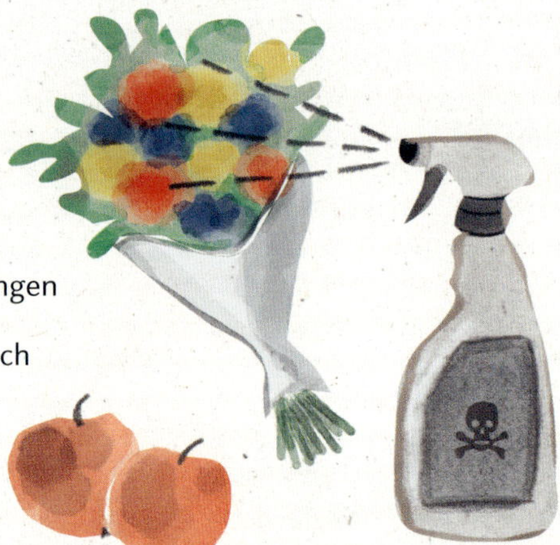

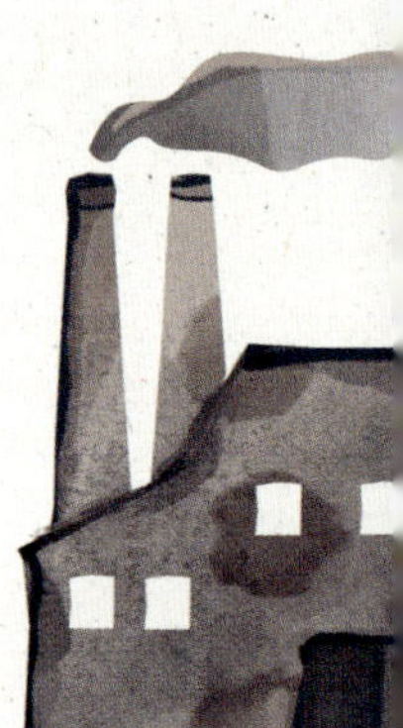

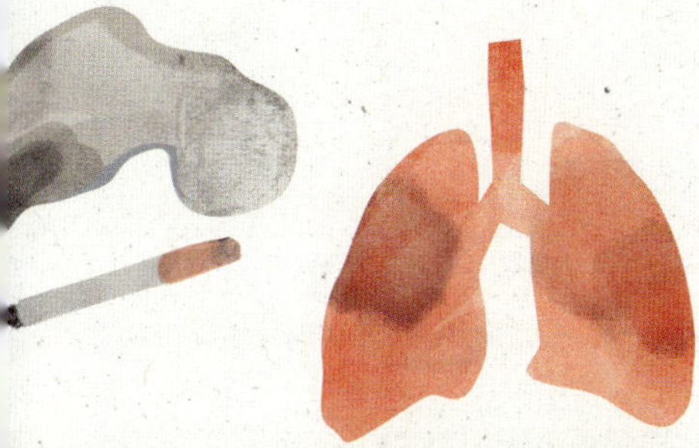

Tenside und andere Stoffe,
die in Putzmitteln stecken:
Eine Studie fand heraus, dass zwanzig Jahre
putzen die Lunge schädigt wie jeden Tag
zwanzig Zigaretten.

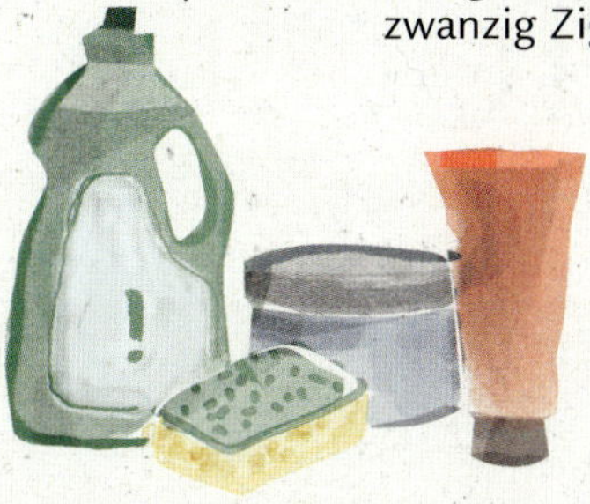

Zigarettenrauch,
der auch passiv konsumiert
wird, ist schädlich.

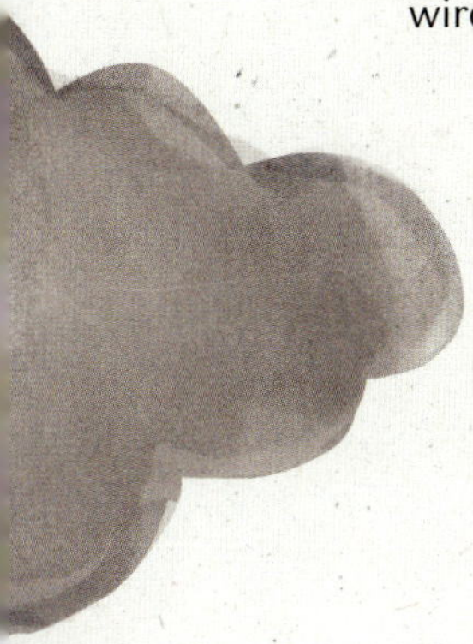

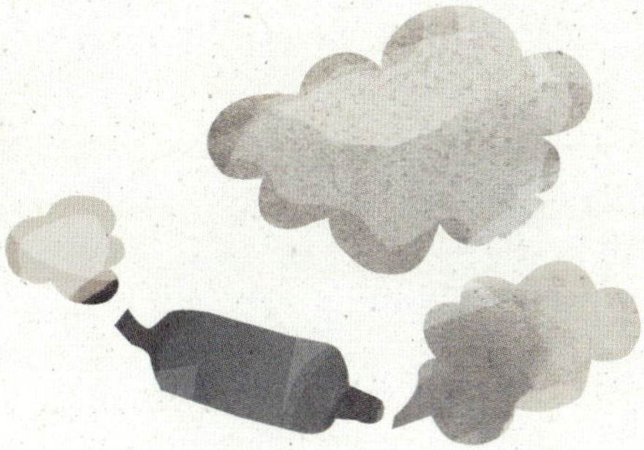

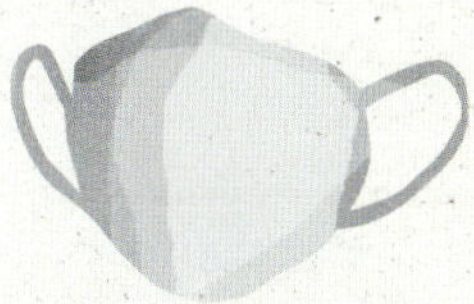

Luftschadstoffe:
beispielsweise
Feinstaub und Stickoxide,
die die Luftqualität
verringern.[82]

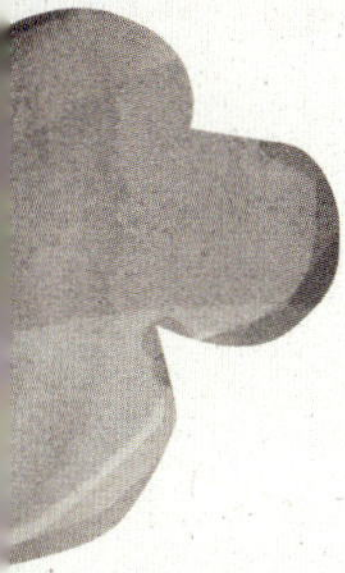

Plastikbestandteile:
wie zum Beispiel Bisphenol A (BPA),
Phthalate, die in vielen Kunststoffen
stecken sowie in Trinkflaschen,
Tupperdosen, auf Thermopapier-Kassenbons, in Dosenbeschichtungen,
in Parfüm und Duftsprays und
vielem mehr.

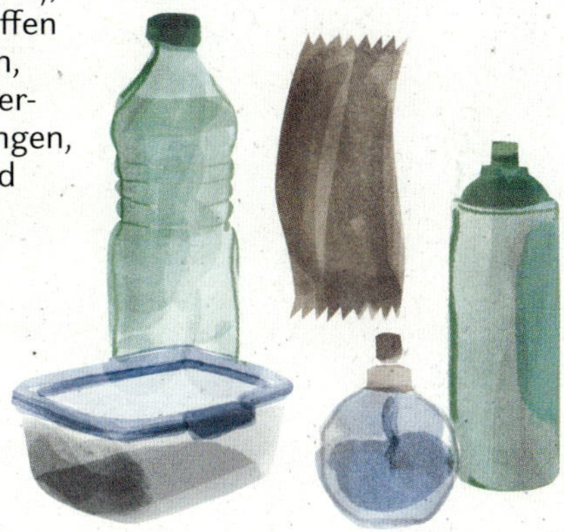

Industriechemikalien:
zum Beispiel Polychlorierte Biphenyle (PCBs)
und Dioxine. Sie stecken unter anderem
in alten Gebäuden, sind aber auch
in der Natur zu finden.
Hohe PCB-Werte finden sich
vor allem in Fischen.

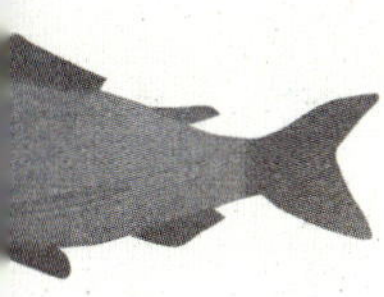

Ausführliche Liste von Umwelttoxinen, deren Auswirkungen
auf den Fötus, sinnvollen
Präventionsmaßnahmen
und Studien

Checkliste

Unsere besten Tipps, wie du Umweltgifte reduzieren kannst

- möglichst viel Bio-Ware kaufen oder selbst anbauen, um Pestizidbelastung zu reduzieren; Gemüse und Obst gründlich waschen
- kein Fast Food oder Fertigessen (um Zusatzstoffe zu vermeiden)
- frischer oder TK-Fisch, kleine Kaltwasserfische (Lachs, Makrele, Hering) bevorzugen, große Raubfische (Thunfisch) vermeiden
- Reis(-Produkte) nur in Maßen genießen (da sie Arsen und Cadmium enthalten können)
- Grillen, insbesondere über Holzkohle, reduzieren, lieber andere Kochmethoden bevorzugen
- Edelstahl- oder Emaille-Kochgeschirr verwenden (um Kontamination durch Schwermetalle aus beschichtetem Kochgeschirr zu vermeiden)
- Backpapier ohne PFAS verwenden (oft als »ungebleicht« oder »chlorfrei« deklariert) oder Alternativen wie wiederverwendbare Backmatten aus Silikon benutzen
- Lebensmittel aus Dosen nur gelegentlich verzehren (Beschichtungen Bisphenole können enthalten), lieber aus Glas bevorzugen
- Frischhaltefolie nur gemäß Anweisungen (Etikett!) des Herstellers verwenden, besser: Bienenwachstücher und Brottüten zum Verpacken

- Plastik reduzieren: besser Glasflaschen, Edelstahlbehälter, Brettchen aus Holz, Tupperware aus Glas oder Keramikgefäße verwenden; Plastikbehälter nur in die Spülmaschine, wenn sie für hohe Temperaturen geeignet sind; abgenutzte Plastikbehälter entsorgen; heiße Lebensmittel und Getränke abkühlen lassen, bevor du sie in Plastikbehälter gießt, besser: Glas- und Edelstahlbehälter

- Kosmetik auf ungünstige Inhaltsstoffe checken (Scanner-Apps!) und Parfüm nicht direkt auf die Haut sprühen, Kleidung nach dem Kauf erst waschen; auf Biobaumwolle achten!

- Zahnpasta ohne Schaumbildner und Titandioxid verwenden; Verzicht auf Mikrobiom-störende Mundspülung; Zähneputzen mit Natron oder spezieller Natur-Zahnpasta zur Unterstützung des pH-Wertes; Spülen mit probiotischem Pulver, Ölziehen und Zungenschaben

- Druckerfilter verwenden (wenn Arbeitsplatz neben einem Drucker)

- Handy und Laptop nicht direkt auf den Babybauch legen; Handystrahlenschutz-Chips und Strahlenschutzdecken verwenden; Telefonieren mit Lautsprecher oder Kopfhörer; WLAN nachts ausschalten

- Vorsicht bei Produkten aus nicht-europäischen Ländern, sensible Produkte (Elektronik, Spielzeug, Kosmetik, Schmuck) nur bei seriösen Herstellern kaufen

- beim Blumenkauf bio, regional und saisonal bevorzugen (um Pestizide zu vermeiden) und auf das »Slowflower-Siegel« achten

Natürliche Helfer im Haushalt – unsere Empfehlungen!

Zwei Herzen, ein Work-out

Bist du eher Sportmuffel oder liebst du dein Training? So oder so wirst du dir wahrscheinlich Gedanken darüber machen, wie es in der Schwangerschaft weitergeht. Bewegung in der Schwangerschaft steigert nicht nur das Wohlbefinden und die Gesundheit der Mutter, sondern verbessert auch die Durchblutung, was dem Kind zugutekommt, und zu einer leichteren Geburt beitragen kann.

Wenn du dich regelmäßig bewegst, hältst du dein Herz-Kreislauf-System und deinen Stoffwechsel auf Trab, du stabilisierst den Blutzuckerspiegel, stärkst Knochen, Gelenke und Muskeln und verbesserst die Durchblutung. Plus: Du bist besser gelaunt. Sport senkt nachweislich das Stresslevel, reduziert depressive Verstimmungen, verbessert den Schlaf, macht dich kognitiv leistungsfähiger und schützt vor Erkrankungen wie Alzheimer und Demenz.[83] Besonders spannend: Sport regt die Ausschüttung von sogenannten Myokinen an, das sind hormonähnliche Botenstoffe, die entzündungshemmend wirken und sich positiv auf den gesamten Stoffwechsel auswirken. Studien bestätigen: Regelmäßige, moderate bis intensive Bewegung in der Schwangerschaft ist sicher und erhöht das Fehlgeburtsrisiko nicht![84] In der Schwangerschaft kann regelmäßige Bewegung dabei helfen, Beschwerden wie Verstopfung und emotionale Tiefs zu lindern. Zudem reduzierst du das Risiko für Präeklampsie, Frühgeburtlichkeit, (Notfall-)Kaiserschnitt, Rückenschmerzen sowie Thrombose und Krampfaderbildung und kannst schon in der Schwangerschaft eine schnellere Rückbildung fördern. Schwangere, die regelmäßig trainieren, haben sogar tendenziell eine kürzere Geburtsdauer.[85] Für alle, die nicht gerade Sport-Fans sind: Bewegung in der Schwangerschaft muss nicht anstrengend sein. Du musst nicht täglich ins Fitnessstudio gehen oder lange Joggingrunden drehen, aber gezieltes Training tut deinem Körper gut – vor allem Rücken, Beckenboden, Kraft und Ausdauer. Neben Sport hilft es, im Alltag aktiv zu bleiben: lange Spaziergänge, Rad fahren, Treppen nehmen oder kleine Übungen zwischendurch. Wenn du schon Kinder hast, bist du oft auf den Beinen, doch das ersetzt kein gezieltes Training. Plane bewusst Sport-Einheiten nur für dich ein – dein Körper und deine Psyche werden es dir danken.

Kurz gesagt: Sport ist der Schlüssel, um dich stark und fit für den Alltag mit deiner Familie zu halten. Tatsächlich gibt es aber auch einige Sportarten, die du in der Schwangerschaft lieber meiden solltest (siehe Seite 72).[86]

SMART SCIENCE

Weniger ist mehr!

Gerade sehr ambitionierte Sportlerinnen sollten ihr Training in der Schwangerschaft anpassen. Sehr hohe Belastungen können zu Komplikationen führen.[87] *Entscheidend ist eine angepasste Intensität – moderate Bewegung gilt als sicher und gesundheitlich vorteilhaft. Auch der Beckenboden sollte dabei berücksichtigt werden. Denk dran: Du trägst ein zartes Wesen in dir.*

TOPS

- tägliche Spaziergänge; für Geübte auch leichtes Joggen
- moderates Krafttraining (angepasste Übungen/Intensität)
- Treppen steigen
- aktive Pausen: alle 30 bis 60 Minuten vom Schreibtisch aufstehen, sich strecken oder leichte Mobilisationsübungen machen
- Fahrradergometer oder Training am Crosstrainer
- aktive Verabredungen: gemeinsam spazieren, zum Yoga oder Pilates gehen, statt im Café zu sitzen
- kreisende Hüftbewegungen
- Schwimmen und Wassergymnastik
- Beckenbodentraining
- Dehnübungen und Mobilisation für Hüfte, Rücken, Oberschenkel
- Kniebeugen (Squats) und Ausfallschritte
- Hüftöffner – Eine gute Hüftbeweglichkeit kann die Geburt erleichtern.

FLOPS

- hochintensive oder kontaktreiche Sportarten mit Sturz- oder Verletzungsgefahr, zum Beispiel Reiten, Klettern, Boxen, Judo, Skifahren, oder Eishockey
- Ballsportarten wie Volleyball, Fußball, Basketball, Handball oder Tennis, bei denen Schwangere Stößen ausgesetzt sind, sie springen oder stark abbremsen müssen
- Aktivitäten, die eine Überhitzung verursachen, wie intensives Training bei hoher Temperatur oder Hot Yoga
- Übungen in Rückenlage ab dem dritten Trimester, da sie den Blutfluss beeinträchtigen können und somit zu Unwohlsein führen können.
  Aber keine Panik: Gefährlich wird es nur, wenn die Rückenlage lange gehalten wird oder bereits Kreislaufprobleme bestehen.
- Sportarten mit starker Druckveränderung wie Tauchen, Bergwandern und Aufenthalte in mehr als 2.500 Metern Höhe

Warnsignale: Wenn dein Körper spricht

Wer gern hart trainiert, kennt vielleicht den Drill-Gedanken: »Wenn du nicht mehr kannst, noch fünf Wiederholungen.« Diesen Satz streichst du bitte für deine gesamte Schwangerschaft und Stillzeit aus deinem Kopf! Dein Körper weiß, wann es genug ist – wenn du trotzdem weitermachst, baust du keine Muskelberge auf, sondern riskierst, dein Baby in Gefahr zu bringen. Deshalb ist uns ganz wichtig, dass du das Training sofort beendest, wenn dir schwindelig oder übel wird, wenn du dich sehr erschöpft fühlst, wenn du Schmerzen im Bauch, im Becken, in der Brust oder im Kopf hast, wenn deine Waden schmerzen oder anschwellen, wenn du dich überhitzt oder dehydriert fühlst, wenn dein Bauch hart wird oder du Kontraktionen verspürst und wenn du vaginale Blutungen oder sehr starken Ausfluss hast. **Das ist nicht normal, sondern ein Grund, sofort zu stoppen und dich auszuruhen.** Achte vermehrt darauf, genug zu trinken, dich ausgewogen zu ernähren und vor dem Training einen kleinen Snack zu essen. Ansonsten gilt: Je weiter die Schwangerschaft fortgeschritten ist, desto mehr solltest du deine sportlichen Aktivitäten anpassen. Während du im ersten Trimester weitertrainieren kannst wie bisher – wenn Müdigkeit und Übelkeit es zulassen —, kann es in den letzten Wochen ausreichen, ein paar Dehn- und Mobilisationsübungen zu machen und spazieren zu gehen. Wenn du dich aber gut fühlst und keine Risiken vorliegen, darfst du auch bis zur Geburt moderates Krafttraining und Yoga machen oder schwimmen gehen. Mit diesem Hintergrundwissen kann es mit dem Training vielleicht nicht genauso wie bisher weitergehen, aber du wirst merken, dass auch Schwangerschaftssport richtig schweißtreibend sein kann – und deinem Baby und dir guttut.

Sportlich schwanger – was darf ich machen?

Entspannung und Schlaf

»Stress dich nicht so, mach mal Pause und achte auf ausreichend Schlaf« – diese Tipps hast du schon zig Mal gehört, doch im Alltag fällt den meisten von uns die Umsetzung schwer. Ob Job-Stress, kleine Kinder mit vielen Ansprüchen, eine nicht enden wollende To-do-Liste, Auseinandersetzungen mit dem Partner oder die Sorgen und Unsicherheiten, die rund um das Thema Schwangerschaft, Geburt und Baby entstehen – es gibt Tausende Gründe, die uns Ruhe, Gelassenheit und Schlaf rauben. Wir haben ein paar Tipps, wie du auch im wilden Sturm des Alltags deine Momente der Entspannung findest und endlich wieder besser schläfst.

Leider steckt in vielen von uns der Gedanke, dass Stress ein Zeichen von Leistung ist. Wer viel Stress hat, muss ja auch Erfolg haben, oder? Hier möchten wir dir eine Gegenfrage stellen: Was ist denn Erfolg? Als Schwangere ist es nämlich definitiv kein Erfolg, durch zu viel Stress eine Frühgeburt zu riskieren, deine Hormone aus dem Gleichgewicht zu bringen oder am Ende des Tages tränenüberströmt auf dem Sofa zu sitzen und keine Energie mehr zu haben. Mach dir bewusst, dass du allein durch deine Existenz gerade Unglaubliches leistest. Du bist Superwoman! In dir wächst ein Mensch, dein ganzer Körper passt sich an diese Ausnahmesituation an, alles ist im Umbau. Wir finden: Du bist besonders erfolgreich, wenn du gut für dich sorgst, denn dein Wohlbefinden wirkt sich

5 Tipps

Weniger Stress und mehr Gelassenheit im Alltag

1 *Schon ein paar bewusste Atemzüge können helfen, dein Nervensystem runterzufahren: tief durch die Nase in den Bauch einatmen, Hand auf den Bauch legen, kurz Luft anhalten, langsam durch den Mund ausatmen (länger aus- als einatmen) – und wiederholen.*

2 *Bewegung tut gut! Eine Studie[88] zeigt beispielsweise, dass Yoga nicht nur körperliche Beschwerden lindert, sondern im dritten Trimester auch Stress und Ängste reduzieren kann.*

3 *Du musst nicht alles allein schaffen. Sprich mit deinem Partner, deiner Familie oder einer Freundin über deine Sorgen – das hilft oft mehr, als man denkt.*

4 *Kraftquellen gezielt nutzen: Spaziergänge, Massagen, Zeit mit Partner, Freunden oder Kindern nutzen, um bewusst den Moment zu genießen. Achtsamkeit is the key!*

5 *Meditationen, Entspannungstechniken und Atemübungen fest in den Alltag integrieren – zehn Minuten am Tag können so viel verändern.*

direkt auf dein Baby aus. Ist das nicht ein sehr entlastender Gedanke? Verschiebe den Fokus auf dich – und das ist nicht egoistisch oder Luxus, sondern notwendig, um ein gesundes, kleines Menschlein auf die Welt zu bringen und die Power zu haben, für ihn oder sie da zu sein. Denk an den Gesundheitsrucksack deines Babys (siehe Seite 15) – wenn du diesen mit guten Dingen füllen möchtest, ist deine Selbstfürsorge die Basis.

Augen zu und weg: Die besten Tipps für deinen gesunden Schlaf

Gut einschlafen, durchschlafen und ausgeruht aufwachen – das ist die Basis für unser Wohlbefinden. Schlaf ist so wichtig, deshalb leiden viele Menschen sehr, wenn sie Probleme beim Ein- oder Durchschlafen haben.

> Mach dir bewusst, dass du allein durch deine Existenz gerade Unglaubliches leistest.

Gerade in der Schwangerschaft und mit Baby sind die Nächte immer wieder kurz und unterbrochen. Da Schlaf so essenziell für alle Körperfunktionen und auch deine psychische Verfassung ist, versuche, deine Abendroutine so anzupassen, dass du wirklich zur Ruhe kommst und deinen Körper und Kopf schon vor dem Zubettgehen runterfährst.[89] Schreibe Tagebuch, meditiere, mach ein paar Dehnübungen oder nimm ein Bad, statt am Handy zu scrollen. Sorge schon tagsüber mit einem langen Spaziergang und/oder etwas Sport für frische Luft und Bewegung. Trinke am späten Nachmittag keinen Kaffee oder andere koffeinhaltige Getränke mehr. Koffein hat eine Halbwertszeit von etwa fünf bis sieben Stunden, sodass selbst am Abend noch ein relevanter Anteil im Körper aktiv sein kann. Und auch das Abendessen kann einen großen Einfluss auf den Schlaf haben. Wenn du sehr

MAMI DIARY

Leider muss ich zugeben, dass Stress und Schlafmangel auch in meinem Leben immer wieder vorkommen, obwohl ich als Ärztin natürlich weiß, wie schädlich sie sind. Aber ich habe einfach so Lust auf das Leben und alles, was es zu bieten hat: Ich bin Mama von zwei Kindern, habe eine eigene Praxis, die mich jeden Tag fordert, arbeite als Dozentin und habe zig Nebenprojekte wie YouTube, Interviews, Podcast-Einladungen und so weiter. Damit ich das alles schaffe, spare ich immer wieder am Schlaf – leider. Wenn die Kinder im Bett sind, beginnt meine »zweite Schicht«. Von 21:30 Uhr bis Mitternacht sitze ich am Laptop und arbeite die Dinge auf, die über den Tag liegen geblieben sind. Nicht selten wundern sich meine Patientinnen und Patienten, dass sie um 0:05 Uhr noch eine Mail von mir bekommen – da bin ich kein gutes Vorbild. Ich suche mir aber auch bewusst Momente, in denen ich auftanken kann. So schiebe ich alle Gedanken beiseite, wenn ich abends meine Kinder ins Bett bringe, ihre kleinen Hände halte und ihre Herzen schlagen spüre. In diesen Momenten wird mir mein riesengroßes Glück sehr bewusst. Und wenn ich bei meiner Mama bin, krault sie mir die Füße – entspannter geht es nicht! Ich achte zudem auf eine nährstoffreiche, ausgewogene Ernährung, mache circa alle sechs Monate eine Blutanalyse und nehme darauf abgestimmt täglich Nahrungsergänzungsmittel. Ich bin davon überzeugt: Gut versorgt kann der Körper Stress besser wegstecken.

Deine Constanze

spät oder zu schwer verdauliche Dinge isst, hat dein Verdauungssystem viel zu tun und es rumort im Magen; das kann den Schlaf immer wieder unterbrechen. Übrigens: »Schwer verdaulich« sind nicht nur sehr fettige oder große Portionen, sondern auch Salate und Rohkost können deinen Bauch belasten. Außerdem spielt auch die Schlafumgebung eine wichtige Rolle: Kühl, dunkel und ruhig schlafen die meisten Menschen am besten. Greife ruhig auf Helferlein wie Schlafmasken oder Ohrstöpsel zurück, manchmal wirkt das Wunder. Und wenn alles geklappt hat: Genieß dieses herrliche Gefühl, fit und ausgeschlafen aufzustehen!

»Ich achte sehr auf meinen Schlaf. Unser Schlafzimmer ist absolut dunkel, gekühlt und da ich sehr geräuschempfindlich bin, schlafe immer mit Ohrstöpseln.« – Laura

Und jetzt du …

Bewusstsein ist der erste Schritt zur Veränderung. Indem du deine Ernährung aufschreibst, erkennst du Muster und Gewohnheiten, die dir im Alltag oft gar nicht auffallen.

Ernährungstagebuch und »Spickzettel« mit naturheilkundlichen Tipps für Beschwerden

ZEIT FÜR MICH

JETZT KÜMMERE ICH MICH UM MICH!
PLATZ FÜR MEINE KRAFTQUELLEN,
DIE MIR IM ALLTAG HELFEN, AUFZUTANKEN

Naturhelfer

Wir alle haben gute und schlechte Tage, fühlen uns mal energiegeladen, mal antriebslos. Das ist in gewissem Maße normal. In der Schwangerschaft leistet dein Körper so viel, dass gewisse »Wehwehchen« dazugehören und du manchmal einfach nur auf der Couch bleiben möchtest. Keine Panik, du musst nicht alle Beschwerden stoisch ertragen, sondern kannst diese oft ganz natürlich lindern. So wird dein Alltag etwas leichter, ohne dass du dein Baby gefährdest.

Zu Beginn möchten wir dir kurz erklären, was Naturheilkunde überhaupt ist. Naturheilkunde umfasst verschiedene Methoden, die die Selbstheilungskräfte des Körpers unterstützen sollen – etwa Pflanzenheilkunde, Kneipp-Anwendungen, Massagen, Bewegung oder Ernährungstherapie. Sie nutzt dabei echte, nachweisbare Wirkstoffe oder physiologische Reize. Gerade bei gängigen Schwangerschaftsbeschwerden, die keine medizinischen Notfälle sind, können Naturheilverfahren sehr hilfreich sein.

Die besten Tipps für häufige Schwangerschaftsbeschwerden

Wir stellen dir auf den folgenden Seiten einige Maßnahmen aus der Natur für die häufigsten Schwangerschaftsbeschwerden vor. Ganz wichtig: Wenn diese Tipps für dich nicht funktionieren und deine Beschwerden dich sehr belasten, sprich unbedingt mit deiner Ärztin oder deinem Arzt darüber! So gibt es beispielsweise auch Medikamente gegen extreme

MAMI DIARY

In meinen beiden Schwangerschaften war mir in den ersten drei Monaten ständig übel. Einmal musste ich mich mitten in der Sprechstunde übergeben – ich habe es gerade noch geschafft, mich zusammenzureißen, bis der Patient zur Tür raus war, und mich dann in den Mülleimer erleichtert. Geholfen haben mir regelmäßige, kleine Mahlzeiten, ein morgendlicher Snack trotz wenig Appetit, ein Akupressur-Band am Handgelenk sowie Ingwertee. Nach etwa zwölf bis 14 Wochen wurde es dann glücklicherweise besser. Während der gesamten Schwangerschaft haben mir zudem eine nährstoffdichte Ernährung, mein ausgeklügelter Supplement-Plan, Osteopathie und Akupunktur sehr geholfen, meine schweren Beine und das Druckgefühl des Babys nach unten gegen Ende der Schwangerschaft in den Griff zu bekommen.

Deine Constanze

Schwangerschaftsübelkeit – das kann notwendig sein, um die Versorgung deines ungeborenen Babys zu gewährleisten. Ganz wichtig: Höre immer auf deinen Körper!

ÜBELKEIT UND ERBRECHEN

Die viel zitierte »Morgenübelkeit« ist bei einigen Frauen im ersten Trimester oft eher eine »Ganztagesübelkeit«. Die Ursachen sind immer noch nicht final geklärt. Fakt ist: Es gibt leider kein Wundermittel, aber individuelle Strategien, die helfen können. Die Einnahme von Vitamin B_6 und Ingwer sowie ein Akupressur-Band am Handgelenk und Akupunktur können Linderung bringen.[90] Auch Aromaöle – vor allem mit der Kombination aus Zitrone und Pfefferminze – haben sich als wirksam erwiesen.[91] Einfach in einem Raumvernebler nutzen oder als Akutmaßnahme auf einen Wattebausch träufeln und direkt einatmen. Zudem sind sowohl ein leerer als auch ein übervoller Magen ungünstig. Also lieber mehrere kleine Mahlzeiten über den Tag verteilen und immer einen Snack in der Tasche haben. Kleiner Tipp: Gegen Morgenübelkeit ein paar geröstete und gesalzene Cashewkerne im Liegen essen. Am besten führst du ein Ernährungstagebuch, um deine Übelkeits-Trigger zu entdecken. Und wenn nichts hilft: Versuche es mit Eiweißshakes (Kauftipp für Proteinpulver: siehe Seite 135) oder einer selbst gemachten Elektrolytlösung (siehe Rezept Seite 160). Die gute Nachricht: Bei etwa 60 Prozent der Frauen geht die Übelkeit nach den ersten zwölf Wochen zurück.

SODBRENNEN

Das unangenehme Brennen hinter dem Brustbein kennen viele werdende Mütter. Am besten du schläfst etwas erhöht und auf der linken Seite, das verhindert Reflux und unterstützt die Magenentleerung. Mandeln und Haferflocken sind auch bewährte Hausmittel. Zuckerhaltige, scharf gewürzte und zu heiße Speisen sowie Zitrusfrüchte, Schokolade, Kaffee

MEIN UNPERFEKT-SATZ

ICH KANN nicht ALLES SCHAFFEN

Auch wenn die To-do-Liste noch lang ist,
darf ich mir jederzeit Auszeiten nehmen.

und Kohlensäure solltest du meiden. Generell gilt auch hier: Iss kleine Mahlzeiten über den Tag verteilt, kaue gut und vermeide Hektik beim Essen und auch sonst, denn Stress kann die Produktion von Magensäure zusätzlich erhöhen. Milder Kamillentee wirkt entzündungshemmend und beruhigt die Schleimhaut. Aloe-vera-Saft (hochwertige Produkte, frei von Anthrachinon, max. 30 Milliliter/Tag) kann die Schleimhaut zudem schützen. Und auch Heilerde (insbesondere als Pulver eingenommen) und Basentabs helfen oft sehr gut!

VERSTOPFUNG

Das Hormon Progesteron sorgt dafür, dass sich die Muskulatur entspannt – allerdings entspannt sich die Darmmuskulatur gleich mit. Eine ballaststoffreiche Ernährung ist deshalb besonders wichtig: Setze auf Gemüse, Obst, Haferflocken, frisch geschrotete Leinsamen und Flohsamen. Wichtig dazu: eine ausreichende Trinkmenge, also mindestens eineinhalb bis zwei Liter Wasser oder ungesüßten Tee pro Tag, sonst wirken Ballaststoffe stopfend. Probiotische Lebensmittel wie beispielsweise Joghurt, Sauerkraut(-saft) oder Kefir können ein gesundes Darmmikrobiom unterstützen und somit einer Verstopfung entgegenwirken. Auch milde Bitterstoffe können die Verdauung anregen, sie stecken beispielsweise in Rucola oder Chicorée. Zusätzlich kannst du es mit einer sanften Bauchmassage nach dem Frühstück versuchen, einfach im Uhrzeigersinn kreisen – und tägliche Bewegung in den Alltag einbauen. Achtung: Nimm nie Abführmittel ohne ärztliche Absprache, sie können Wehen auslösen!

SCHWERE, GESCHWOLLENE BEINE

Hast du am Ende des Tages auch das Bedürfnis, deine Beine hochzulegen? Das liegt daran, dass dein Blutvolumen während der Schwangerschaft zunimmt, die Gefäße werden weicher und die Gebärmutter drückt auf die Venen, wodurch das Blut schwerer zum Herzen zurückfließen kann – so entstehen Wassereinlagerungen. Wichtig sind nun kaliumreiche Lebensmittel wie Avocado, Kartoffeln oder Spinat sowie wasserreiches Obst und Gemüse wie Gurken oder Wassermelone. Meide zu viel Salz – oft versteckt in Brot, Wurst und Fertigprodukten. Leichte Kräutertees wie Brennnessel oder Birkenblätter (nach Rücksprache mit deiner Ärztin oder deinem Arzt!) können angenehm sein. Sport, Spaziergänge und Übungen wie die »Wadenpumpe«, also das Abwechseln zwischen Fersen- und Zehenstand, fördern den Blutfluss. Versuche langes Sitzen oder Stehen zu vermeiden, lege die Beine hoch und trage bequeme Kleidung. Kalte Güsse oder Wassertreten regen die Durchblutung an. Rosskastanien- oder rotes Weinlaub-Gel aus der Apotheke kühlt, wirkt venenstärkend und kann Schwellungen lindern. Homöopathisch können Hamamelis D6 und Aesculus D6 als Globuli zum Einsatz kommen oder spezielle Lymphmittel als Tropfen oder Tabletten. Bei stärkeren Schwellungen helfen gut angepasste Kompressionsstrümpfe. Achtung: Wenn ein Bein stark anschwillt oder wehtut oder wenn Schwellungen mit Kopfschmerzen, Bluthochdruck oder Sehstörungen auftreten, bitte **sofort** ärztlich abklären lassen!

RÜCKEN- UND GELENKSCHMERZEN

Hormone wie Progesteron und Relaxin lockern in der Schwangerschaft deine Bänder und der wachsende Bauch verändert deine Haltung. Kein Wunder, dass Becken, Rücken und Gelenke schneller schmerzen. Was hilft? Yoga, Schwimmen oder Spaziergänge entspannen den Körper; auch Wärme, Dehnübungen, Taping oder osteopathische Behandlungen können guttun. Cremes mit Beinwell und Arnika und eine anti-entzündliche Ernährung – also eine pflanzenbetonte, ballaststoffreiche Ernährung mit hochwertigen Fetten und Proteinquellen, bei gleichzeitiger Reduktion stark verarbeiteter, zuckerreicher Lebensmittel – unterstützen zusätzlich. Schmerzmittel nur nach Rücksprache einnehmen!

SCHLAFSTÖRUNGEN

Wie gemein: Das Baby ist noch nicht mal auf der Welt und raubt dir trotzdem schon den Schlaf! Das ist nicht ungewöhnlich: Hormonchaos, Rückenschmerzen, fiese Tritte in die Rippen, Harndrang und das Gefühl, dass jede Position unbequem ist, sind das eine; das Gedankenchaos das andere. Neben einer ruhigen Abendroutine gibt es auch einige naturheilkundliche Tipps, die helfen können. Lavendel wirkt beruhigend – ob als Duftkissen, ein paar Tropfen auf dem Kopfkissen oder im Diffusor. Magnesium gilt als »Salz der Ruhe« und kann über magnesiumreiche Lebensmittel wie Nüsse, Hafer und grünes Gemüse oder – nach Rücksprache – als Nahrungsergänzungsmittel beruhigend wirken. Bestimmte Lebensmittel wie Bananen, Haferflocken, Joghurt, Quark, Käse, Eier oder Cashewkerne unterstützen deinen Körper bei der Bildung von Schlafhormonen – probiere es mal mit einem kleinen Abend-Snack aus Quark mit Banane und Hafer, damit kann das Einschlafen leichterfallen. Süßigkeiten, Weißmehl oder stark zuckerhaltige Getränke am Abend solltest du vermeiden, da der Blutzucker danach stark schwankt und das Ein- und Durchschlafen erschweren kann.

STIMMUNGSSCHWANKUNGEN

Heute Glückseligkeit, morgen Tränen? Stimmungsschwankungen sind in der Schwangerschaft völlig normal. Ein neuer Lebensabschnitt beginnt, die Geburt steht bevor – das kann sich überwältigend anfühlen. Wenn dann noch Schlafstörungen und hormonelle Umstellungen dazukommen, hat das natürlich Auswirkungen auf die Laune. Versuche immer wieder, deinen Kopf freizukriegen: mit Spaziergängen, frischer Luft, lieben Menschen und viel Bewegung. (Schwangerschafts-)Yoga und andere Sportarten helfen nachweislich, Stress abzubauen und die Stimmungslage zu stabilisieren.[92] Auch Düfte können unterstützen: Lavendel beruhigt, Zitrusdüfte wie Mandarine oder Orange hellen auf, und Rosen- oder

Neroliöl können emotional stabilisierend wirken. Eine Ernährung mit regelmäßigen, ausgewogenen Mahlzeiten schützt vor Blutzuckerschwankungen, die schnell zu Gereiztheit führen können. Gute Fette, Eiweiß und komplexe Kohlenhydrate geben deinem Körper eine stabile Basis. Omega-3-Fettsäuren sowie B-Vitamine, Magnesium und Eisen spielen ebenfalls eine Rolle für eine ausgeglichene Stimmung und dürfen – nach Absprache – auch ergänzt werden.

Wichtig: Wenn psychische Probleme über Wochen anhalten, sehr stark ausgeprägt sind oder von Hoffnungslosigkeit, starken Ängsten oder Selbstmordgedanken begleitet werden, such dir bitte professionelle Hilfe – es könnte eine peripartale Depression vorliegen. Hebamme, Gynäkologin oder Gynäkologe sowie psychologische Beratungsstellen sind für dich da!

SCHWANGERSCHAFTSSTREIFEN/DEHNUNGSSTREIFEN

Ob sich auf deinem Bauch die unbeliebten Streifen zeigen oder nicht, hängt von verschiedenen Faktoren ab, unter anderem der genetischen Veranlagung – daran kannst du nicht viel ändern. Doch auch andere Faktoren spielen eine Rolle. So erhöht eine schnelle und starke Gewichtszunahme das Risiko und der Nährstoffhaushalt ist ebenfalls entscheidend. Daher solltest du besonders auf eine ausreichende Eiweißzufuhr achten. Eine Babybauchpflege mit feuchtigkeitsspendenden und pflegenden Cremes oder Ölen kann ebenfalls vorbeugend sinnvoll sein – und tut auch der Seele gut. Ganz wichtig: Schwangerschaftsstreifen sind nichts, wofür man sich schämen muss. Sie sind ein natürlicher Teil dieser besonderen Lebensphase und du bist auch mit Dehnungsstreifen wunderschön!

Das Wunder der Geburt

Kreisen deine Gedanken immer wieder rund um das Thema Geburt? Vielleicht hast du schon einen Geburtsvorbereitungskurs gemacht oder Geburtsberichte von anderen gelesen. Vielleicht hast du auch einen klaren Plan, wie du dir deine Geburt wünschst oder du lässt alles auf dich zukommen. Eines können wir dir versprechen: Es wird ein Erlebnis sein, das du nie vergessen wirst.

Versuche, dich nicht verrückt zu machen. Dein Baby wird auf die Welt kommen – auf welchem Wege und mit welchen Hilfsmitteln auch immer. Manche Frauen planen eine Wassergeburt, merken aber unter Wehen, wie unwohl sie sich in der Wanne fühlen. Andere Frauen wünschen sich eine vaginale Geburt, aber gebären mit einem Not-Kaiserschnitt. Oft kommt es anders, als man denkt. Das alles ist kein Versagen, sondern der Lauf der Dinge. Wenn du am Ende dein Baby in den Armen hältst, hast du Unglaubliches geleistet. Dieses Kind ist in dir gewachsen! Was für ein Wunder. Auch wenn du nicht jedes Detail deiner Geburt planen kannst – du kannst dich trotzdem vorbereiten: körperlich und mental. Und solltest du schon eine Geburt erlebt haben, die nicht so ablief, wie du es dir gewünscht hast, sprich mit deiner Hebamme. Sie kann mit dir gemeinsam das Erlebte aufarbeiten und dir die Angst vor der zweiten Geburt nehmen. Tipp: Lies nicht zu viele Geburtsberichte von anderen, sondern fokussiere dich auf dich und dein Baby. Ihr werdet euren Weg finden!

Fokus auf deinen Körper

Eine Geburt ist kräftezehrend – umso wichtiger, dass du gestärkt in diese Herausforderung gehst. Als Erstes schauen wir uns daher an, wie du dich körperlich gut auf die Geburt vorbereiten kannst.

ERNÄHRUNG

Die Prinzipien einer gesunden, ausgewogenen und nährstoffdichten Ernährung haben wir dir bereits ausführlich erklärt (siehe Seite 19). Mit diesem Wissen kannst du deinen Körper bestmöglich stärken – so wird er auch eine anstrengende Geburt mit eventuell hohem Blutverlust schneller und besser verkraften. Immer wieder kursieren Empfehlungen, dass die Louwen-Diät oder Datteln die Geburt erleichtern können. Über Datteln haben wir schon auf Seite 60 geschrieben. Schauen wir uns also die Louwen-Diät genauer an: Diese basiert vor allem auf der Reduktion von einfachen und schnellen Kohlenhydraten wie Zucker und Weißmehlprodukten, also beispielsweise Süßigkeiten, Pasta und Weißbrot, sowie allgemein stark verarbeiteten Lebensmitteln. Schwangere sollen demnach mindestens sechs bis acht Wochen vor der Geburt Kohlenhydrate meiden, die den Blutzuckerspiegel rasch ansteigen lassen und stattdessen auf komplexe Kohlenhydrate, Ballaststoffe, hochwertiges Eiweiß und gesunde Fette setzen, die den Blutzuckerspiegel stabil halten und eine gleichmäßige Energieversorgung sichern. Hintergrund ist, dass die Aufnahme von Kohlenhydraten bekanntlich zu einer Insulinausschüttung führen. Insulin wiederum reduziert die Prostaglandin-Wirkung. Das ist ein Hormon, das in den letzten Wochen vor der Geburt vom Körper vermehrt produziert wird. Es soll das Gewebe auf die bevorstehende Geburt vorbereiten, es weicher machen und später auch für die Wehen verantwortlich sein. Insulin besetzt laut dieser Theorie die gleichen Rezeptoren wie Prostaglandine. Im Umkehrschluss soll eine kohlenhydratreduzierte Diät für eine stärkere Wirkungsmöglichkeit natürlicher Prostaglandine sorgen,

MEIN

BABY

wird vielleicht
ganz anders
geboren, als ich
es geplant habe,

aber es

WIRD

unsere Geburt sein.
Und das macht sie

PERFEKT

die den Geburtsverlauf und die Schmerzintensität positiv beeinflussen können. Studien konnten die Wirksamkeit dieser Diät bisher nicht belegen – allerdings sind Studien in der Hinsicht auch schwierig bis unmöglich, da Geburten und Schmerzwahrnehmung sehr individuell sind. Uns erscheint die Insulin-Prostaglandin-These aber durchaus logisch – zudem ähnelt die Louwen-Diät unseren generellen Ernährungsempfehlungen. Daher raten wir zu keiner »Diät«, sondern einer langfristigen Ernährungsumstellung, die am besten schon vor der Empfängnis, während der gesamten Schwangerschaft, in der Stillzeit und bestenfalls auch danach beherzigt werden sollte. Vielleicht können die letzten Wochen vor der bevorstehenden Geburt eine zusätzliche Motivation sein, besonders auf deine Ernährung zu achten.

ATMUNG

Es gibt für verschiedene Geburtsphasen verschiedene Atemtechniken, die dich unterstützen können – es würde hier allerdings zu weit führen, diese alle zu erklären. Zumal die Techniken sehr viel anschaulicher und leichter zu verstehen sind, wenn sie jemand vormacht. Solltest du keinen Geburtsvorbereitungskurs machen, frag deine Hebamme nach diesen Atemtechniken und schau dir auf YouTube entsprechende Videos an, um zu üben. Am besten ist dein Partner dabei – denn wenn es richtig losgeht, kann er dich anleiten. Übrigens: Viele Frauen machen intuitiv Geräusche unter der Geburt. Halte dich bloß nicht zurück, sondern lass dich von deinem Körper leiten.

Mein Tipp: Versuche es mit »Ja«-Tönen in der Eröffnungsphase, das geht laut meiner Erfahrung leichter als nur auf »A« oder »O« zu tönen. Und »Ja« hat eine positive, annehmende Bedeutung! – Constanze

BEWEGUNG

Vor der Geburt solltest du dich beim Sport nicht mehr völlig verausgaben – spare deine Kräfte für den Geburtsvorgang. Sanftes Training wie Spazierengehen, Schwimmen oder Yoga unterstützen Kreislauf und Beckenboden. Es gibt auch einige Übungen, die besonders die Muskulatur kräftigen, dehnen und mobilisieren, die du bei der Geburt brauchst.

SMART SCIENCE

Beckenbodentraining vor der Geburt: hilfreich oder kontraproduktiv?

Viele Frauen denken, dass Beckenbodentraining vor der Geburt kontraproduktiv ist. Den Gedanken können wir verstehen, denn der Beckenboden muss sich in der Austreibungsphase auf sein absolutes Maximum ausdehnen – man könnte denken, dass ein starker, kräftiger Beckenboden da eher »im Weg« steht. Doch das Gegenteil ist der Fall! Frauen, die ihren Beckenboden gezielt ansteuern können, fällt es leichter, diesen ganz bewusst in der Austreibungsphase loszulassen, und ein trainierter Beckenboden ist elastischer und dehnbarer unter der Geburt. Du schützt dich also einerseits vor Geburtsverletzungen und andererseits vor einer späteren Beckenbodenschwäche. Denn ein trainierter Beckenboden bildet sich schneller zurück als ein untrainierter – so vermeidest du Inkontinenz, Rückenschmerzen oder eine Beckenbodensenkung. Ja, Beckenbodenübungen sind nicht besonders spannend, aber wirklich unglaublich wichtig. Nimm dir die Zeit, dein Körper wird es dir danken!

Top 5

Diese fünf Übungen sind eine wertvolle Unterstützung für deine Geburt

1 *Kniebeugen: Sie stärken Oberschenkelmuskulatur, Hüfte und Beckenboden. Wichtig: hüftbreiter Stand, Zehen leicht nach außen, Knie in Richtung Zehen, stabile Fußposition, aufrechter Oberkörper.*

2 *Beckenbodentraining: Anspannen und Entspannen des Beckenbodens stärken den Bereich, der vor, während und nach der Geburt eine große Rolle spielt.*

3 *Ausfallschritte: Sie sind gut für die Stärkung der Oberschenkelmuskulatur und fördern die Stabilität der Hüfte. Sie verbessern auch dein Gleichgewicht – das kann während der Geburt helfen.*

4 *Hüftöffner: Übungen wie der »Schmetterling« (im Sitzen die Fußsohlen zusammenbringen und die Knie sanft nach unten ziehen) helfen, die Flexibilität in der Hüfte zu steigern, was die Geburt erleichtern kann.*

5 *Becken kippen: Diese Übung stärkt die untere Rückenmuskulatur und entlastet den unteren Rücken. Sie hilft während der Geburt, den Druck auf den Rücken zu verringern und die Beckenbeweglichkeit zu fördern.*

Fokus auf deinen Geist

Der Körper kann noch so gut trainiert, ernährt, mobilisiert und gedehnt sein – wenn Panik und Angst dein Denken bestimmen, wirst du komplett ausgebremst. Deshalb ist es sinnvoll, dich so einzustimmen, dass du auch innerlich gestärkt und positiv in die Geburt starten kannst.

WISSEN IST MACHT

Wie läuft so eine Geburt eigentlich ab? Wie geht es los, was passiert wann in deinem Körper und wie fühlt sich das an? Geburtsvorbereitungskurse erklären genau, in welcher Phase der Geburt was geschieht – und das ist goldwert. Zu wissen, dass gewisse Empfindungen normal sind, erspart dir Panikgefühle. Zudem sollte dir bewusst sein, was passieren kann. Es ist weniger beängstigend, wenn du weißt, was Saugglocken und Geburtszangen sind, wieso Hebammen gewisse Griffe anwenden oder bestimmte Anweisungen geben, wann eine PDA sinnvoll ist, und so weiter. So weißt du, dass das, was dir vielleicht im Kreißsaal passieren wird, nicht ungewöhnlich ist und reduziert Ängste und Sorgen.

GANZ ENTSPANNT

Jede Geburt ist anders und eine riesige Herausforderung. Selbst wenn du schon mehrere Kinder geboren hast, wirst du wieder nervös sein, wenn sich die ersten Wehen ankündigen. Um dich nicht von Aufregung, Angst, Schmerzen oder anderen Emotionen überwältigen zu lassen, können Entspannungstechniken unglaublich helfen, dich mental runterzubringen. Mediationen, Hypnobirthing und Visualisierungen können das Geburtserlebnis völlig verändern. Überlege dir schon vorab Sätze, die du dir immer wieder selbst sagen kannst, um ganz bei dir und in deiner Ruhe zu bleiben, auch wenn um dich herum viel los ist.

MAMI DIARY

Ich weiß, dass man nicht alles planen kann, doch für meine zweite Geburt war ich wirklich rundum vorbereitet: Ich hatte einen Geburtsplan – kurz und bündig formuliert – den ich im Kreißsaal meiner Hebamme überreicht habe. Im Vorfeld hatte ich einen Hypnobirthing-Kurs gemacht, die angeleiteten Hypnosen geübt und mich mit einem Orangen-Aromaöl konditioniert. Während der Geburt hat es sehr gut geklappt, mich insbesondere in der Eröffnungsphase zu entspannen. Ein Wärmepflaster im unteren Rücken und ein TENS-Gerät (TENS = transkutane elektrische Nervenstimulation) haben mir zusätzlich geholfen, die Wehen gut zu überstehen. Im Kreißsaal und auch nach der Geburt habe ich mit Eiweißshakes Kraft getankt. Während der Geburt hat mir mein Mann Affirmationskarten vorgelesen, die ich im Vorfeld rausgesucht hatte, beispielsweise: »Ich verlasse mich auf meinen Körper, er weiß, was zu tun ist« oder »Ich öffne mich für das Wunder der Geburt«. Auch mentale Bilder haben mir geholfen, die Schmerzen besser auszuhalten und die Geburt positiver zu erleben. So habe ich mir die Wehen wie Wellen vorgestellt, die mich meinem Baby immer näher gebracht haben. Für mich hat diese Vorbereitung sehr gut funktioniert – es war eine wunderbare Geburt. Wichtig war aber vor allem, mich auf den Prozess einzulassen und auf mich zu hören. Du solltest unter der Geburt ganz deinem Körper und deiner Intuition vertrauen!

Deine Constanze

Geburtsvorbereitung

Neben all der körperlichen und mentalen Vorbereitung stehen auch einige ganz praktische Dinge an: Erstausstattung kaufen, Kliniktasche packen, Geburtsplan schreiben, Unterstützung organisieren und vorkochen. Wir verraten dir, was wirklich wichtig ist, woran du auf jeden Fall denken solltest und was du erst einmal hintanstellen darfst.

Und jetzt du …

Hast du schon einen Geburtsplan erstellt? Mit diesem hilfst du deinen Geburtsbegleitern, dich bei der Geburt so zu unterstützen, wie du es dir wünschst. Auch für deine innere Ruhe ist es hilfreich, wenn du dir schon vor der Geburt überlegst, welche Situationen auftreten könnten, wie damit umgegangen werden soll und dass alle um dich herum Bescheid wissen. Achtung: Nicht in jedem Krankenhaus ist alles möglich. Daher ist es hilfreich, wenn du deinen Plan schon beim Vorgespräch mitbringst. Alles geklärt? Super! Denk dran: Jede Geburt verläuft unterschiedlich und manchmal ist es nicht möglich, alle Wünsche umzusetzen. Bleib flexibel – und genieß die Aufregung, schon bald dein Baby kennenzulernen!

Vorlage für deinen Geburtsplan

VORBEREITUNG FÜR DEIN BABY

Vielleicht hast du kurz nach dem positiven Test die ersten Söckchen gekauft – und dich dann aber zurückgehalten, weil ja noch so viel Zeit ist. Doch gerade wenn sich dein Baby vielleicht etwas früher als geplant auf den Weg macht, solltest du nicht erst mit Beginn des Mutterschutzes damit starten, die Erstausstattung zu kaufen. Wenn du im Internet oder in entsprechenden Läden schaust, hast du das Gefühl, Tausende Euro ausgeben zu müssen – dabei braucht ein Baby gerade am Anfang wirklich nicht viel. Das Wichtigste bist du!

VORBEREITUNG FÜR DICH

Nicht nur die Versorgung deines Babys ist wichtig, auch du solltest gut vorbereitet sein. Dabei geht es zum einen um die Kliniktasche, die neben der Kleidung für das Baby auch nährende Snacks und Wohlfühlkleidung für dich beinhalten sollte. Zum anderen solltest du dich aber auch auf die ersten Wochen mit Baby gut vorbereiten. Das Wochenbett ist eine emotionale Zeit – viele Mütter sind überwältigt von der Intensität der Liebe, der Schmerzen, der Emotionen, der Überforderung, der Schlaflosigkeit, des Glücks. Die Gefühle fahren durch die Hormonumstellungen nach der Geburt Achterbahn, oft kommt es zu Schwierigkeiten beim Stillen, die Nächte sind kurz, die Nerven liegen blank, und doch ist da diese allumfassende, unendlich große Liebe für dein Kind. Umso wichtiger ist es, jetzt gut für dich zu sorgen und die Erholung durch gute Nährstoffe zu fördern. Unser Tipp: Koche nährstoffdichte Mahlzeiten vor und friere sie portionsweise ein; bitte zudem Freunde und Familie, gesundes und nährstoffreiches Essen vorbeizubringen, statt Schokolade und andere Süßigkeiten. Organisiere für die ersten Tage, bestenfalls für die ersten Wochen, genug Unterstützung. Gerade wenn der Papa schnell wieder arbeiten muss, ist es Gold

Bye, bye Babybauch – hallo kleines Wunder!

Checkliste

Erstausstattung für dein Baby

- je 3–6 Wickelbodys, Strampler, Strumpf-/Strampelhosen, 1 Paar Socken und Pullis/Shirts; 2 dünne Baumwollmützchen; Outdoorkleidung (ggf. Overall, warme Mütze, Fußsack)
- 10–20 Mulltücher; Feucht- oder Baumwolltücher
- Nagelschere; Badethermometer; Waschlappen; Kapuzenhandtuch
- Mini-Babyapotheke mit Fieberthermometer, Zinksalbe, Kümmelzäpfchen, Heilwolle, Mandelöl
- Beistellbett; 2–3 wasserdichte Matratzenauflagen (auch fürs Elternbett); 2 Schlafsäcke; Babyfon
- Windeln und Windeleimer; Wickeltisch/-auflage sowie Wickeltasche für unterwegs
- ggf. Wärmestrahler (im Hochsommer nicht nötig)
- Stillkissen
- bei Flaschenkindern entsprechende Ausstattung
- Kinderwagen (rechtzeitig bestellen!); Trage/Tragetuch und Babyschale fürs Auto; Wippe oder Hochstuhl mit Babyaufsatz (optional)

wert, wenn ein bis zwei Stunden am Tag jemand da ist, damit du in Ruhe duschen und kurz allein vor die Tür gehen kannst. Wenn du bereits Kinder hast, sollte bestenfalls dein Partner diese versorgen, mindestens in den ersten zwei, besser in den ersten vier bis acht Wochen. Unterschätze nicht, wie wichtig diese erste Zeit mit deinem Baby ist – auch für deine Rückbildung. Lass den Haushalt Haushalt sein, lass dich verwöhnen und genieß diese magischen ersten Tage. Wenn ihr euch Ruhe gebt und du gut für dich sorgst, wird alles andere leichter werden.

Nun ist die Schwangerschaft fast vorbei – wir wünschen dir für die bevorstehende Geburt alles Gute, viel Kraft und positive Gedanken. Bald ist es so weit – dein kleines Wunder ist da!

Auf den folgenden Seiten findest du eine praktische Übersicht, was in deiner Kliniktasche und in deinem Wochenbett nicht fehlen sollte, damit du die Zeit der Geburt und die ersten Tage mit deinem Baby im Wochenbett ohne Sorgen bewusst genießen kannst.

DEINE KLINIKTASCHE

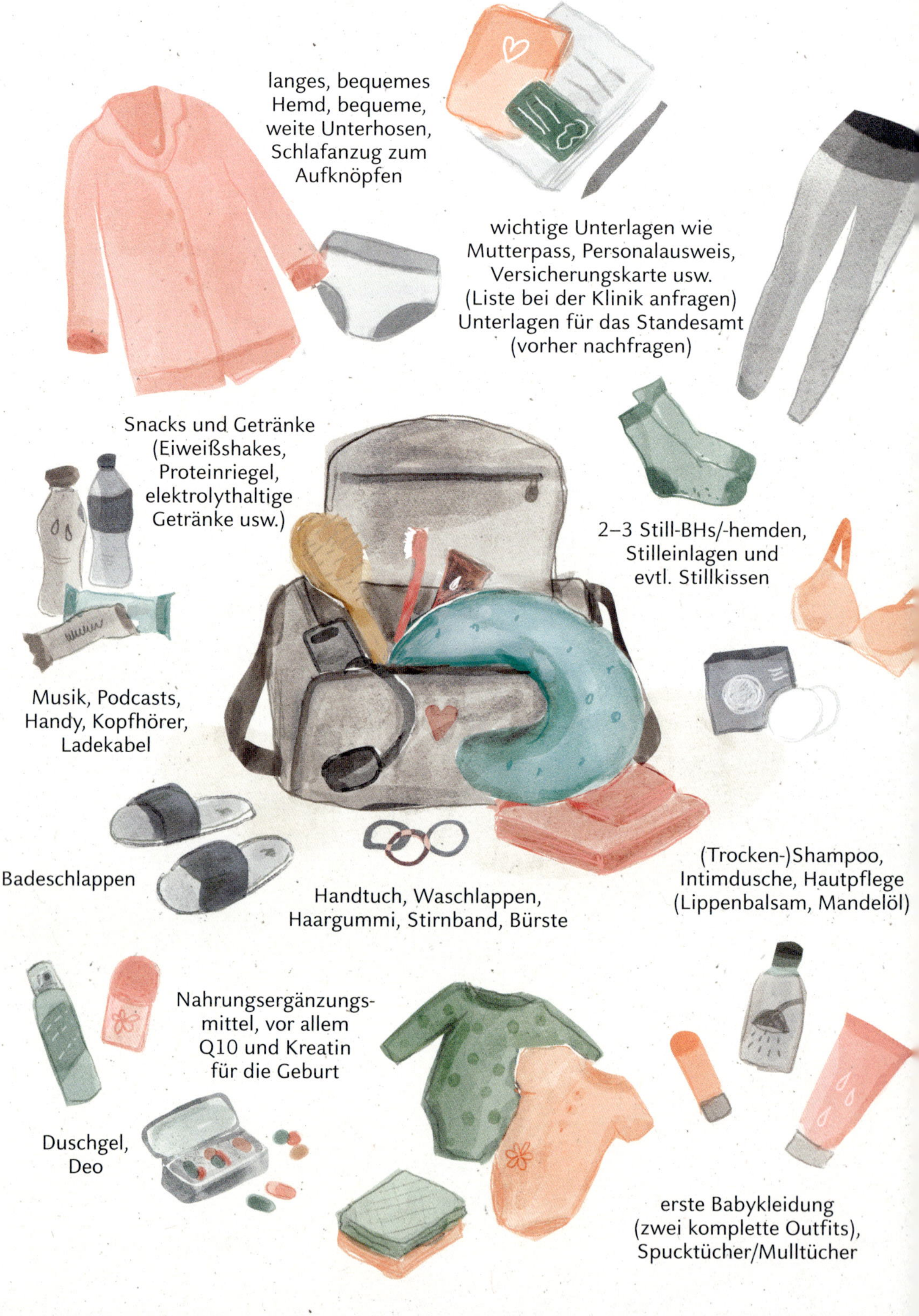
langes, bequemes Hemd, bequeme, weite Unterhosen, Schlafanzug zum Aufknöpfen
wichtige Unterlagen wie Mutterpass, Personalausweis, Versicherungskarte usw. (Liste bei der Klinik anfragen) Unterlagen für das Standesamt (vorher nachfragen)
Snacks und Getränke (Eiweißshakes, Proteinriegel, elektrolythaltige Getränke usw.)
2–3 Still-BHs/-hemden, Stilleinlagen und evtl. Stillkissen
Musik, Podcasts, Handy, Kopfhörer, Ladekabel
Badeschlappen
Handtuch, Waschlappen, Haargummi, Stirnband, Bürste
(Trocken-)Shampoo, Intimdusche, Hautpflege (Lippenbalsam, Mandelöl)
Nahrungsergänzungs-mittel, vor allem Q10 und Kreatin für die Geburt
Duschgel, Deo
erste Babykleidung (zwei komplette Outfits), Spucktücher/Mulltücher

DEIN WOCHENBETT

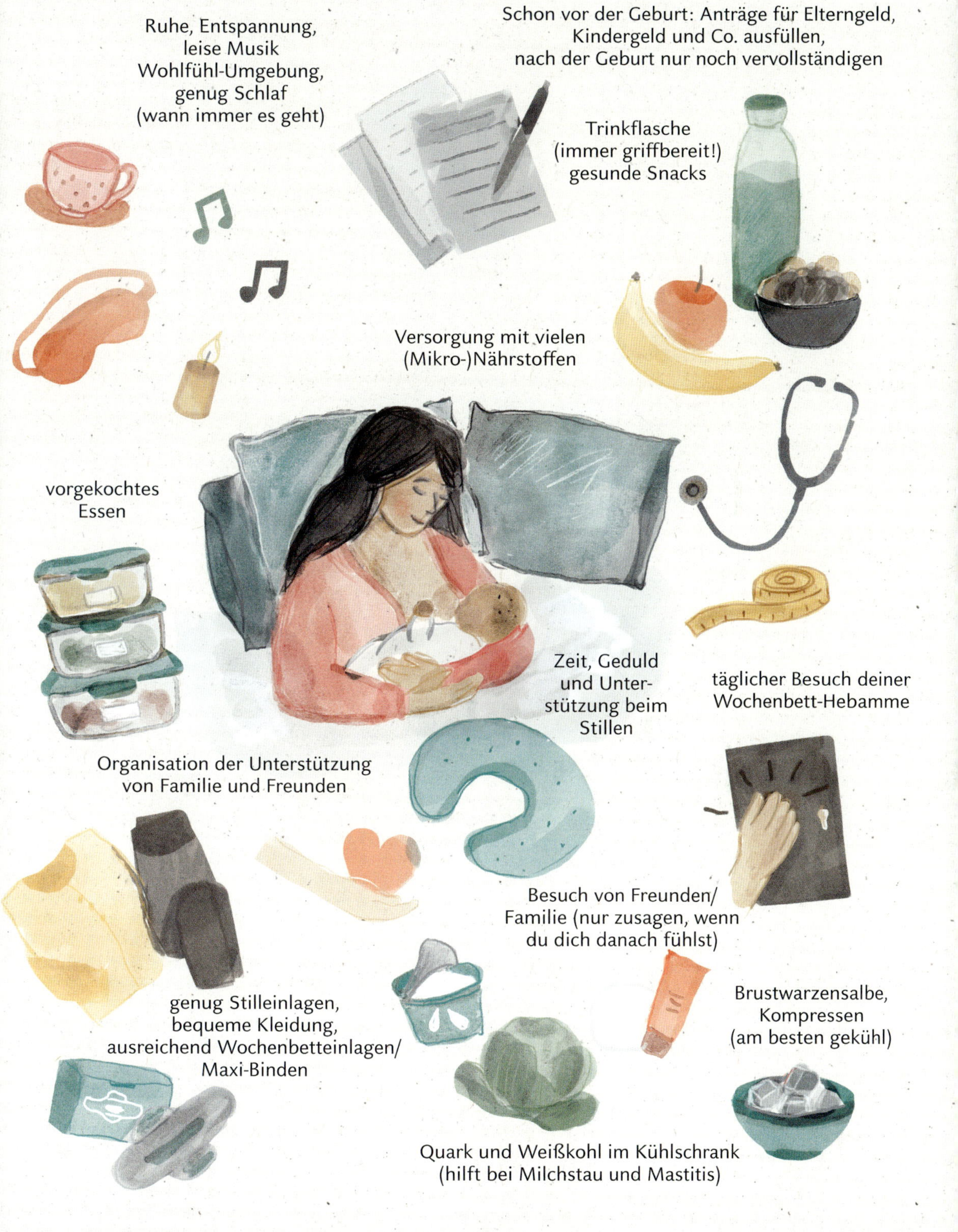
Ruhe, Entspannung, leise Musik Wohlfühl-Umgebung, genug Schlaf (wann immer es geht)
Schon vor der Geburt: Anträge für Elterngeld, Kindergeld und Co. ausfüllen, nach der Geburt nur noch vervollständigen
Trinkflasche (immer griffbereit!) gesunde Snacks
Versorgung mit vielen (Mikro-)Nährstoffen
vorgekochtes Essen
Zeit, Geduld und Unterstützung beim Stillen
täglicher Besuch deiner Wochenbett-Hebamme
Organisation der Unterstützung von Familie und Freunden
Besuch von Freunden/ Familie (nur zusagen, wenn du dich danach fühlst)
genug Stilleinlagen, bequeme Kleidung, ausreichend Wochenbetteinlagen/ Maxi-Binden
Brustwarzensalbe, Kompressen (am besten gekühl)
Quark und Weißkohl im Kühlschrank (hilft bei Milchstau und Mastitis)

TEIL 2

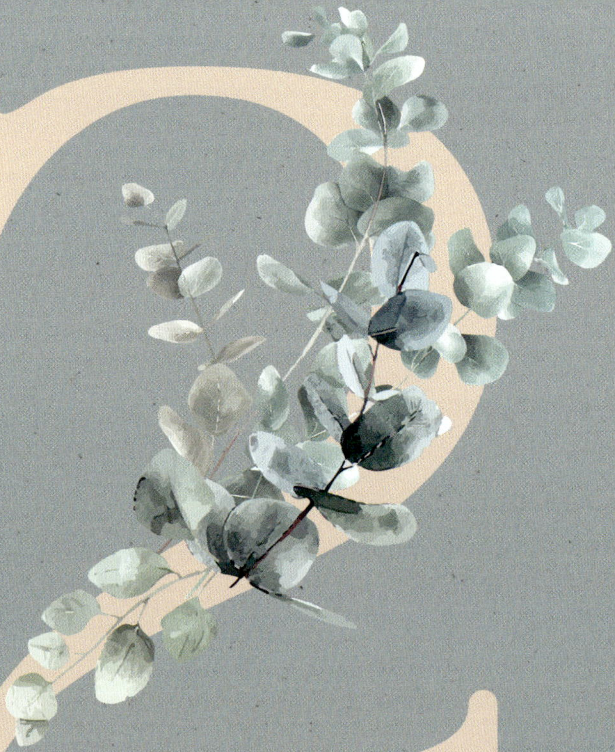

Stillzeit

Dein Baby ist da – die
größte Liebe deines Lebens.
Unglaublich, du hast einen
Menschen zur Welt gebracht!
Gib dir Zeit, in diesem neuen
Lebensabschnitt anzukommen.
Lernt euch in Ruhe kennen.
Wir helfen dir dabei, Energie
zu tanken und zu genießen.

LAURA & CONSTANZE

An Mamas Brust ist alles gut

Stillen ist ein kleines Wunder für sich. Durch die Muttermilch bekommt dein Baby alle wichtigen Nährstoffe, genug Flüssigkeit und ausreichend Energie, um gesund zu wachsen – unglaublich![93] Zudem stärkt das Stillen durch den Körperkontakt eure Bindung. Dennoch sind die ersten Wochen der Stillzeit oft holprig, schlafraubend, schmerzhaft und kräftezehrend. Das kann dich körperlich und seelisch an deine Grenzen bringen. Umso wichtiger ist es, jetzt gut auf dich zu achten.

Eines vorab: Sollte es aus irgendwelchen Gründen mit dem Stillen nicht direkt funktionieren, gibt es viele unterstützende Maßnahmen wie Stillberatungen, milchfördernde Lebensmittel und generell eine nährstoffreiche Ernährung. Wenn es trotzdem nicht klappt, ist das kein Grund, an dir zu zweifeln. Viele Babys entwickeln sich auch mit Pre-Nahrung blendend und du bist mit der Flasche keine schlechtere Mutter. Dein Wohlbefinden ist das Wichtigste! Dennoch möchten die meisten Mütter stillen – und Muttermilch ist und bleibt die beste Nahrung für dein Kind. Die Milch, die in den ersten Tagen nach der Geburt produziert wird, heißt Kolostrum und wird auch als »flüssiges Gold« bezeichnet, weil sie besonders nährstoffreich ist. Im Verlauf verändert sich die Muttermilch und passt sich stets an die individuellen Bedürfnisse deines Babys an – ziemlich clever.

Vorteile des Stillens

Neben den bereits erwähnten Nährstoffen liefert Muttermilch Antikörper, Immunzellen und andere Stoffe, die das Immunsystem deines Babys stärken und das Mikrobiom im Darm positiv beeinflussen. Stillen kann das Risiko für Krankheiten senken – von Infektionen über Allergien und Asthma bis hin zu Adipositas, Diabetes Typ 2 und sogar dem plötzlichen Kindstod (SIDS). Praktisch ist Stillen ebenfalls: Du musst nichts abwiegen, aufwärmen oder vorbereiten – Brust raus, Baby andocken, fertig. Die Milch hat immer die richtige Temperatur. Und du sparst Geld, weil du keine Säuglingsnahrung und entsprechendes Zubehör kaufen musst. Stillen unterstützt auch die Rückbildung der Gebärmutter und hilft dabei, wieder leichter das eigene Wohlfühlgewicht zu finden. Zudem senkt es die Wahrscheinlichkeit, an Brustkrebs zu erkranken – zwölf Monate Stillen reduzieren das Risiko um etwa vier Prozent.[94] Und dann ist da natürlich noch die innige Nähe zu deinem Baby. Haut an Haut, Blickkontakt, kleine Händchen, die dich festhalten – all das stärkt die Beziehung und schafft Momente, die euch für immer verbinden werden. Übrigens: Die WHO empfiehlt, in den ersten sechs Lebensmonaten ausschließlich zu stillen. Auch bei der Beikosteinführung wird ein Weiterstillen empfohlen – gern bis zu zwei Jahren und darüber hinaus. Ja, auch dreijährige Kinder kann man noch stillen! Selbst wenn manche Menschen schräg gucken, lass dich nicht davon abbringen. Solange es für euch passt, ist das Stillen nur von Vorteil. Laut Studien kann längeres Stillen das Risiko für Infektionen, Übergewicht und Typ-2-Diabetes senken und sich positiv auf die kognitive Entwicklung sowie die Mutter-Kind-Bindung auswirken.[95] Stillen ist aus medizinischer Sicht also eine absolute Win-win-Situation.

Superfood Muttermilch: Was genau steckt drin?

Healthy Mum, Happy Baby

Nun ist die Schwangerschaft zwar vorbei, doch das Stillen und die Rückbildung sind riesige Aufgaben für deinen Körper, sodass dein Bedarf an Mikro- und Makronährstoffen teilweise sogar höher ist als in deiner Schwangerschaft. Auch wenn das Baby nicht mehr in deinem Bauch lebt, versorgst du es trotzdem weiterhin mit allem, was es braucht. Daher sorge auch gut für dich, denn nur wenn es dir gut geht, geht es auch deinem Baby gut.

Bei manchen Frauen kann man fast schon dabei zusehen, wie in den ersten Wochen die Kilos purzeln – tatsächlich erhöht sich der Energiebedarf in der Stillzeit noch einmal im Vergleich zur Schwangerschaft, sodass einige Frauen schnell an Gewicht verlieren. So benötigst du bei vollem Stillen etwa 635 Kilokalorien mehr pro Tag. Ab dem vierten Lebensmonat sind es dann etwa 525 Kilokalorien mehr und bei partiellem Stillen reduziert er sich auf etwa 285 Kilokalorien zusätzlich pro Tag. Wenn du bewusst weniger isst, um schnell an Gewicht zu verlieren, birgt das allerdings die Gefahr, auch Nährstoffe einzubüßen. Lege also den Fokus keinesfalls auf die Gewichtsabnahme, sondern auf eine gesunde Ernährung.

4 Basics

So versorgst du dich und dein Baby optimal in der Stillzeit

1 *Getränke: viel trinken – mindestens 2,5 Liter Wasser und ungesüßten Tee. Zuckerhaltige Getränke bestenfalls streichen. Alkohol ist tabu. Kaffee: maximal zwei bis drei Tassen pro Tag (entspricht ca. 300 Milligramm Koffein)*[96]

2 *Ballaststoffe: Gemüse, Salate, Hülsenfrüchte, Knollen und Wurzeln, Nüsse und Samen, unverarbeitetes Obst, Vollkorn- und Pseudogetreide – täglich reichlich davon, vor allem Gemüse!*

3 *Eiweiß: Geflügel, Rind aus Weidehaltung, Fisch, Eier, Skyr, Quark, Hüttenkäse, Hartkäse in Maßen, Tofu, Tempeh, Hülsenfrüchte, hochwertiges veganes oder Whey-Proteinpulver – täglich 1,2 bis 1,6 Gramm Eiweiß pro Kilogramm Körpergewicht.*

4 *Fette: pflanzliche, kaltgepresste Öle wie Olivenöl, Leinöl und Rapsöl, Nüsse und Samen, Avocado – täglich in moderaten Mengen. Fettreicher Fisch in Maßen, zweimal pro Woche.*

Schmeckt's, Baby?

Wird die Muttermilch schärfer, wenn du Curry isst? Schmeckt sie besonders süß, wenn du zum Kuchenessen eingeladen warst? Viele Mamas fragen sich, ob sich die Muttermilch wirklich geschmacklich verändert. Klare Antwort: Ja! Studien belegen, dass tatsächlich Aromen in die Muttermilch übergehen und dort von deinem Baby wahrgenommen werden können. Bereits wenige Stunden nach dem Verzehr bestimmter Lebensmittel, zum Beispiel Knoblauch, Vanille, Anis oder Möhren, lassen sich deren Aromastoffe in der Muttermilch nachweisen.[97] Stillkinder zeigen deshalb Präferenzen für Aromen, die sie über die Muttermilch kennengelernt haben. Wenn du also häufig Möhren isst, wird dein Kind höchstwahrscheinlich auch gern Möhrenbrei essen. Muttermilch ist eine Art »sensorische Brücke« zur Familienkost – das Baby lernt auf diesem Weg Aromen kennen. Das bedeutet: Wenn du viel naschst, wird dein Kind später vermutlich stärker nach Süßigkeiten verlangen. Wenn du vielfältig isst, ist die Wahrscheinlichkeit höher, dass auch dein Kind eher neue Lebensmittel akzeptiert und sich abwechslungsreich ernährt.

Übrigens: »Das Baby isst mit« gilt nicht nur für Aromen, sondern auch für Nährstoffe. Studien zeigen, dass die Qualität der Ernährung der Mutter die Konzentration bestimmter Nährstoffe in der Muttermilch beeinflusst. Vitamin A und D sowie Jod beispielsweise können je nach mütterlicher Ernährung variieren.[98]

MAMI DIARY

In meiner Stillzeit hat Schnittlauch für Probleme gesorgt. Ich kam darauf, als ich unbewusst einen »Schnittlauch-Tag« eingelegt hatte. Morgens gab es Rührei mit Schnittlauch, mittags einen Salat mit sämtlichen Kräutern aus dem Garten (natürlich auch Schnittlauch) und abends einen wahnsinnig leckeren Blumenkohl-Auflauf – mit einer guten Portion Schnittlauch gewürzt. Das war alles sehr lecker – bei dem Gedanken läuft mir wieder das Wasser im Mund zusammen –, aber mir fiel direkt auf, dass mein Baby den ganzen Tag und auch den nächsten Vormittag auffallend quengelig war. Sie quälte sich mit Blähungen. Das kannte ich nicht von ihr, da sie bisher eigentlich keine Koliken gehabt hat. Am nächsten Tag sprach ich mit meiner Hebamme über die Probleme meiner Tochter, die auch für mich sehr belastend waren; ich hatte kaum geschlafen und war fix und fertig. Meine Hebamme ging dann meinen Speiseplan mit mir durch und entlarvte den Schnittlauch als Übeltäter. Ich habe von da an Schnittlauch und verwandte Lebensmittel wie Knoblauch, Zwiebel und Kohl weggelassen. Und tatsächlich: Wir hatten nie wieder so schlimme Tage; die Blähungen waren verschwunden. Nach den ersten drei Monaten habe ich dann die Lebensmittel Stück für Stück wieder eingeführt. Erst in kleinen Portionen, dann wieder mehr. Das hat gut geklappt, denn so konnte sich auch das kleine System meines Babys daran gewöhnen.

Deine Constanze

Stilltee und Stillsnacks – brauche ich das?

In der Babyabteilung gibt es zahlreiche Produkte für stillende Frauen: Smoothies, Cracker, Tees, Säfte, Kekse, Energy Balls und Stillriegel. Kurz gesagt: Wenn du dich ausgewogen und nährstoffreich ernährst, brauchst du nichts davon. Gerade von Still-Smoothies raten wir ab – diese enthalten viel zu viel Zucker und kaum noch gute Inhaltsstoffe. Iss lieber frisches Obst, dieses liefert dir mehr Nährstoffe. Auch wenn die Hersteller mit Zusätzen wie Folsäure, Jod oder Vitaminen locken – wenn du supplementieren möchtest, nimm hochwertige Nahrungsergänzungsmittel ein, statt süße Säfte zu trinken. Zuckerfrei und empfehlenswert hingegen ist Stilltee. Dieser besteht in der Regel aus Fenchel, Anis, Kümmel, Bockshornklee, Lavendel und Zitronenmelisse. Fenchel und Bockshornklee wurden in Studien mit einer leichten Steigerung der Milchmenge in Verbindung gebracht.[99] Kräuter wie Zitronenmelisse oder Lavendel wirken beruhigend – das kann den Milchspendereflex fördern und ist somit auch indirekt nützlich. Wenn du Stilltee magst, kannst du so auch deinen Flüssigkeitsbedarf angenehm decken. Generell gilt: Stilltee ist eine Option, aber kein Muss.

Energy Balls und Stillriegel sind Süßigkeiten, die oft auf Basis von Datteln hergestellt werden. Das ist als Snack zwischendurch okay, wenn du bewusst genießen möchtest. Auch hier gilt aber: in Maßen, nicht in Massen. Genauso bei Keksen oder Crackern, die oft mit Vollkornmehlen, Saaten und alternativen Süßungsmitteln produziert werden. Sie sind eine bessere Wahl als herkömmliche Kekse, aber immer noch eine Süßigkeit. Schau immer in die Nährwerte: Oft versteckt sich in gesund aussehenden Snacks erschreckend viel Zucker!

Lieber nicht: Diese Lebensmittel solltest du in der Stillzeit meiden

Quecksilberreiche Fische:
Quecksilber kann über Muttermilch aufgenommen werden und die Gehirnentwicklung stören. Große Fische wie Hai, Schwertfisch, Thunfisch meiden. Besser: Wildlachs, Sardine, Hering, Makrele, Forelle.

Koffein:
Koffein geht in geringen Mengen in die Muttermilch über. Moderate Mengen von bis zu etwa 200–300 mg pro Tag gelten für gesunde, termingeborene Säuglinge als unbedenklich. Höhere Mengen können bei empfindlichen Babys zu Unruhe oder Schlafstörungen führen.[100]

Genussmittel:
Süßigkeiten, gezuckerte Lebensmittel, verarbeitete Snacks, Fertigprodukte, stark verarbeitete tierische Produkte wie Wurstwaren: so wenig wie möglich, gern auch mal ganz weglassen. Tipp: Süße, nährstoffreiche Snacks selbst herstellen!

Alkohol:
Geht sofort in die Muttermilch über, schadet deinem Baby – bitte vollständig verzichten.

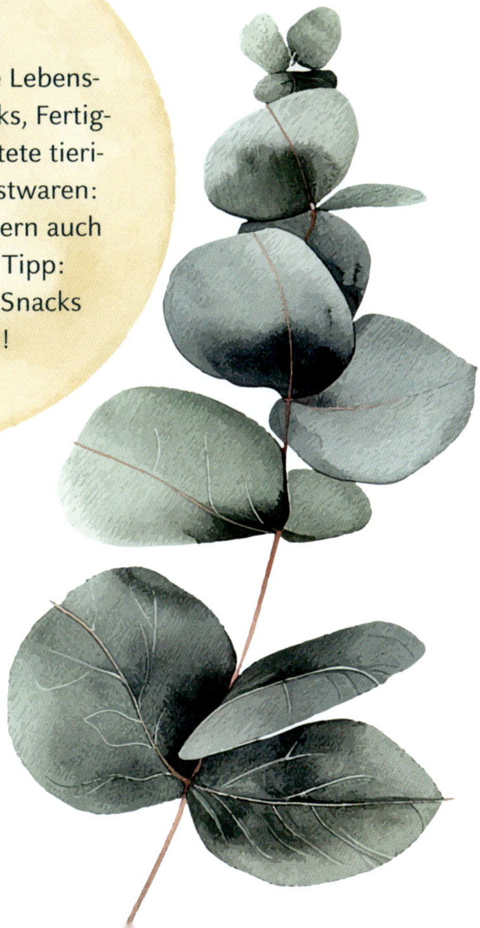

Nahrungsergänzungsmittel – ja oder nein?

Wie auch in der Schwangerschaft brauchst du in der Stillzeit sehr viele Mikronährstoffe. Deinen Bedarf allein über das Essen zu decken, ist leider nahezu unmöglich. Studien haben gezeigt, dass Mütter, die supplementieren, eine höhere Nährstoffkonzentration in der Muttermilch haben. Solltest du unter einem Nährstoffmangel leiden und diesen an dein Baby weitergeben, kann das Folgen haben: Ein Vitamin-D-Mangel kann zu Rachitis (Knochenerkrankung) führen; ein Jodmangel beeinträchtigt die Schilddrüsenfunktion und die kognitive Entwicklung; ein Eisenmangel kann bis zur Blutarmut (Anämie) führen und euch schlapp und müde machen. Auch Kalzium wird oft unterschätzt: In der Stillzeit verliert die Mutter etwa fünf Prozent ihrer Knochendichte an Wirbelsäule und Hüfte – der Körper kann diesen Verlust nur ausgleichen, wenn genug Kalzium zur Verfügung steht.[101] Zudem kann ein Kalziummangel noch andere unangenehme Folgen wie Gefäßkrämpfe in den Brustwarzen und Demineralisierung der Zähne haben. Das sind nur einige Beispiele – natürlich könnten wir dir noch viel mehr erzählen. Du siehst aber: Ein Nährstoffmangel ist keine Kleinigkeit. Daher möchten wir dir sehr ans Herz legen, ein auf die Stillzeit zugeschnittenes Multipräparat einzunehmen, und ergänzend dazu **Omega-3 (2 Gramm pro Tag)** sowie **Vitamin D (täglich 50 IE pro Kilogramm Körpergewicht**). Lass bei der Vorsorge zudem deinen Eisenwert checken – auch hier sind viele Frauen schnell im Mangel. Probiotika könnten das Mikrobiom der Muttermilch und des Säuglings zusätzlich positiv beeinflussen. Wenn du es genauer wissen willst, mach eine Mikronährstoffanalyse bei einer qualifizierten Fachkraft!

Empfehlenswerte Präparate für Stillende

Checkliste

Nahrungsergänzungsmittel für dein Baby

1

Vitamin D: Ab der Geburt sollte dein Baby 500 IE Vitamin D pro Tag bekommen – unabhängig davon, ob es gestillt oder mit Pre-Nahrung ernährt wird. Mindestens bis zum Ende des zweiten Lebensjahres, danach – zumindest im Winter – weiter mit einer gewichtsadaptierten Dosis.

2

Vitamin K: Da Neugeborene sehr geringe Speicher haben und Muttermilch nur wenig Vitamin K enthält, erhalten Neugeborene drei orale Gaben Vitamin K1 (bei Geburt, U2 und U3) oder einmalig intramuskulär.

3

Omega-3-Fettsäuren/DHA: Wenn die Mutter ausreichend substituiert (etwa zwei Gramm EPA und DHA pro Tag), braucht das Kind während der Stillzeit keine Supplementierung. Bei nicht gestillten Babys werden fast alle Säuglingsanfangsnahrungen mit DHA angereichert. Nach der Stillzeit ist eine gewichtsadaptierte Omega-3-Gabe sinnvoll.

4

Eisen: Gesunde Termingeborene haben in der Regel ausreichende Eisenspeicher. Bei Frühgeborenen und Risikogruppen kann eine Eisen-Substitution sinnvoll sein. Stillkinder sollen ab etwa sechs Monaten eisenreiche Beikost wie Fleisch und/oder Hülsenfrüchte erhalten.

Abstillen: Worauf muss ich achten?

Irgendwann ist jede Stillbeziehung zu Ende. Wenn du abstillen möchtest, kommen viele Fragen auf, von denen wir dir zumindest ein paar beantworten wollen. Frag unbedingt auch deine Hebamme bei Problemen oder Unklarheiten – dafür ist sie da und diese Beratung zahlt auch die Krankenkasse, selbst wenn der letzte Besuch deiner Hebamme schon viele Monate her ist.

BRAUCHT MEIN KIND NOCH ERSATZNAHRUNG?

Es kommt darauf an, wann du abstillst. Wenn dein Baby rund um den ersten Geburtstag oder danach abgestillt wird und gut isst, braucht es keine Pre-Milch mehr. Wenn es noch ein hohes Saugbedürfnis hat, wenig isst oder deutlich jünger ist, braucht es Ersatznahrung.

WIE SCHAFFE ICH ES, NICHT ZUZUNEHMEN?

Viele Frauen gewöhnen sich in der Stillzeit viele kleine Mahlzeiten an. Dieses ständige Snacken sorgt für zusätzliche Kilos, wenn der Energiebedarf wieder sinkt. Lass die Kleinigkeiten zwischendurch weg und versuche wieder auf drei vollwertige, eiweißreiche Mahlzeiten und vielleicht einen Snack pro Tag zu kommen. Zudem solltest du wieder mehr Bewegung in deinen Alltag einbauen.

MUSS ICH DEN MILCHFLUSS STOPPEN?

Wenn du sehr abrupt abstillen willst, solltest du das ärztlich begleiten lassen, dann brauchst du wahrscheinlich medikamentöse Unterstützung. Wenn du mit Einführung der Beikost langsam abstillst, nimmt die Milchmenge automatisch ab. Solltest du trotzdem Verhärtungen oder spannende Brüste haben, können Ausstreichen, Wickel/Auflagen (zum Beispiel mit Retterspitz) oder Salbeitee helfen.

MEIN UNPERFEKT-SATZ

ICH BIN

als Mama nicht perfekt und das ist

GENAU

RICHTIG

Ich bin liebevoll und das ist das Wichtigste.

Schadstoffe, Gifte, Infektionsgefahr

Auch wenn die Schwangerschaft vorbei ist, bist du über das Stillen noch sehr eng mit deinem Baby verbunden. Daher ist es wichtig, auch jetzt sehr genau darauf zu achten, welche Schad- und Giftstoffe du aufnimmst – denn vieles davon gibst du über die Muttermilch direkt an dein Baby weiter.

Wir haben dir im ersten Teil bereits ausführlich erklärt, dass Alkohol und Drogen ein absolutes No-Go sind. Das bleibt auch in der Stillzeit so. Alkohol beispielsweise geht sofort in die Muttermilch über – statt »nur ein Schlückchen« solltest du es lieber ganz sein lassen. Das Gleiche gilt fürs Rauchen. Bestenfalls natürlich auch nach der Stillzeit!

Was sich tatsächlich ändert, ist der Einfluss gewisser Medikamente. Manche sind in der Schwangerschaft tabu, in der Stillzeit aber wieder erlaubt. Hier lohnt sich ein Blick auf **www.embryotox.de**, dort findest du zu mehr als 400 Arzneimitteln die Information, ob diese in Schwangerschaft und Stillzeit empfohlen werden und welche Alternativen gegebenenfalls besser geeignet sind. Wenn du unsicher bist, frag lieber in der Arztpraxis oder Apotheke nach. Was sich ebenfalls ändert: Du brauchst dir keine Sorgen mehr machen, wenn es um Toxoplasmose und Listerien geht. Infektionen können zwar unangenehm sein, aber sind nicht mehr lebensbedrohlich, da dies nur für ungeborene Babys gilt. Du solltest dein Essen selbstverständlich nach wie vor hygienisch zubereiten, darfst dir aber durchaus auch mal wieder Sushi mit rohem Fisch oder zartrosa gebratenes Fleisch gönnen. Und – sorry! – die Ausrede, dass du das Katzenklo nicht sauber machen darfst, gilt jetzt leider auch nicht mehr.

Deine Chance auf ein besseres Leben

Wir finden: Schwangerschaft und Stillzeit sind keine Phasen der Entbehrung und des Verzichts, sondern eine großartige Chance, deine Gewohnheiten zu verändern. Die riesige Verantwortung, die du für dieses kleine Leben trägst, kann dir helfen, deinen Lebensstil neu zu gestalten. Weil es eben nicht nur um dich geht – mit uns selbst gehen wir leider meistens am schlechtesten um –, sondern auch um dein Kind. Weil alles, was du tust, Einfluss auf diesen Menschen hat, den du so sehr liebst.

Doch weißt du was? Du selbst solltest dich genauso sehr lieben. Du allein solltest Grund genug sein, gut für dich zu sorgen. Du bist es wert, gesund und glücklich zu sein. Vielleicht spürst du in diesen besonderen Zeiten der Schwangerschaft und Stillzeit, dass es dir guttut, auf die Bremse zu treten, Entspannungstechniken zu erlernen, nährstoffreicher zu essen, auf deine Gesundheit zu achten, Süchte abzulegen, dich um deine Mikro- und Makronährstoffe zu kümmern, dich mehr zu bewegen. Es geht um dein Baby – aber es geht auch um dich. Denn du bist die Superheldin, die einen Menschen gebaut hat. Du schaffst gerade so viel, auch wenn du oft das Gefühl hast, dass dir Chaos und Bedürfnisse und To-dos über den Kopf wachsen. Tritt mal einen Schritt zurück und schau dir mit viel Liebe an, wie großartig ihr seid – wie großartig du bist! Nutze die Chance, nutze die Magie dieser Ausnahmezeiten, um dein Leben nicht nur für ein paar Monate, sondern für die nächsten Jahrzehnte so zu gestalten, dass du und deine Familie gesund, zufrieden und entspannt leben können.

Sport nach der Geburt

In den ersten Tagen nach der Geburt freuen sich die meisten Frauen darüber, schon im Wochenbett erste Übungen zu machen, die sowohl die Rückbildung als auch das Wohlbefinden fördern. Aber mute dir nicht zu schnell zu viel zu. Wir zeigen dir, worauf du achten musst und dann heißt es schon ganz bald: I'm back!

Bei einer natürlichen Geburt kannst du bereits nach wenigen Tagen mit leichten Spaziergängen und sanfter Mobilisation starten – sofern du dich gut fühlst. Deine Hebamme kennt bestimmt ein paar gute Übungen, die du schon im Bett machen kannst und die dir dabei helfen, dich wieder zu spüren. Achtung: Nach einem Kaiserschnitt oder Komplikationen solltest du ärztlich abklären, wann Bewegung wieder möglich ist; wenn du zu schnell zu viel willst, könnten sich Narben öffnen. Egal, wie du geboren hast: Dein Körper musste sich während Schwangerschaft und Geburt immensen Herausforderungen stellen. Besonders deine Bauchmuskeln und dein Beckenboden waren extrem belastet. Gib der Heilung Zeit! Bei der Rückbildung steht daher nicht im Fokus, möglichst schnell wieder rank und schlank zu sein, sondern vor allem, deine Mitte zu stärken, um langfristige Beschwerden wie Inkontinenz, Rückenschmerzen oder Instabilität zu vermeiden.[102] Dabei solltest du sehr behutsam vorgehen. Während der Schwangerschaft vergrößert sich bei den meisten Frauen der Abstand zwischen den geraden Bauchmuskeln – das ist zunächst eine normale, physiologische Anpassung. Nicht jede Frau entwickelt jedoch eine klinisch relevante Rektusdiastase. In vielen Fällen kommt es in den ersten Monaten nach der Geburt zu einer spontanen Rückbildung. Eine zu frühe oder ungünstige Belastung mit hohem intraabdominellem Druck kann die Regeneration der Bauchmuskulatur und der Linea alba aber beeinträchtigen. Deshalb sind ein gezielter, progressiver Aufbau und die Berücksichtigung des Beckenbodens entscheidend.

So startest du wieder durch

In den ersten acht Wochen nach der Geburt geht es vor allen Dingen darum, dass du langsam wieder ein Gefühl für deinen Beckenboden und deine Rumpfmuskulatur bekommst. Wenn du nach deiner Sechs-Wochen-Nachuntersuchung das Go für sportliche Aktivitäten bekommst, kannst du langsam wieder loslegen – hier kann ein Rückbildungskurs sinnvoll sein. Nach etwa 16 Wochen kannst du dann Stück für Stück zurück zu deiner normalen Trainingsroutine finden. Schau doch mal nach, ob es in deiner Nähe Expertinnen und Experten gibt, die sich auf Training und Rückbildung nach der Schwangerschaft spezialisiert haben, beispielsweise postpartale Physiotherapeuten und -therapeutinnen. So kannst du mit gutem Gefühl wieder durchstarten.

Die Rückbildung ist nicht nach deinem Rückbildungskurs abgeschlossen, sondern dauert mindestens so lange wie eine Schwangerschaft. Wenn es nicht dein erstes Kind ist, sogar länger! Lass dir Zeit und höre auf deinen Körper. In ein paar Monaten sieht die Welt schon wieder ganz anders aus.

Dein Fahrplan für den sportlichen Wiedereinstieg

Alltags-Fitness – unsere besten Tipps

Spaziergang mit Tempo – ab und zu etwas schneller gehen und den Puls nach oben treiben

Beckenboden aktivieren und Bauchnabel zur Wirbelsäule ziehen – beim Warten an der Kasse, an der Ampel oder in der Bahn

Bauch und Beckenboden bewusst anspannen – immer, wenn du etwas anhebst

Übungen mit Baby – es gibt extra Kurse für Mamas mit Baby, auch zu Hause kannst du mit Kind in der Trage ab und zu ein paar Ausfallschritte oder Kniebeugen machen

Achte auf deine Haltung – Mach dir einen Zettel an den Spiegel: Brust raus, Bauch rein, gerader Rücken!

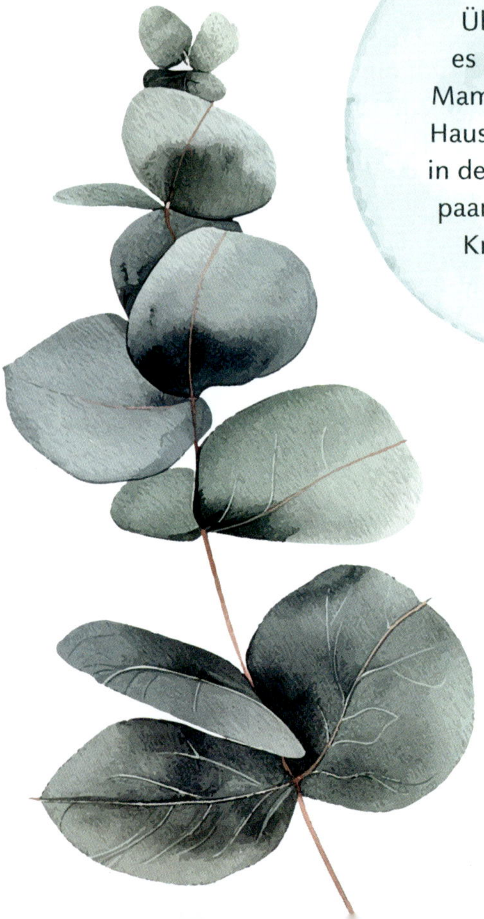

Es muss nicht immer das große Fitnessprogramm sein. Versuche, deinen Alltag aktiv zu gestalten. Zehn Minuten Training sind besser als nichts!

STOPP! WARNSIGNALE DEINES KÖRPERS

Bei diesen Warnsignalen solltest du das Training sofort abbrechen und dir gegebenenfalls ärztlichen Rat einholen:

- plötzlich auftretendes Aufwölben der Bauchmitte beim Anspannen der Bauchmuskeln
- Schmerzen oder Spannungsgefühl entlang der Linea alba
- verstärkte Instabilität beim Heben oder Sitzen
- Gefühl von Schwere oder Druck im Becken
- plötzliche, stechende Schmerzen in Rücken, Hüfte oder Gelenken
- Herzrasen, Schwindel oder Kreislaufprobleme
- starke Brustschmerzen beim Stillen oder Sport

SMART SCIENCE

Stillen & Sport[103]

In den ersten Tagen nach der Geburt spürst du vielleicht, dass es im Bauch zieht, wenn du stillst. Das ist ein gutes Zeichen – denn die Hormone Oxytocin und Prolaktin beschleunigen die Rückbildung. Allerdings sorgen die Stillhormone auch dafür, dass dein Gewebe und deine Bänder weicher sind als sonst. Das erhöht beim Sport die Verletzungsgefahr, sei also vorsichtig. Wenn du sehr intensiv Sport getrieben hast, kann das den Geschmack der Muttermilch leicht verändern – das ist aber nicht schädlich für dein Baby. Wenn du merkst, dass dein Kind die Milch verweigert, pumpe am besten vor dem Sport ab. Zudem wichtig zu wissen: Beim Stillen solltest du nie den Beckenboden anspannen, das kann den Milchfluss hemmen!

Schlaf? Was ist das?

Okay, real talk, mommy: Das Leben mit Baby ist wunderschön, aber wahnsinnig anstrengend. Über deinen Tagesablauf entscheidest nicht mehr du, sondern dieser kleine Mensch, der in dein Leben getreten ist und ständig etwas braucht: Milch, Windel, Liebe, Nähe, Einschlafbegleitung. Du kennst vielleicht das Gefühl, selbst aus deinem Leben zu verschwinden. Wir möchten dir zwei Dinge mitgeben: 1. Es wird besser, versprochen. 2. Fordere Unterstützung ein, um dir selbst Gutes zu tun und dich nicht zu vernachlässigen.

Die wenigsten Babys schlafen nach wenigen Monaten durch. Es ist auch normal, dass sogar Zweijährige noch mehrmals pro Nacht wach werden. Und immer wieder gibt es selbst bei größeren Kindern Nächte, in denen du wenig schlafen wirst – bedingt durch Krankheiten, Albträume oder Sorgen, die dein Kind oder dich wach halten. Gerade am Anfang kennen Babys noch nicht den Unterschied zwischen Tag und Nacht und brauchen nachts genauso viel Muttermilch wie am Tag, müssen auch nachts gewickelt, getragen und gekuschelt werden. Das zehrt, körperlich und psychisch. Tatsächlich sind »Schlafschulden« die schlechtesten Schulden, die man machen kann. Trotzdem gilt: Du kannst und wirst diese Extremsituationen aushalten. Viel besser funktioniert das Durchhalten, wenn die Mikronährstoffzufuhr stimmt. Denn wenn du zusätzlich zum Schlafmangel auch noch unter einem Nährstoffmangel leidest, kommst du schneller an deine Grenzen. Und: Hol Schlaf nach, wann immer es geht. Versuche tagsüber einen Powernap zu machen, wenn dein Kind schläft. Oder bitte deinen Partner, dass du frühmorgens beispielsweise zwei Stunden allein schlafen kannst und er euer Baby nimmt.

Powernap, NSDR, Yoga Nidra: So tankst du schnell Kraft

Babyblues versus Wochenbettdepression

Dass kurz nach einer Geburt die Hormone und Emotionen Achterbahn fahren, ist in gewisser Hinsicht normal. Du wirst in einen neuen Lebensabschnitt katapultiert – das ist überwältigend. Im Wochenbett fließen deshalb nicht nur Schweiß, Milch und Blut, sondern auch die Tränen. Der Hormonabfall wird bei vielen Frauen vom »Babyblues« begleitet. Einige Tage bist du sehr reizbar, empfindlich, emotional, vielleicht traurig – das kann in mildem Ausmaß normal sein und verschwindet ganz von selbst wieder. Bei manchen Frauen kann sich allerdings auch eine psychische Erkrankung entwickeln, die man als »Wochenbettdepression« bezeichnet. Diese äußert sich durch starke Ängste und Selbstzweifel, ein Gefühl der inneren Leere und oft auch der fehlenden Liebe für das Baby. Solltest du diese Symptome bei dir über einen längeren Zeitraum feststellen, hol dir bitte Hilfe.

Hilfe aus der Wochenbettdepression

Stress, lass nach!

Für viele von uns ist Stress zum Dauerbegleiter im Alltag geworden. Wir haben hohe Ansprüche an uns selbst und oft das Gefühl, dass »die Gesellschaft« von uns erwartet, dass wir Karriere machen, großartig aussehen, eine entspannte, zugewandte, organisierte Mama, eine perfekte Hausfrau und eine tolle Freundin sein sollen. Und dabei bitte immer schön lächeln! Dass das unmöglich ist, sollte klar sein. Bitte mach dir keinen Kopf, wenn du dich mal überfordert fühlst, deine Wohnung im Chaos versinkt und deine Motivation für das zehnte Rollenspiel mit dem Kind nicht mehr vorhanden ist. Das geht allen so, auch wenn sie es nicht immer zeigen. Setze realistische (!) Prioritäten und arbeite gut mit deinem Partner zusammen. Schaffe dir Inseln der Erholung, fünf ungestörte Minuten mit einer Tasse Tee im Garten, einen kurzen Spaziergang ganz allein oder eine beruhigende Meditation am Abend. Gestalte deinen Alltag unkompliziert – hier können Meal-Prep-Ideen und eine gute Planung sehr helfen. Hab immer eine »Notfall-Suppe« im Tiefkühlschrank!

Und vergiss nicht: Du musst nicht alles allein schaffen. Es ist keine Schwäche, sondern eine Stärke, Hilfe anzunehmen und einzufordern. Du kannst nur gut für dich und dein Kind sorgen, wenn du genug Kraft dafür hast. Priorisiere dich, nicht die Erwartungen anderer.

4 Tipps

Meal-Prep schafft Entlastung! Rezepte hierzu findest du ab Seite 132 im Buch!

1

Basics: Reis, Quinoa, Hirse, Kartoffeln oder Hülsenfrüchte lassen sich gut vorkochen und flexibel über mehrere Tage kombinieren – zum Beispiel als Basis für Bowls, Salate, Pfannengerichte oder Beilagen.

2

Soßen & Toppings: Dips, Dressings, geröstete Nüsse und Kerne bringen Abwechslung und Geschmack. Viele Dressings halten sich im Kühlschrank etwa drei bis fünf Tage.

3

Suppen & Eintöpfe: Sie lassen sich problemlos in größeren Mengen kochen und portionsweise einfrieren. So hast du jederzeit eine vollwertige Mahlzeit griffbereit – für Tage mit wenig Zeit oder Energie.

4

Frühstück auf Vorrat: Overnight Oats, Chiapudding oder Bircher Müsli können direkt für zwei bis drei Tage vorbereitet und im Kühlschrank aufbewahrt werden. So fällt das Frühstück nicht aus, selbst wenn morgens viel Trubel ist.

Unterstützung aus der Natur

Wir haben dir bereits viele hilfreiche Tipps aus der Natur für die Schwangerschaft vorgestellt. Auch in der Stillzeit werden dir einige Beschwerden begegnen, die richtig schmerzhaft sein können, die du aber mit Geduld, Liebe und ein paar natürlichen Helferlein wieder in den Griff bekommen kannst. Wenn diese Tipps für dich nicht funktionieren sollten und deine Beschwerden dich weiterhin belasten, sprich unbedingt mit deiner Ärztin oder deinem Arzt darüber.

Wunde Brustwarzen

Nahezu jede stillende Mama kommt mindestens ein Mal an diesen einen Punkt, an dem sie denkt: »Ich kann nicht mehr, das tut so weh. Das ist ja schlimmer als die Geburt! Ich stille ab.« Du bist damit nicht allein! In über 80 Prozent der Fälle ist eine ungünstige Anlegetechnik oder Stillposition der Grund, eine Rolle kann auch eine Saugverwirrung spielen (aufgrund von Schnuller oder Flasche). Und je ineffektiver du stillst, desto häufiger musst du stillen und desto mehr leiden deine Brustwarzen. Hol dir jetzt unbedingt professionelle Hilfe von deiner Hebamme, überprüft gemeinsam das richtige Andocken und lass dein Kind auf ein Zungenbändchen checken. Gib nach dem Stillen immer paar Tropfen Muttermilch auf die Brustwarze, sie wirkt antimikrobiell und wundheilungsfördernd – unbedingt lufttrocknen lassen! Direkt auf die Burstwarze darf auch reines Lanolin (hoch gereinigt), da es einen Schutzfilm bildet und die Heilung fördert. Du musst es vor dem nächsten Stillen nicht abwaschen. Hydrogel-Kompressen können kühlend und schmerzlindernd sein, auch bei offenen, stark schmerzhaften Läsionen zwischen den Stillmahlzeiten. Ansonsten ist »oben ohne« angesagt: Luft und Trockenheit sind wichtig, damit die Brustwarzen heilen können. Wenn du aus dem Haus musst und keine Lust auf FKK hast, kannst du dir »Donuts« basteln, damit die Brustwarze auch im BH freiliegt und nicht reibt. Auf YouTube gibt es hilfreiche Anleitungen. Zudem solltest du darauf achten, die Stilleinlagen häufig zu wechseln, damit keine Feuchtigkeit entsteht. Stillhütchen, Silberhütchen oder auch eine Milchpumpe können sinnvoll sein. Bei stechenden oder brennenden Schmerzen, die auch unabhängig vom Stillen auftreten, solltest du das checken lassen – hier muss ärztlicherseits ein Soor (Pilz) ausgeschlossen werden. Achte auch bei deinem Baby auf Mundsoor (weißliche Beläge auf der Zunge und im Mundraum). Wenn es euch erwischt hat, müsst ihr mit Anti-Pilzmitteln (für Mutter und Kind notwendig!) behandelt werden. Auch wenn es wehtut: Versuche, weiter zu stillen. Es wird besser!

Milchstau

Ein Milchstau entsteht, wenn Muttermilch nicht ausreichend aus der Brust abfließen kann. Die Milch sammelt sich in einzelnen Milchgängen, das Gewebe spannt, Druckschmerz entsteht und es kann zu lokalen Verhärtungen und Knoten kommen. Ein Milchstau kann unbehandelt gefährlich werden und in eine Mastitis (Brustentzündung) übergehen. Typische Ursachen sind seltenes, zu kurzes oder ineffektives Stillen sowie ungünstige Stillpositionen, bei denen die Brust nicht vollständig entleert wird. Doch auch Stress, Erschöpfung und Schlafmangel spielen eine große Rolle. Die wichtigste Maßnahme: Achte darauf, die Brust durch häufiges Stillen und Variation der Stillpositionen vollständig zu entleeren. Wenn du einen Knoten spürst, lege dein Baby so an, dass das Kinn des Babys zur Verhärtung zeigt. Wenn das nicht ausreicht, kann auch ein manuelles Ausstreichen das Abfließen fördern – oder du nutzt zusätzlich eine Milchpumpe. Zudem ist es sinnvoll, vor dem Stillen Wärme auf die Brust zu geben (zum Beispiel ein Kirschkernkissen), und nach dem Stillen Quark-/Weißkohlwickel oder Kühlpacks. Die Quarkwickel wirken angenehm kühlend, abschwellend und entzündungshemmend. Weißkohlblätter ebenfalls, sie sollten gekühlt aus dem Kühlschrank kommen, mit dem Nudelholz kurz ausgerollt und dann auf die Brust gelegt werden. In leichten Fällen kann eine Salbe mit *Mercurialis perennis* (Wald-Bingelkraut) helfen, bei ausgeprägteren Fällen Umschläge mit einer speziellen Heilkäuterlösung mit Thymol, Rosmarinöl, Zitronenöl, Bergamottöl, Orangenblütenöl, Arnikatinktur aus der Apotheke. Wichtig ist, dass du dich schonst und deinen Stress reduzierst. Stress hemmt den Milchspendereflex! Also lieber mal einen Besuch absagen – dein Körper zeigt dir deine Grenzen. Wenn du hohes Fieber über 38,5 Grad bekommst, deine Brust stark gerötet oder sehr heiß wird und du grippeähnliche Symptome entwickelst, solltest du unbedingt eine Arztpraxis aufsuchen. Dann besteht der Verdacht auf eine Mastitis mit eventuellem Antibiotika-Bedarf. Kurz gesagt: Die Milch muss fließen. Wärme davor, Kälte danach, häufiges Stillen und Ruhe.

Nackenschmerzen

Von dem berühmten »Stillnacken« können viele Mamas ein Lied singen. Hier hilft es, die Stillposition zu optimieren und zu variieren, beispielsweise mit einem Stillkissen oder indem du eine ergonomische Sitzhaltung einnimmst, um den Nacken zu entlasten. Ansonsten sind Wärme, Bewegung und Dehnübungen das A und O. Schon kleine Bewegungspau-

MAMI DIARY

Ich hatte leider beim zweiten Kind mehrere Brustentzündungen, eine davon musste ich sogar antibiotisch behandeln. Die anderen habe ich durch Kohlwickel, Salbe und Umschläge selbst in den Griff bekommen. Stress spielte bei mir eine große Rolle. Bei meiner letzten und schwerwiegendsten Mastitis waren wir gerade umgezogen – danach lag ich fast eine Woche flach. Daher ein gut gemeinter Rat: Mute dir nicht zu viel zu. Bei mir war das Zusammenspiel aus Umzug, der Leitung meiner Praxis, viel Arbeit und dem Leben mit zwei Kindern einfach viel zu viel.

Deine Constanze

sen im Alltag können helfen, Verspannungen vorzubeugen. Physiotherapie und Osteopathie, Schröpfen, Akupunktur sowie pflanzliche Salben oder Gele mit Arnika, Beinwell, Lavendel oder Rosmarin sind ebenfalls wertvolle Unterstützer. Aus Mikronährstoffsicht kann Magnesium muskelentspannend wirken. Wenn du immer wieder Probleme hast, können auch eine Massagepistole oder eine gezielte Selbstmassage eine sinnvolle Ergänzung sein.

Haarausfall

Während der Schwangerschaft sorgt der hohe Östrogenspiegel dafür, dass sich viele Haare länger in der Wachstumsphase befinden – das Haar wirkt voller und kräftiger. Der berühmte Schwangerschafts-Glow! Dieser ist aber leider nicht von Dauer. Nach der Geburt kommt es zum verstärkten Haarausfall: Der Östrogenspiegel fällt ab, viele Haare treten gleichzeitig in die Ruhephase ein und fallen verzögert aus. Das beginnt meist zwei bis vier Monate nach der Entbindung und normalisiert sich in der Regel innerhalb von sechs bis zwölf Monaten von selbst. Allerdings können Nährstoffmängel den Haarausfall deutlich verstärken, vor allem ein Mangel an Eisen, Zink, Vitamin D, Selen und B-Vitamine (zum Beispiel Biotin). Eine gezielte Mikronährstoffanalyse ist in jedem Fall sinnvoll. Chronischer Schlafmangel und Stress sind zusätzliche Trigger. Klettenwurzel- oder Brennnesselhaarwasser wird traditionell bei diffusem Haarausfall eingesetzt und auch eine sanfte Kopfhautmassage zwei- bis dreimal pro Woche können unterstützend helfen. Setze auf natürliche Haarpflege ohne Zusatzstoffe wie Silikone, Parabene und Duftstoffe, um die Kopfhaut nicht noch zusätzlich zu reizen.

Und jetzt du ...

Nun sind wir am Ende des »Theorie-Teils« angekommen – wir hoffen, dass wir dir viele Informationen an die Hand geben konnten und diese dir mehr Sicherheit und Klarheit geben. Im letzten Teil dieses Buches folgen nun viele einfache Rezeptideen, die dich nicht nur in Schwangerschaft und Stillzeit, sondern auch darüber hinaus begleiten sollen.
Wir möchten dir zeigen, dass gesunde, nährstoffdichte Ernährung richtig Spaß macht und unglaublich lecker schmeckt. Schlemm dich durch unsere Kreationen und lass es dir dabei richtig gut gehen! Denn Essen ist so viel mehr als Nahrungsaufnahme: Es ist Genuss, Gemeinschaft, Freude und Leben. Und wenn du glücklich bist, ist auch dein Baby happy!

Damit du dich schnell zurechtfindest, welche Rezepte vegan, vegetarisch oder glutenfrei sind, sich als Meal Prep eignen oder in null Komma nix auf dem Tisch stehen, helfen dir diese kleinen Icons weiter:

- vegan
- vegetarisch
- glutenfrei
- Meal Prep
- schnell

TEIL

3

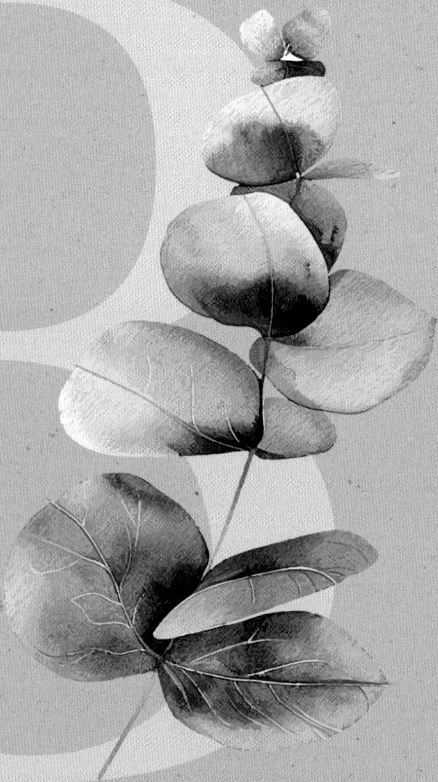

Rezepte

Weil der Alltag mit Baby bunt,
wild und oft chaotisch ist,
bekommst du hier Ideen, die
dir Leichtigkeit schenken und
euch als Familie stärken.

CONSTANZE & LAURA

Must-haves für den Vorrat

Gerade in der Schwangerschaft spielt die Qualität deiner Lebensmittel eine besonders wichtige Rolle – schließlich versorgst du nicht nur dich, sondern auch dein Baby mit allem, was es für eine gesunde Entwicklung braucht. Wir möchten dir hier ein paar wichtige Tipps mit an die Hand geben, worauf du beim Einkaufen achten kannst.

Einkaufstipps

Setze auf frische, möglichst unverarbeitete Lebensmittel. Kaufe Fleisch, Eier, Fisch, Milch und Milchprodukte möglichst in Bio-Qualität und/oder von regionalen Anbietern – so kannst du sicher sein, dass sie weniger mit Rückständen belastet sind. Neben natürlichen Proteinquellen kann ein hochwertiges Proteinpulver eine praktische und sinnvolle Ergänzung sein (siehe QR-Code auf Seite 135).

FLEISCH

Wähle Geflügel, Rind, Wild und Lamm aus Weidehaltung. Sie liefern hochwertiges Eiweiß und viel Eisen, das in der Schwangerschaft besonders wichtig ist. Achte darauf, dass das Fleisch frisch ist, nicht wässrig aussieht und neutral riecht. Vermeide rohe oder halbgare Wurst- und Fleischsorten wie zum Beispiel Tatar, Salami oder Carpaccio, um das Risiko von Toxoplasmose und Listeriose zu minimieren.

FISCH

Greife zu fettem und Omega-3-reichem Seefisch wie Wildlachs, Makrele, Hering oder Sardinen. Achte auf das MSC- oder ASC-Siegel für nachhaltigen Fang und vermeide es, große Raubfische wie Schwertfisch, Hai oder Thunfisch (hohe Quecksilberbelastung!) und rohen Fisch (in Sushi) zu konsumieren.

EIER

Bevorzuge Bio- oder Freilandeier, da sie meist mehr Omega-3-Fettsäuren enthalten und aus tierfreundlicherer Haltung stammen. Achte darauf, dass du die Eier immer gut durchgarst, am besten hart kochen oder braten, um eine Infektion mit Salmonellen zu vermeiden.

MILCH & MILCHPRODUKTE

Verwende bevorzugt pasteurisierte Milchprodukte wie Joghurt, Quark, Käse, Skyr oder Hüttenkäse. Sie sind in der Schwangerschaft sicher. Besonders Skyr, Quark, Hüttenkäse und griechischer Joghurt sind eiweißreiche Optionen. Fermentierte Joghurts können zudem – je nach Herstellungsprozess – noch lebende Milchsäurekulturen enthalten und so die Darmflora unterstützen. Bevorzuge Naturprodukte ohne unnötige Zusätze wie Zucker, Aromen oder Verdickungsmittel. Meide Rohmilch und Rohmilchkäse wie zum Beispiel Brie und Camembert in Rohmilchqualität aufgrund der Listeriosegefahr.

Proteinpulver – darauf solltest du beim Kauf achten!

Meal Prep

Einmal kochen, doppelt genießen – für mehr Entspannung an stressigen Tagen

	Frühstück	**Mittagessen**	**Abendessen**	**Snack(s)**
Montag	Overnight Oats (S. 157)	Feldsalat (S. 168)	Schnelles Curry (S. 194)	Brownie Balls (S. 172)
Dienstag	Protein-Grießbrei (S. 204)	Rest Schnelles Curry (S. 194)	Vegane Bolognese (S. 217)	Saaten-Cracker mit Hummus (S. 177; 148)
Mittwoch	Rest Protein-Grießbrei (S. 204)	Rest Vegane Bolognese (S. 217)	Chili sin Carne (S. 214) Rest einfrieren	Brownie Balls (S. 172)
Donnerstag	Bananen-Pancakes (S. 159)	Bowl mit Zitronen-Tahini-Dressing (S. 164; 155)	Gemüse-Wok mit Tofu (S. 197)	Saaten-Cracker mit Hummus (S. 177; 148)
Freitag	Rest Bananen-Pancakes (S. 159)	Rest Gemüse-Wok mit Tofu (S. 197)	Fischfilet mit Ofengemüse (S. 223)	Brownie Balls (S. 172)
Samstag	Joghurt-Bowl (S. 163)	Smoothie (S. 161)	Dinkelpizza (S. 218)	Zaziki (S. 150) mit Gemüsesticks
Sonntag	Baked Oats (S. 181) Rest für Montag (neue Woche)	Kefir-Chia-Pudding (S. 162) mit Obst und Nüssen	Kartoffelauflauf (S. 227) Rest einfrieren	Protein-Müsliriegel (S. 173) Rest für die neue Woche als Snacks

Einkaufsliste

Diese Lebensmittel am besten immer frisch einkaufen oder auf Vorrat haben

- eine bunte Vielfalt an Gemüse und Obst
- Tiefkühlware wie Beeren, Brokkoli, Blumenkohl, Spinat, Erbsen oder verschiedene Gemüse-Mixe (ohne Zusatzstoffe in Form von Soßen und Gewürzen!)
  Pluspunkt: Tiefkühlgemüse wird direkt nach der Ernte schockgefrostet und enthält oft sogar mehr Vitamine als frisches Gemüse, das lange transportiert oder gelagert wurde. Ideal, um immer etwas Gesundes griffbereit zu haben!
- Eier, Fleisch, Fisch und pflanzliche Alternativen: z. B.: Rind, Hähnchenbrust- oder Putenbrustfilet; Wildlachs, Makrele, Hering, Sardinen; Sojaprodukte wie zum Beispiel Sojagranulat, Tofu oder Tempeh; Erbsenprotein-Schnetzel)
- Getreide- und Pseudogetreideprodukte wie Haferflocken, Vollkornmehl, Reis, Mais, Hirse/-flocken, Quinoa, Buchweizen/-flocken, Dinkelgrieß
- Hülsenfrüchte wie Linsen, Lupinen, Kichererbsen, Bohnen
- Nüsse, Samen, Kerne, Datteln
- Weinstein-Backpulver, Backkakaopulver
- Kokosöl, Olivenöl, Apfelessig, Balsamico-Essig
- passierte Tomaten, Apfelmark, Tomatenmark, Kokosmilch, (pflanzliche) Sahne, Pflanzendrink, Senf

Alltags-Basics

Diese Rezepte liefern dir wertvolle Nähr- und Ballaststoffe – ganz ohne versteckte Zucker und Zusätze. Sie sind wahre Allrounder und peppen jede Mahlzeit, ob süß oder herzhaft, auf.

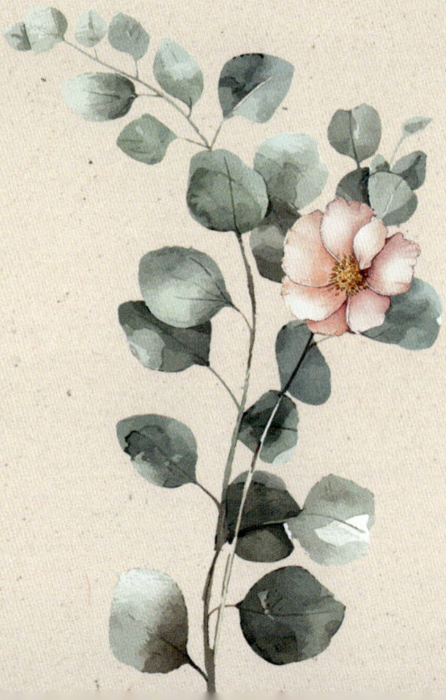

Haferflocken enthalten Beta-Glucan, einen Ballaststoff der den Blutzuckerspiegel stabil hält, Heißhungerattacken vermeidet und somit für eine lang anhaltende Sättigung sorgt. Alternativ lässt sich das Porridge auch mit ebenso nährstoffreichen und gut sättigenden Buchweizenflocken zubereiten.

Klassisches Haferflocken-Porridge

Zubereitung: ca. 10 Min.
Nährwerte pro Portion (ohne Toppings):
456 kcal | 28 g EW | 15 g F | 46 g KH | 4 g BST

FÜR 2 PORTIONEN

300 ml ungesüßter Pflanzendrink deiner Wahl

120 g Haferflocken

¼ TL Ceylon-Zimtpulver

¼ TL gemahlene Vanille

Salz

50 g Proteinpulver (Geschmack nach Belieben; siehe Seite 135)

2 EL Toppings nach Belieben (z. B. Nüsse, Beeren, Kakaonibs, Nussmus...)

Den Pflanzendrink in einem kleinen Topf aufkochen. Haferflocken und Gewürze sowie 1 Prise Salz einrühren. Das Porridge bei mittlerer Hitze unter Rühren köcheln lassen, bis es andickt und schön cremig wird. Anschließend das Proteinpulver mit einem Schneebesen und nach Bedarf etwas Wasser einrühren. Das Porridge nach Belieben mit Nüssen, Beeren, Kakaonibs oder Nussmus toppen.

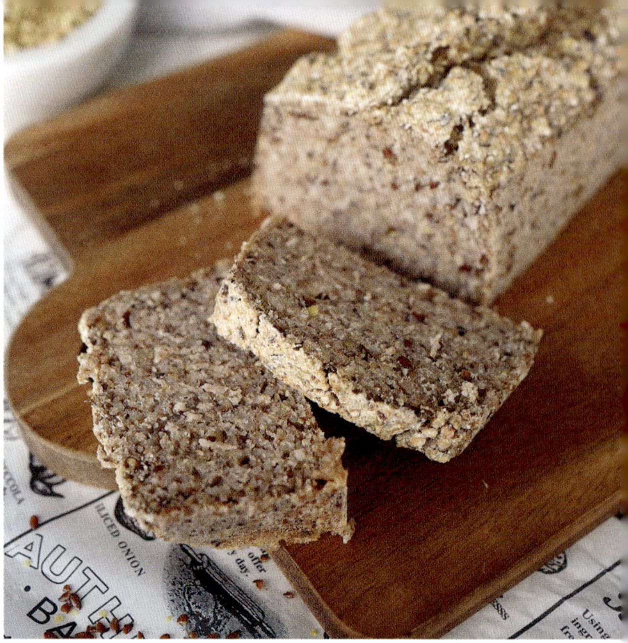

Selbst gemachtes Buchweizenbrot

FÜR 1 BROT (CA. 12 SCHEIBEN)

300 g Buchweizen
2 EL geschroteter Leinsamen
1 TL Salz
1 TL Apfelessig
½ TL Natron

Außerdem

Kastenform (20 × 8 cm)

1. Den Buchweizen mindestens 8 Std. oder über Nacht einweichen, anschließend in einem Sieb abgießen und gründlich spülen. Mit den restlichen Zutaten und 100 ml Wasser in einen Standmixer geben und zu einer homogenen, leicht körnigen Masse mixen.

2. Den Backofen auf 180° (Ober-/Unterhitze) vorheizen. Eine Kastenform mit Backpapier auslegen. Den Teig in die Form geben und glatt streichen. Im heißen Ofen ca. 50 Min. backen. Mit dem Klopftest prüfen, ob das Brot fertig gebacken ist. Dafür das Brot aus dem Ofen nehmen und auf die Unterseite klopfen: klingt es hohl, ist es fertig. Vor dem Anschneiden auskühlen lassen.

Zubereitung: ca. 10 Min., Backen: ca. 50 Min.
Nährwerte pro Portion (Scheibe): 94 kcal | 3 g EW | 1 g F | 18 g KH | 4 g BST

Kerniges Power-Brot

FÜR 1 BROT
(CA. 12 SCHEIBEN)

250 g Haferflocken
100 g Sonnenblumenkerne
50 g Walnusskerne
30 g Chiasamen
30 g geschrotete Leinsamen
1 TL Salz
1 EL Ahornsirup
2 EL Kokosöl

Außerdem

Kastenform (20 × 8 cm)
1 Handvoll Sonnenblumenkerne zum Bestreuen

1. Den Backofen auf 180° (Ober-/Unterhitze) vorheizen. Die trockenen Zutaten mit 1 Prise Salz in einer Schüssel vermengen. 350 ml kaltes Wasser, Ahornsirup und Kokosöl hinzugeben und alles zu einem homogenen Teig verrühren. Den Teig ca. 2 Std. quellen lassen.

2. Eine Kastenform mit Backpapier ausgelegen. Den Teig in die Kastenform geben, die Oberseite des Brotes mit etwas Wasser bestreichen und mit Sonnenblumenkernen bestreuen. Im Ofen 50–60 Min. backen, mit dem Klopftest prüfen, ob das Brot fertig gebacken ist. Dafür das Brot aus dem Ofen nehmen und auf die Unterseite klopfen: klingt es hohl, ist es fertig. Vor dem Anschneiden auskühlen lassen.

Zubereitung: ca. 10 Min., Quellen: ca. 2 Std. Backen: ca. 1 Std.
Nährwerte pro Portion (Scheibe): 200 kcal | 7 g EW | 12 g F | 14 g KH | 3 g BST

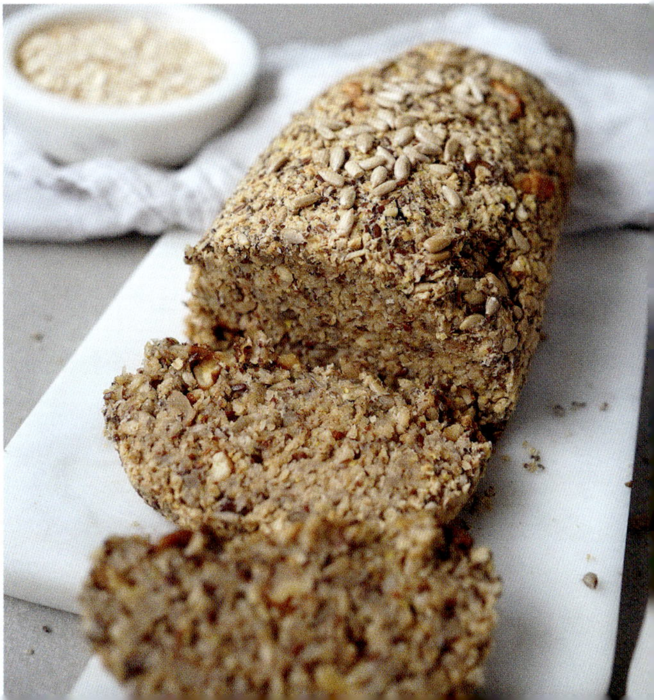

Ballaststoffreich und proteinreich durch Quark und Samen – perfekt für einen gesunden Start in den Tag mit der Familie!

Frühstücks-Quark-Brötchen

Zubereitung: ca. 10 Min.
Backen: ca. 25 Min.
Nährwerte pro Portion (Brötchen):
347 kcal | 22 g EW | 13 g F | 30 g KH | 3 g BST

FÜR 4 BRÖTCHEN
200 g Haferflocken
15 g Sesam
15 g Sonnenblumenkerne
15 g Chiasamen
15 g Leinsamen
250 g Magerquark
2 Eier
½ Päckchen Backpulver
Salz

Außerdem
Samen oder Kerne als Topping

1. Den Backofen auf 160° (Umluft) vorheizen. Alle Zutaten mit 1 Prise Salz in einer Schüssel mit der Küchenmaschine verkneten. Aus dem Teig mit feuchten Händen vier große oder nach Belieben acht kleine Brötchen formen.

2. Die Brötchen auf ein mit Backpapier belegtes Backblech setzen. Die Oberseite der Brötchen mit etwas Wasser bestreichen und mit Samen und Kernen bestreuen.

3. Im heißen Ofen ca. 25 Min. backen – je nach gewünschtem Bräunungsgrad. Die Brötchen entweder noch warm genießen oder vollständig auskühlen lassen, einfrieren und bei Bedarf frisch aufbacken.

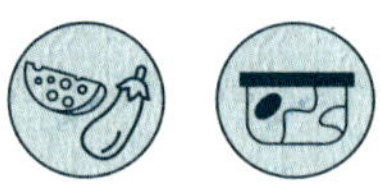

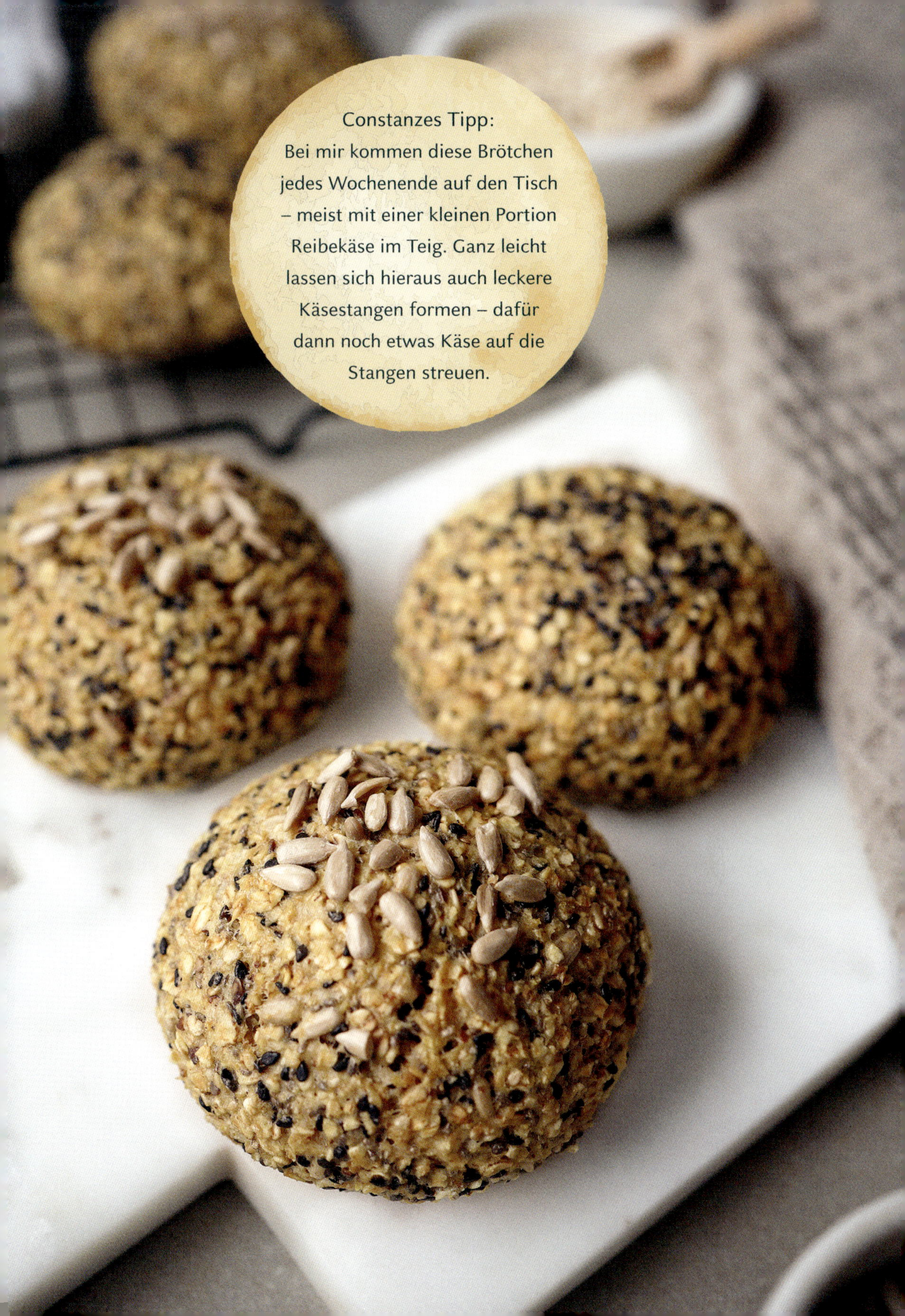

Constanzes Tipp:
Bei mir kommen diese Brötchen jedes Wochenende auf den Tisch – meist mit einer kleinen Portion Reibekäse im Teig. Ganz leicht lassen sich hieraus auch leckere Käsestangen formen – dafür dann noch etwas Käse auf die Stangen streuen.

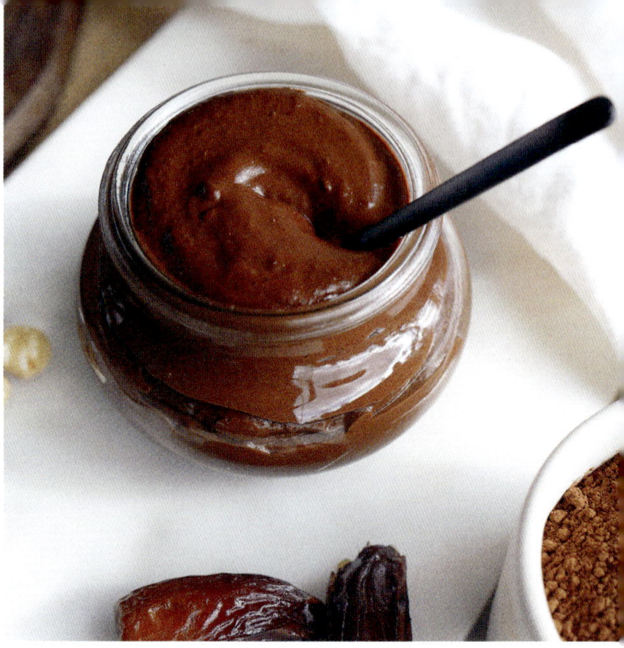

Schokocreme

FÜR 14 PORTIONEN
(1 PORTION = 1 EL)

100 g Datteln
50 g Haselnussmus
25 g Backkakao
1 Schluck ungesüßter Pflanzendrink deiner Wahl
Salz

Die Datteln entsteinen und in einer Schale mit heißem Wasser bedeckt für 5–10 Min. einweichen. Anschließend mit dem Einweichwasser in einen Standmixer geben. Die restlichen Zutaten sowie 1 Prise Salz hinzugeben und alles zu einer homogenen Creme pürieren. Die Schokocreme hält sich luftdicht verschlossen im Kühlschrank 3–5 Tage. Wichtig: Immer mit einem sauberen Löffel entnehmen.

Zubereitung: ca. 15 Min.
Nährwerte pro Portion: 49 kcal | 1 g EW | 3 g F | 5 g KH | 1 g BST

Chia-Beeren-Konfitüre

FÜR CA. 17 PORTIONEN
(1 PORTION = 1 EL)

300 g Beeren (frisch oder TK; z. B. Himbeeren, Erdbeeren, Heidelbeeren oder eine Beerenmischung)

1–2 EL Dattelpaste (siehe Seite 153)

1 TL Zitronensaft

2–3 EL Chiasamen

1. Die Beeren in einem kleinen Topf erhitzen, bis sie weich werden und Saft ziehen. Bei Bedarf leicht zerdrücken. Dann den Topf vom Herd nehmen, die Dattelpaste, den Zitronensaft sowie die Chiasamen einrühren und 10–15 Min. quellen lassen. Die Chiasamen geben der Konfitüre eine marmeladenähnliche Konsistenz. Für eine extraglatte Konsistenz kannst du die Beeren aber auch vor dem Einrühren der Chiasamen pürieren.

2. Die Konfitüre in ein steriles Glas füllen, gut verschließen und abkühlen lassen. Im Kühlschrank aufbewahrt ist sie 5–7 Tage haltbar. Wichtig: Immer mit einem sauberen Löffel entnehmen.

Zubereitung: ca. 5 Min. , Quellen: 15 Min.
Nährwerte pro Portion: 18 kcal | 1 g EW | 1 g F | 2 g KH | 1 g BST

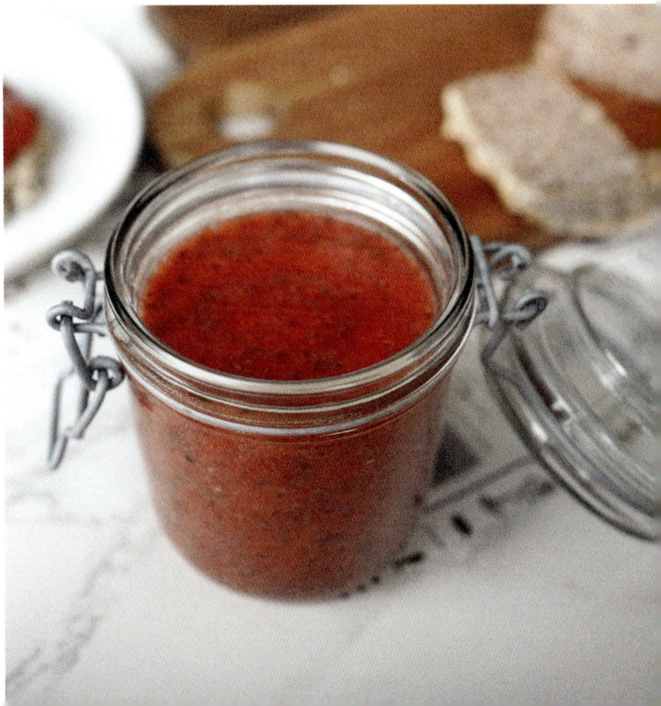

Schmeckt hervorragend als Brotaufstrich, Dip für Gemüse oder als cremige Soße für Bowls und Wraps.

Paprika-Cashew-Aufstrich

Zubereitung: ca. 15 Min.
Einweichen: ca. 15 Min.
Nährwerte pro Portion:
201 kcal | 8 g EW | 14 g F | 11 g KH | 4 g BST

FÜR 2 PORTIONEN

- 1 rote Paprika
- 2 kleine Knoblauchzehen
- 30 g Cashewkerne
- 50 g Tofu
- 1 EL Olivenöl
- 1 TL Zitronensaft
- ½ TL edelsüßes Paprikapulver
- 1 TL Hefeflocken
- 1 Msp. Chiliflocken (nach Belieben)

1. Den Backofen auf 180° (Umluft) vorheizen. Die Paprika halbieren, putzen und waschen. Den Knoblauch mit der Schale auf das Backblech legen, jeweils eine Paprikahälfte mit der Schnittfläche nach unten auf den Knoblauch setzen und ca. 15 Min. im Ofen rösten. Anschließend aus dem Ofen nehmen und kurz abkühlen lassen.

2. Die Cashews in einer Schale mit heißem Wasser bedecken und 15 Min. einweichen lassen, dann abgießen.

3. Den gerösteten Knoblauch schälen, zusammen mit den restlichen Zutaten in einen Hochleistungsmixer geben und zu einer cremigen Masse pürieren. Die Creme in ein steriles Schraubglas füllen und bis zum Verzehr im Kühlschrank aufbewahren.

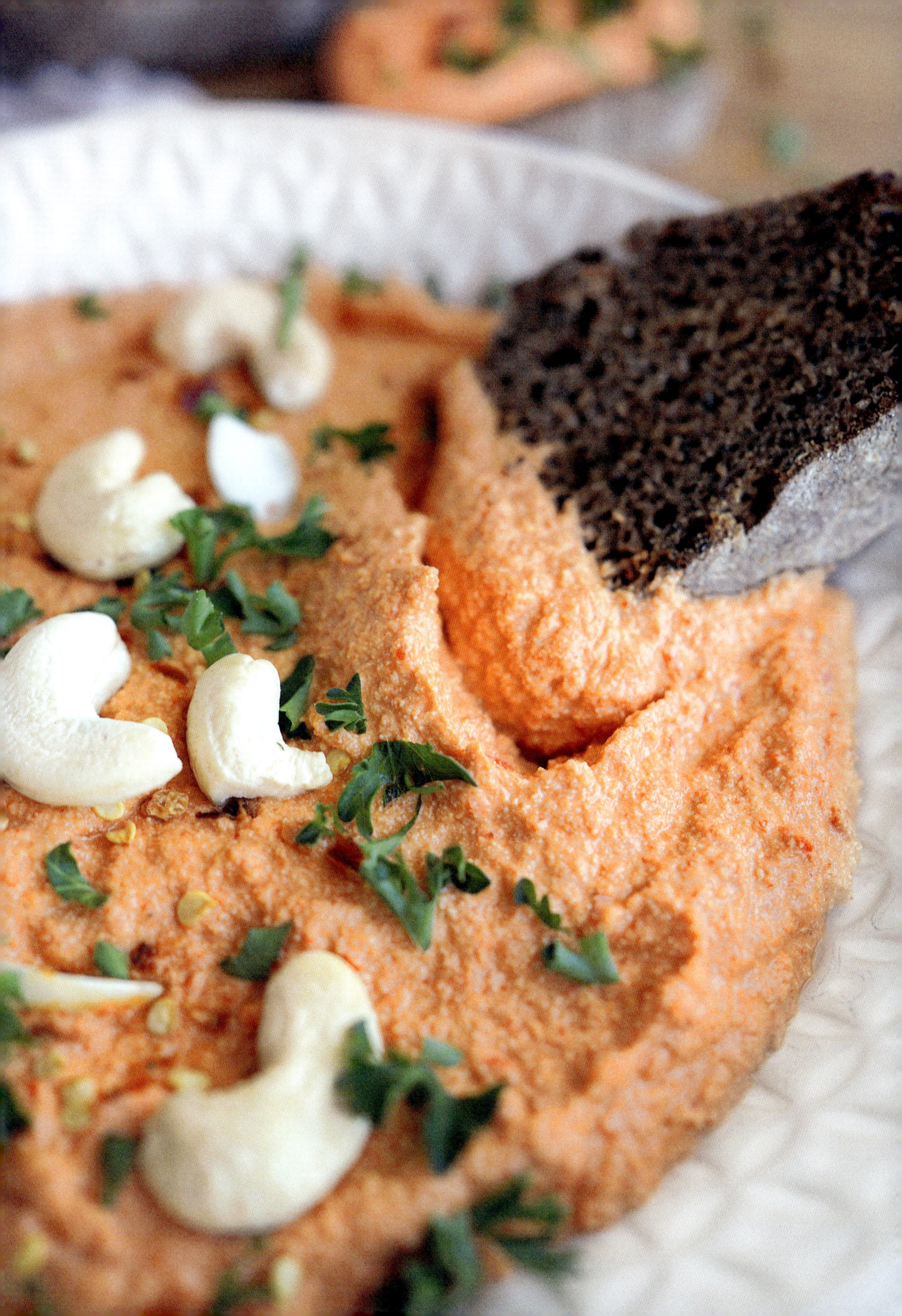

Diese drei Dips passen perfekt zu rohem Gemüse
als Brotaufstrich oder als cremige Soß
für Bowls und Wraps

Dips

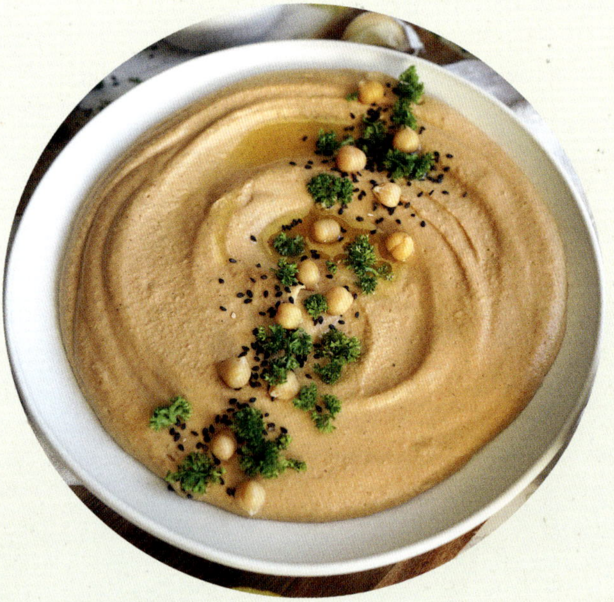

Hummus

Für 4 Portionen: **150 g Kichererbsen (Glas)** in ein Sieb abschütten, gründlich abspülen und in ein hohes Gefäß oder in einen Hochleistungsmixer füllen. **1 TL Öl** in einer kleine Pfanne erhitzen. **1 Knoblauchzehe** schälen, halbieren und in der Pfanne für ca. 3 Min. anrösten, so wird der Knoblauch milder im Geschmack und besser verträglich. Anschließend zusammen mit **2 EL Tahini, 1 EL Zitronensaft, je ½ TL gemahlener Kreuzkümmel und edelsüßes Paprikapulver, 1 Schluck Wasser und 1 Prise Salz** zu den Kichererbsen geben. Alles pürieren und nach Bedarf für mehr Cremigkeit noch etwas Wasser nachgeben. **2–3 Stängel frische Petersilie** waschen, trocken schütteln, fein hacken und in den Hummus einrühren.

Zubereitung: ca. 10 Min.
Nährwerte pro Portion: 115 kcal | 5 g EW | 6 g F | 8 g KH | 4 g BST

Zaziki

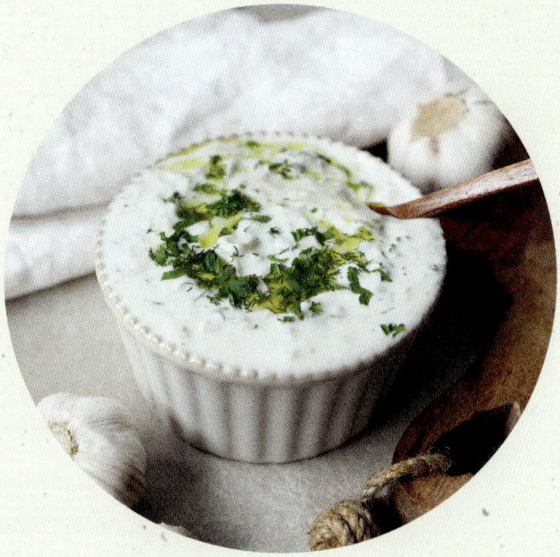

Für 2 Portionen: **½ Gurke** putzen, waschen und auf einer Gemüsereibe grob in eine Schüssel raspeln. Das Wasser leicht ausdrücken und wegschütten. **1 kleine Knoblauchzehe** schälen und fein hacken. **¼ Bund Dill** waschen, trocken schütteln und fein hacken. Die Gurkenraspel mit Knoblauch, **250 g Skyr, 100 g Naturjoghurt, 1 TL Olivenöl** und **1 TL Zitronensaft** vermengen. Mit **Salz, Pfeffer** und Dill abschmecken und ca. 15 Min. ziehen lassen.

Zubereitung: ca. 5 Min. Kühlen: ca. 15 Min.
Nährwerte pro Portion: 158 kcal |
17 g EW | 5 g F | 10 g KH | 1 g BST

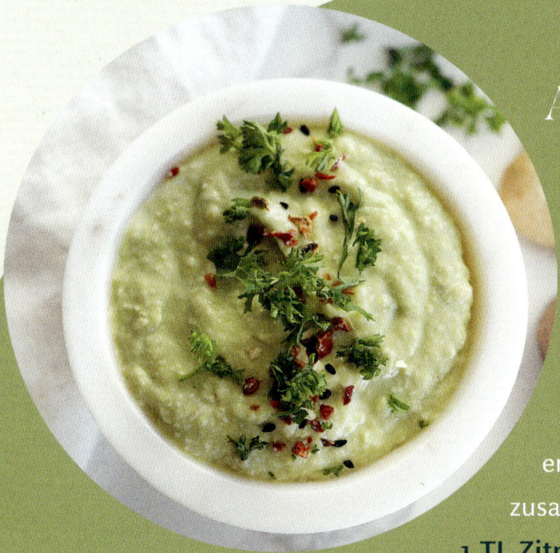

Avocadocreme

Für 2 Portionen: **2–3 Stängel frische Petersilie (alternativ Koriander)** waschen, trocken schütteln, die Blättchen abzupfen und fein hacken. **1 Knoblauchzehe** schälen und fein hacken. **½ Avocado** schälen, entkernen und das Fruchtfleisch zusammen mit den Kräutern, Knoblauch, **1 TL Zitronensaft** und **200 g Hüttenkäse** in eine Schüssel geben und verrühren. Alternativ alle Zutaten im Hochleistungsmixer zu einer Creme pürieren. Mit **Salz** und **Pfeffer** abschmecken.

Zubereitung: ca. 5 Min.
Nährwerte pro Portion: 208 kcal |
14 g EW | 15 g F | 4 g KH | 3 g BST

Statt Hafermehl eignet sich auch Buchweizen-, Kichererbsen-, Mandel- oder Dinkelmehl. Dabei die Wassermenge löffelweise anpassen.

Selbst gemachte Wraps

Zubereitung: ca. 15 Min.
Nährwerte pro Portion:
299 kcal | 14 g EW | 13 g F | 29 g KH | 0 g BST

FÜR 2 PORTIONEN
(4 MITTELGROSSE WRAPS)

100 g Haferflocken
2 Eier (M)
Salz

Außerdem
Fett für die Pfanne

1. Die Haferflocken in einen Mixer oder eine Küchenmaschine geben und in 30–60 Sek. auf hoher Stufe fein mahlen. Hafermehl mit 120–150 ml Wasser, den Eiern und 1 Prise Salz in einer Schüssel glatt rühren. Den Teig 2–3 Min. quellen lassen, damit er etwas eindickt. Der Teig sollte etwas dickflüssiger als Pfannkuchenteig sein – wenn er zu dick ist, noch löffelweise Wasser nachgießen, bis die gewünschte Konsistenz erreicht ist.

2. Etwas Fett in einer Pfanne erhitzen. Aus dem Teig jeweils 4 dünne Wraps nacheinander in der Pfanne bei mittlerer Hitze backen. Wenn sich der Wrap vom Rand löst, vorsichtig wenden und kurz von der anderen Seite bräunen.

3. Die Wraps entweder sofort servieren oder auskühlen lassen und luftdicht verschlossen im Kühlschrank lagern. Vor dem Servieren kurz in einer Pfanne ohne Fett oder bei mittlerer Wattzahl für ca. 30 Sek. in der Mikrowelle erwärmen, dann sind sie wieder weich und flexibel.

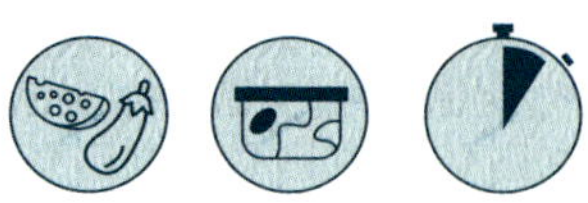

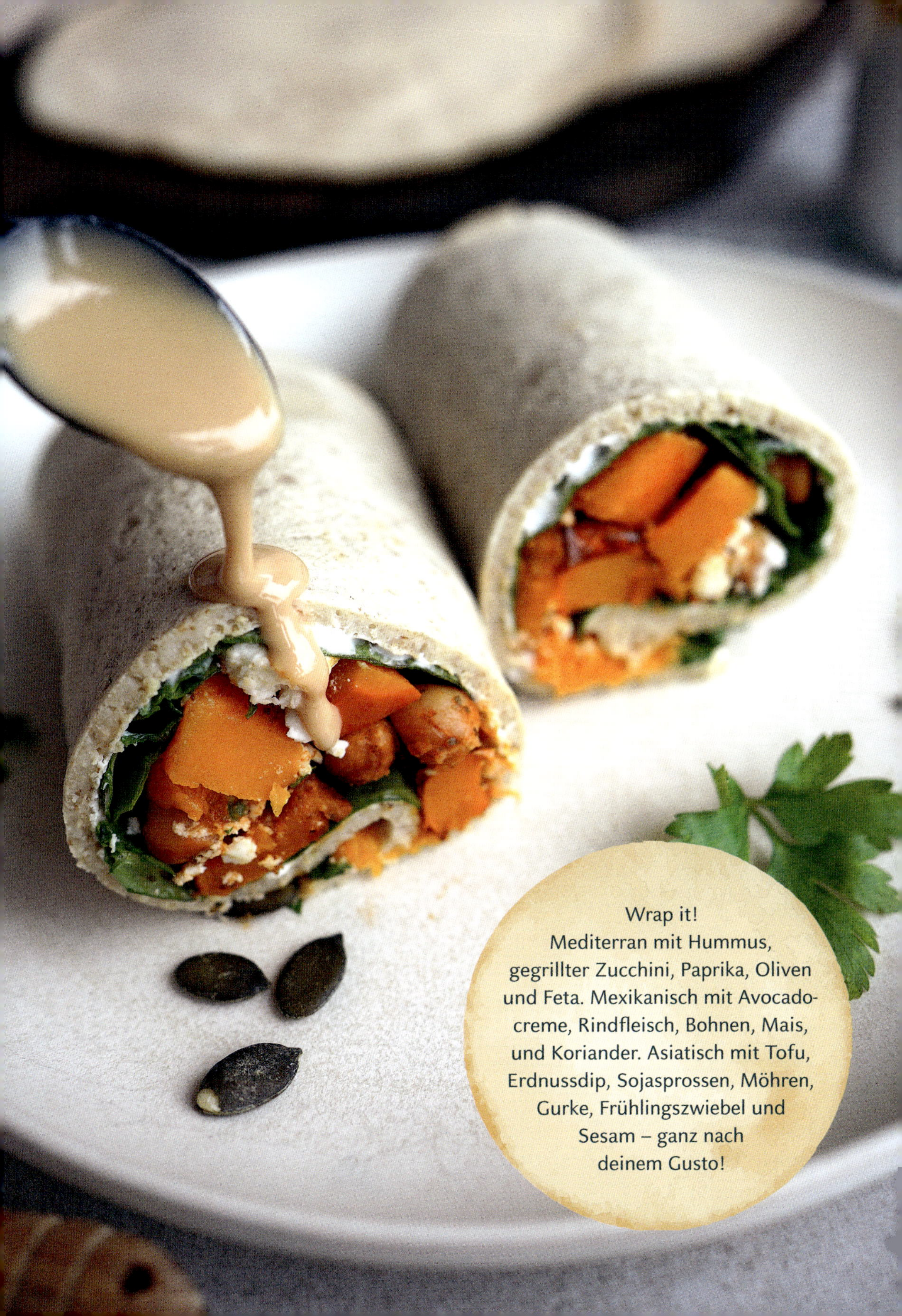

Wrap it!
Mediterran mit Hummus, gegrillter Zucchini, Paprika, Oliven und Feta. Mexikanisch mit Avocadocreme, Rindfleisch, Bohnen, Mais, und Koriander. Asiatisch mit Tofu, Erdnussdip, Sojasprossen, Möhren, Gurke, Frühlingszwiebel und Sesam – ganz nach deinem Gusto!

Diese Basics lassen sich vielseitig einsetzen
Dattelpaste und Puderzucker sind perfekt zum Süßen vo
Joghurt, Porridge, Desserts und Gebäck. Der Ketchup gib
deinen selbst gemachten Pommes und Co. de
fruchtig-würzigen Kick – ganz ohne raffinierten Zucke

Würz-Basics

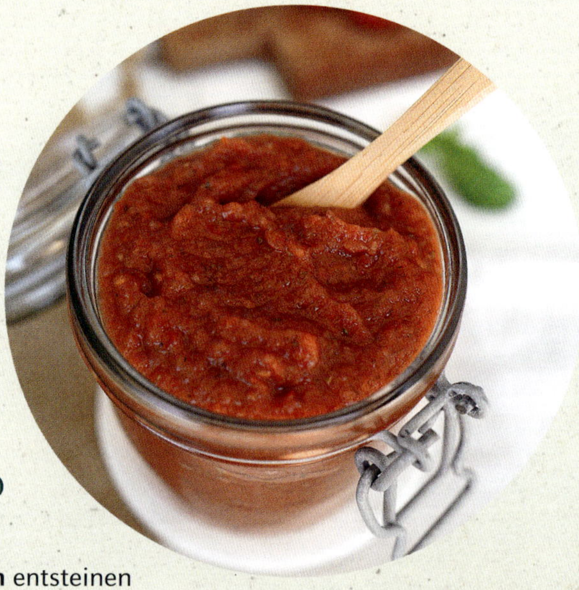

Zuckerfreier Ketchup

Für ca. 20 Portionen (20 EL): 4 **Datteln** entsteinen und ggf. in etwas **heißem Wasser** ca. 10 Min. einweichen, dann abgießen. Währenddessen 2 **große Tomaten** waschen und halbieren. **1 kleine rote Zwiebel** schälen und grob hacken. Alles mit **40 g getrockneten Tomaten**, **2 EL Tomatenmark**, **1 EL Olivenöl**, **1 EL Apfelessig**, **1 TL Oregano** und **1 Prise Salz** in einen Hochleistungsmixer geben und glatt pürieren. Den Ketchup in ein steriles Schraubglas füllen. Im Kühlschrank hält er sich bis zu 3–4 Wochen.

Zubereitung: ca. 15 Min.
Nährwerte pro Portion: 15 kcal | 0 g EW | 1 g F | 2 g KH | 0 g BST

Puderzucker aus Erythrit

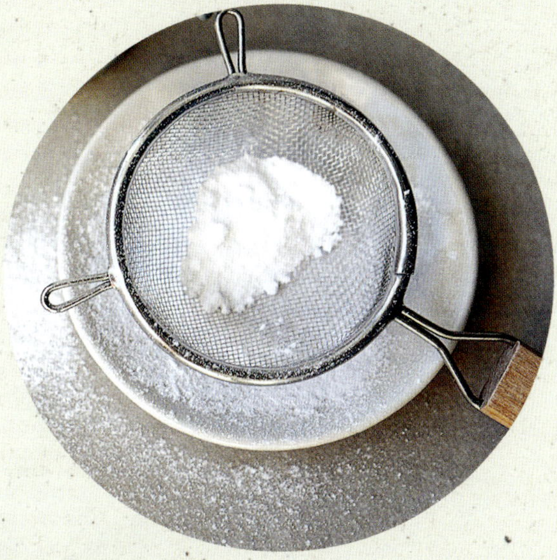

Für ca. 60 Portionen (12 TL): **200 g Erythrit** in einen leistungsstarken Mixer oder eine Kaffeemühle geben und auf höchster Stufe mixen, bis ein feines Pulver entsteht. Am besten in ein luftdichtes Glas oder eine Dose füllen, damit es keine Feuchtigkeit zieht und klumpt.

Zubereitung: ca. 2 Min.
Nährwerte pro Portion: 0 kcal | 0 g EW | 0 g F | 0 g KH | 0 g BST

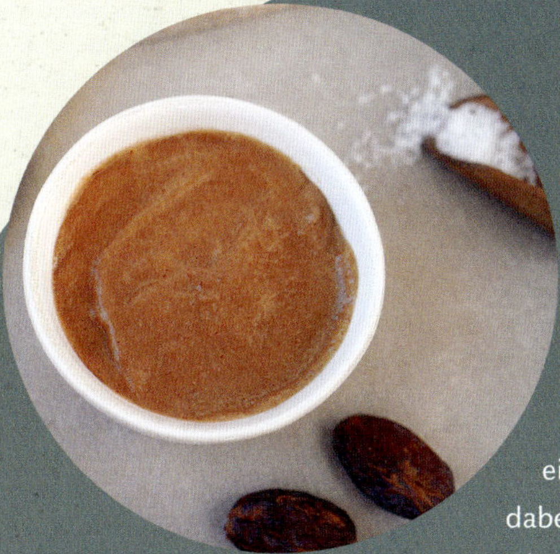

Dattelpaste

Für ca. 15 Portionen (15 EL): **200 g Datteln (Medjool oder Deglet Nour)** entsteinen und in eine Schüssel geben. Mit **80–120 ml heißem Wasser** (je nach gewünschter Konsistenz) übergießen und 10–15 Min. einweichen lassen. Anschließend abgießen, dabei **80 ml Einweichwasser** auffangen, mit den Datteln in einen Mixer geben und pürieren. Nach Bedarf mehr Wasser zugeben, bis eine glatte, cremige Paste entsteht. Nach Belieben mit **1 TL Zitronensaft** oder **1 Prise Salz** verfeinern. In ein steriles Glas abfüllen. Im Kühlschrank hält sie sich 2–3 Wochen.

Zubereitung: ca. 15 Min.
Einweichen: ca. 15 Min.
Nährwerte pro Portion: 37 kcal | 0 g EW | 0 g F | 9 g KH | 1 g BST

Diese Dressings sind wahre Allrounde
und eignen sich für Bowls, Salate, als Marinade fi
gegrilltes Gemüse, Tofu oder Tempel

Dressings

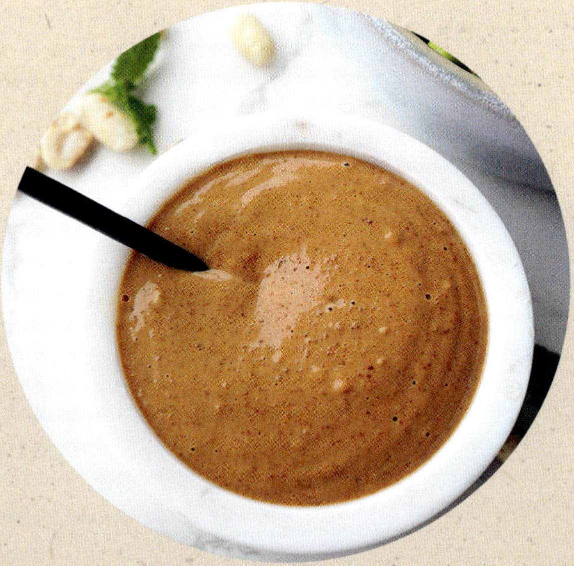

Erdnuss-Dressing

Für 2 Portionen: **1 kleines Stück Ingwer (1–2 cm)** schälen und fein reiben. 1 Knoblauchzehe schälen und durch eine Knoblauchpresse drücken. Beides mit **2 EL Erdnussmus, 1 EL Sojasoße** und **1 TL Limettensaft** in einer Schale gut verrühren. Nach Belieben etwas **Wasser** unterrühren, bis die gewünschte Konsistenz erreicht ist.

Zubereitung: ca. 5 Min.
Nährwerte pro Portion: 139 kcal | 7 g EW | 10 g F | 4 g KH | 2 g BST

Tahini-Zitronen-Dressing

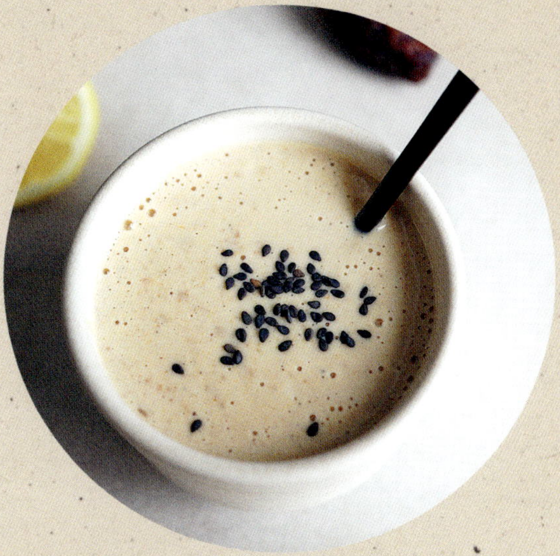

Für 2 Portionen: **2 EL Tahini, 4 EL Sojajoghurt, 2 TL Dattelpaste** (siehe Seite 153) und **2 EL Zitronensaft** in einem kleinen Gefäß glatt rühren. Nach Bedarf ca. **100 ml Wasser** hinzufügen, bis die gewünschte Cremigkeit erreicht ist. Mit **Salz** und **Pfeffer** abschmecken.

Zubereitung: ca. 5 Min.
Nährwerte pro Portion: 168 kcal | 6 g EW | 12 g F | 7 g KH | 3 g BST

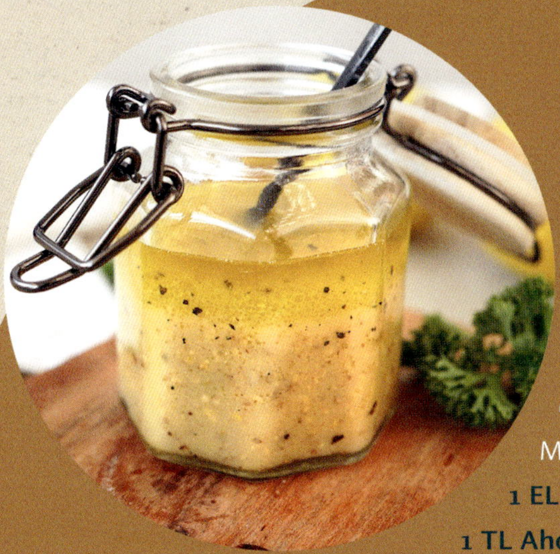

Zitronen-Vinaigrette

Für 2 Portionen: **1 kleine Knoblauchzehe** schälen und fein hacken oder durch eine Knoblauchpresse drücken. Mit **2 EL kaltgepresstem Olivenöl, 1 EL Zitronensaft, 1 TL Dijon-Senf** und **1 TL Ahornsirup** in ein Schraubglas geben. Mit **Salz** und **Pfeffer** würzen sowie nach Belieben **etwas Abrieb von ½ Bio-Zitrone** dazugeben. Das Glas mit dem Deckel verschließen und kräftig schütteln. Die Vinaigrette bis zum Verzehr im Kühlschrank aufbewahren.

Zubereitung: ca. 5 Min.
Nährwerte pro Portion: 107 kcal | 0 g EW | 10 g F | 3 g KH | 0 g BST

Energie-Booster bei Müdigkeit

Gerade in der Schwangerschaft
können Müdigkeit und
Erschöpfung häufiger auftreten.
Diese Rezepte spenden lang
anhaltende Energie, ohne dass du
in ein Zuckerloch fällst.

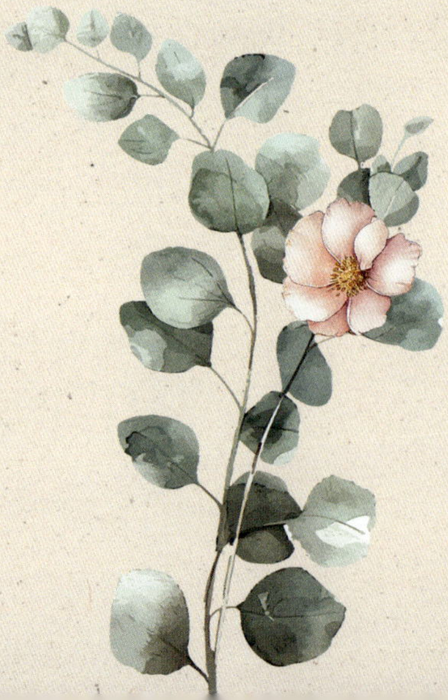

Haferflocken liefern komplexe Kohlenhydrate, Leinsamen unterstützen deine Verdauung durch Ballaststoffe und die Banane liefert dir Magnesium und Kalium.

Overnight Oats »Schoko Banane«

Zubereitung: ca. 10 Min. Quellen: über Nacht
Nährwerte pro Portion: 629 kcal |
37 g EW | 22 g F | 64 g KH | 8 g BST

FÜR 2 PORTIONEN

2 reife Bananen
100 g Haferflocken
20 g Leinsamen
2 EL Backkakao
Salz
400 g pflanzliche Skyr-Alternative
200 ml ungesüßter Pflanzendrink deiner Wahl
2 TL Ahornsirup

Außerdem

2 EL Haselnussmus
2 TL Kakaonibs

1. Die Bananen schälen und mit den Haferflocken, Leinsamen, Kakaopulver, 2 Prisen Salz, Skyr und Pflanzendrink in einen Hochleistungsmixer geben und cremig pürieren. In zwei Gläser oder Schalen füllen, abdecken und über Nacht im Kühlschrank quellen lassen.

2. Die Overnight Oats am nächsten Morgen mit Haselnussmus und Kakaonibs garnieren und genießen.

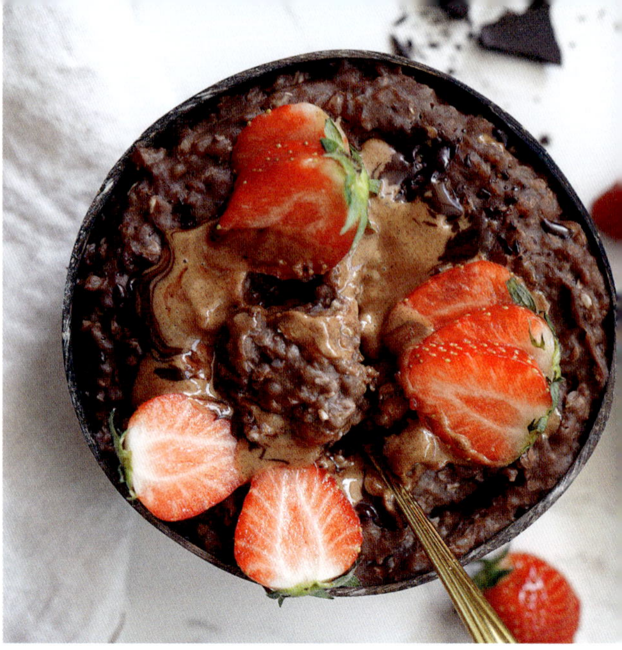

Buchweizen-Schoko-Porridge mit Erdbeeren

FÜR 2 PORTIONEN

120 g Buchweizenschrot
600 ml ungesüßter Pflanzendrink deiner Wahl
50 g Schoko-Proteinpulver (siehe Seite 135)
2 EL Backkakao
Salz
Ahornsirup (nach Belieben)

Außerdem

2 Handvoll Erdbeeren
2 EL Haselnussmus

1. Den Buchweizenschrot zusammen mit dem Pflanzendrink in einen Topf geben, unter Rühren aufkochen und bei niedriger Hitze 10–15 Min. köcheln lassen, bis er weich ist.

2. Das Proteinpulver mit Kakao und 1 Prise Salz einrühren und nach Belieben mit wenig Ahornsirup süßen. Die Erdbeeren putzen, waschen und halbieren.

3. Das Porridge in zwei Schüsseln geben und mit Erdbeeren toppen. Oder optional in zwei Gläser füllen und über Nacht in den Kühlschrank stellen. Am nächsten Morgen kalt genießen oder kurz erwärmen – die Erdbeeren nicht vergessen!

Zubereitung: ca. 15 Min.
Nährwerte pro Portion: 514 kcal | 32 g EW | 17 g F | 55 g KH | 11 g BST

Bananen-Pancakes

FÜR 2 PORTIONEN
100 g Haferflocken
2 reife Bananen
4 Eier (M)
Außerdem
2 TL Kokosöl zum Ausbacken
Bananenscheiben, Kakaonibs und Honig (nach Belieben)

1. Die Haferflocken in einen Mixer oder eine Küchenmaschine geben und in 30–60 Sek. auf hoher Stufe fein mahlen. Die Bananen schälen und mit einer Gabel in einer Schüssel gut zerdrücken. Die Eier und das Hafermehl dazugeben und alles zu einem glatten Teig verrühren. Nach Bedarf noch 1 Schuss Wasser ergänzen, damit ein zäher, cremiger Teig entsteht.

2. Das Kokosöl in einer Pfanne erhitzen und darin kleine Pancakes goldbraun ausbacken. Dazu passen Chia-Marmelade (siehe Seite 145) oder Schokocreme (siehe Seite 144). Übrigens: Der Teig eignet sich auch perfekt für das Waffeleisen.

Zubereitung: ca. 15 Min.
Nährwerte pro Portion: 559 kcal | 22 g EW | 23 g F | 64 g KH | 3 g BST

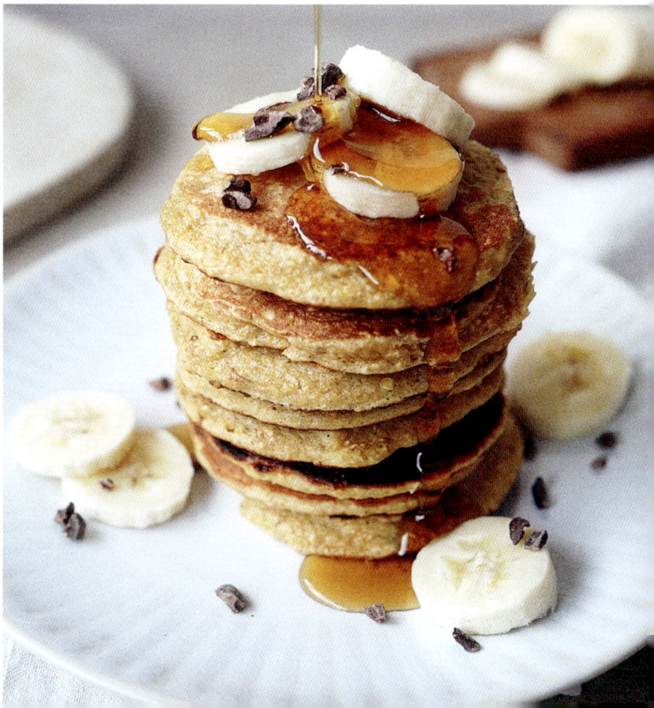

Diese Drinks lassen sich ganz schnell vorbereiten und sind ideal für unterwegs, beim Sport im Sommer oder bei Ausflügen

Power-Drinks

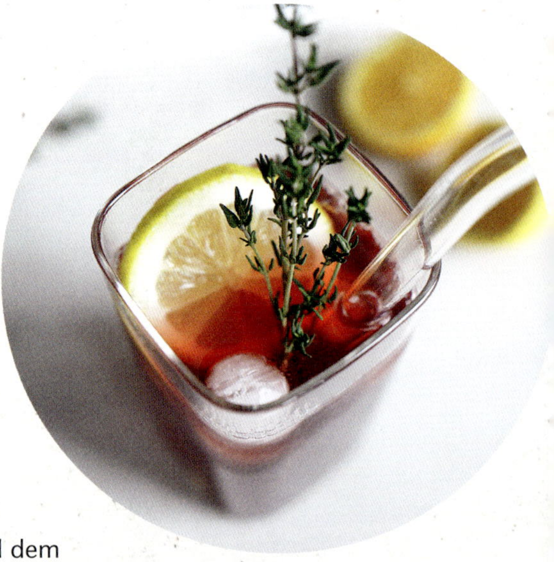

Elektrolytgetränk

Für 1 Liter (4 Portionen): **1 Zitrone** halbieren und den Saft auspressen. **900 ml ungesüßtes Kokoswasser** mit **1 Tasse Fruchtsaft** (Direktsaft z. B. Ananas, Kirsch, Apfel oder Orangensaft) und dem Zitronensaft in einem Krug oder einer Flasche vermischen. **¼–½TL Salz** hinzufügen und gut verrühren, bis es sich ganz aufgelöst hat. Nach Belieben mit **Kräutern** (z. B. Minze oder Thymian), **Zitronen- oder Ingwerscheiben** verfeinern – für noch mehr Frische und eine zusätzliche Unterstützung für die Verdauung. Nach Wunsch gekühlt servieren.

Extra-Benefit: Dieser Drink kann dank Vitamin C aus der Zitrone die Eisenresorption im Körper unterstützen und ist somit ein optimales Getränk zur Aufnahme von Eisensupplementen. Zudem ist er reich an Kalium, Magnesium, Natrium, Glukose – ideal zur Rehydration nach dem Sport oder bei starkem Schwitzen.

Zubereitung: ca. 5 Min.
Nährwerte pro Portion: 78 kcal | 0 g EW | 2 g F | 19 g KH | 0 g BST

Hidden Greens Smoothie

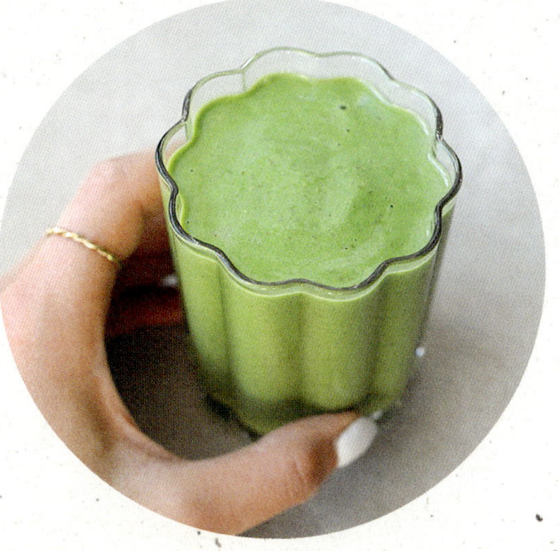

Für 2 Portionen: **200 g Babyspinat, 80 g Avocado, 30 g Leinsamen, 60 g Vanille-Proteinpulver** (siehe Seite 135) und **500 ml ungesüßter Pflanzendrink** (alternativ Wasser) in einen Mixer geben und cremig pürieren. Den Smoothie als Snack nach dem Training oder als nährstoffreiches Frühstück genießen.

Zubereitung: ca. 10 Min.
Nährwerte pro Portion: 355 kcal |
36 g EW | 20 g F | 4 g KH | 13 g BST

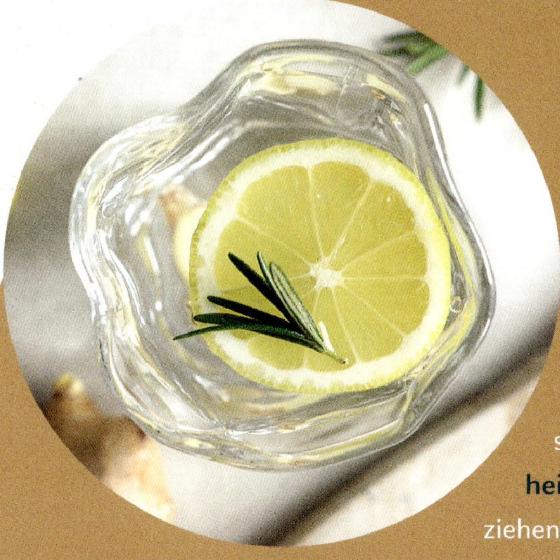

Ingwer-Zitronen-Wasser

Für 2 Portionen: **1 Stück Ingwer (ca. 4 cm)** schälen und in dünne Scheiben schneiden oder fein reiben. Mit **600 ml heißem Wasser** übergießen und 5 Min. ziehen lassen. Den **Saft von 1 Zitrone** auspressen und in das Ingwerwasser geben. Das Getränk ein wenig abkühlen lassen und nach Belieben **Honig** oder **Kräuter** hinzufügen. Noch warm genießen.

Zubereitung: ca. 5 Min.
Nährwerte pro Portion: 28 kcal |
1 g EW | 0 g F | 5 g KH | 0 g BST

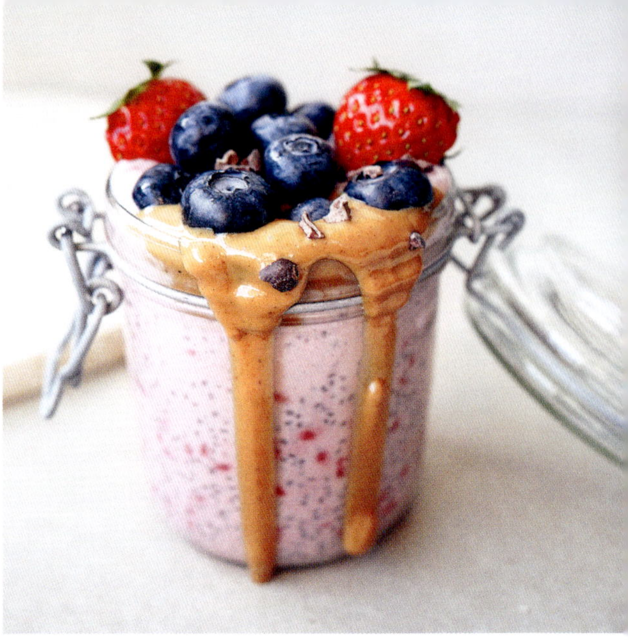

Kefir-Chia-Pudding

FÜR 2 PORTIONEN

400 ml Kefir
40 g Chiasamen
3–4 TL Dattelpaste (siehe Seite 153, alternativ Ahornsirup (nach Belieben)
½ TL gemahlene Vanille
2 Handvoll Himbeeren (frisch oder TK)

Außerdem

2 EL Mandelmus
frische Beeren

1. Den Kefir mit Chiasamen, Dattelpaste und gemahlener Vanille in einer Schale gut verrühren. Die Himbeeren vorsichtig unterheben und den Mix abgedeckt für mindestens 2 Std. oder über Nacht im Kühlschrank quellen lassen.

2. Vor dem Servieren mit Mandelmus und frischen Beeren toppen.

Zubereitung: ca. 10 Min. Quellen: über Nacht
Nährwerte pro Portion: 323 kcal | 13 g EW | 20 g F | 17 g KH | 10 g BST

Granola-Joghurt-Bowl

FÜR 2 PORTIONEN

Für das Granola

150 g Haferflocken
50 g Nüsse (z. B. Walnüsse und Mandeln)
50 g Kerne (z. B. Kürbis- und Sonnenblumenkerne)
40 g frisch geschrotete Leinsamen
1 TL Ceylon-Zimtpulver
2 EL Kokosöl
40 g Erythrit
1 EL Ahornsirup

Für die Bowl

300 g Naturjoghurt (alternativ Sojajoghurt mit Milchsäurebakterienkulturen)
80 g Granola (siehe oben)
2 Handvoll Beeren
2 TL Nussmus
2 TL Ahornsirup (nach Belieben)

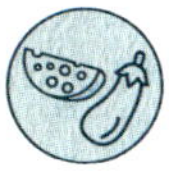

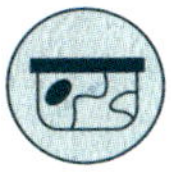

1. Für das Granola die Haferflocken mit Nüssen, Kernen, Leinsamen und Zimt vermengen. In einer Pfanne bei mittlerer Hitze ca. 5 Min. anrösten, dabei regelmäßig umrühren, damit nichts anbrennt. Kokosöl, Erythrit und Ahornsirup dazugeben, gut unterrühren und ca. 2 Min. weiter rösten.

2. Die Masse zum Auskühlen auf ein mit Backpapier ausgelegtes Backblech verteilen, anschließend in ein Glas umfüllen. Luftdicht und trocken gelagert ist es mehrere Wochen haltbar.

3. Für die Bowl den Joghurt in eine Schale geben. Mit Granola, Beeren, Nussmus und Ahornsirup nach Belieben toppen.

Zubereitung: ca. 15 Min
Nährwerte pro Portion: 328 kcal | 12 g EW | 20 g F | 22 g KH | 4 g BST

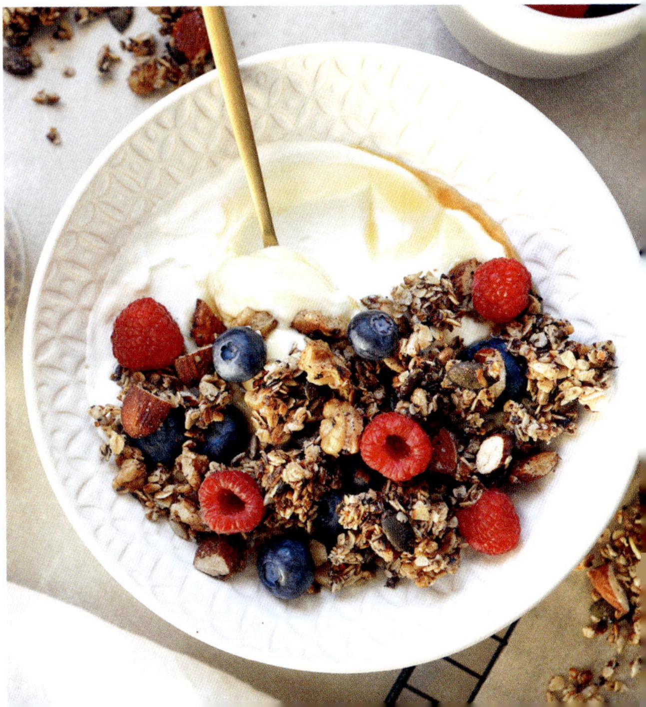

Kichererbsen sorgen für eine lang anhaltende Sättigung und stabile Energie. Avocado liefert Folsäure und gesunde ungesättigte Fettsäuren.

Bowl mit Brokkoli, Kichererbsen und Quinoa

Zubereitung: ca. 25 Min.
Nährwerte pro Portion:
784 kcal | 23 g EW | 46 g F | 62 g KH | 20 g BST

FÜR 2 PORTIONEN

120 g Quinoa
Salz
2 Handvoll Brokkoliröschen
200 g Kichererbsen (Glas)
2 EL Olivenöl
2 TL edelsüßes Paprikapulver
Pfeffer
1 Avocado
2 Handvoll frische Kräuter (nach Belieben)
Tahini-Zitronen-Dressing (siehe Seite 155)

1. Die Quinoa gründlich in einem Sieb mit heißem Wasser abspülen, um die Bitterstoffe zu entfernen. In einem Topf mit 250 ml Wasser und 1 Prise Salz zum Kochen bringen. Anschließend die Hitze reduzieren und die Quinoa ca. 15 Min. köcheln lassen, bis das Wasser aufgesogen ist.

2. Währenddessen die Brokkoliröschen putzen und waschen. In einen Topf mit Dämpfeinsatz geben und in wenig Wasser 5–7 Min. dämpfen. Der Brokokoli sollte noch leicht bissfest sein. Alternativ die Röschen kurz in leicht gesalzenem Wasser blanchieren.

3. Die Kichererbsen abgießen, abspülen und gut abtropfen lassen. Das Öl in einer Pfanne erhitzen, die Kichererbsen hinzugeben, mit Paprikapulver, Salz und Pfeffer würzen und ca. 5 Min. rundherum rösten, bis sie leicht knusprig sind. Währenddessen die Avocado halbieren, entkernen, das Fruchtfleisch mit einem Löffel aus der Schale nehmen und in Scheiben oder Würfel schneiden. Die Kräuter waschen, trocken schütteln und grob hacken.

4. Die Quinoa mit Brokkoli und Kichererbsen in einer Bowl anrichten, mit Avocado und frischen Kräutern nach Belieben toppen und mit dem Dressing beträufeln.

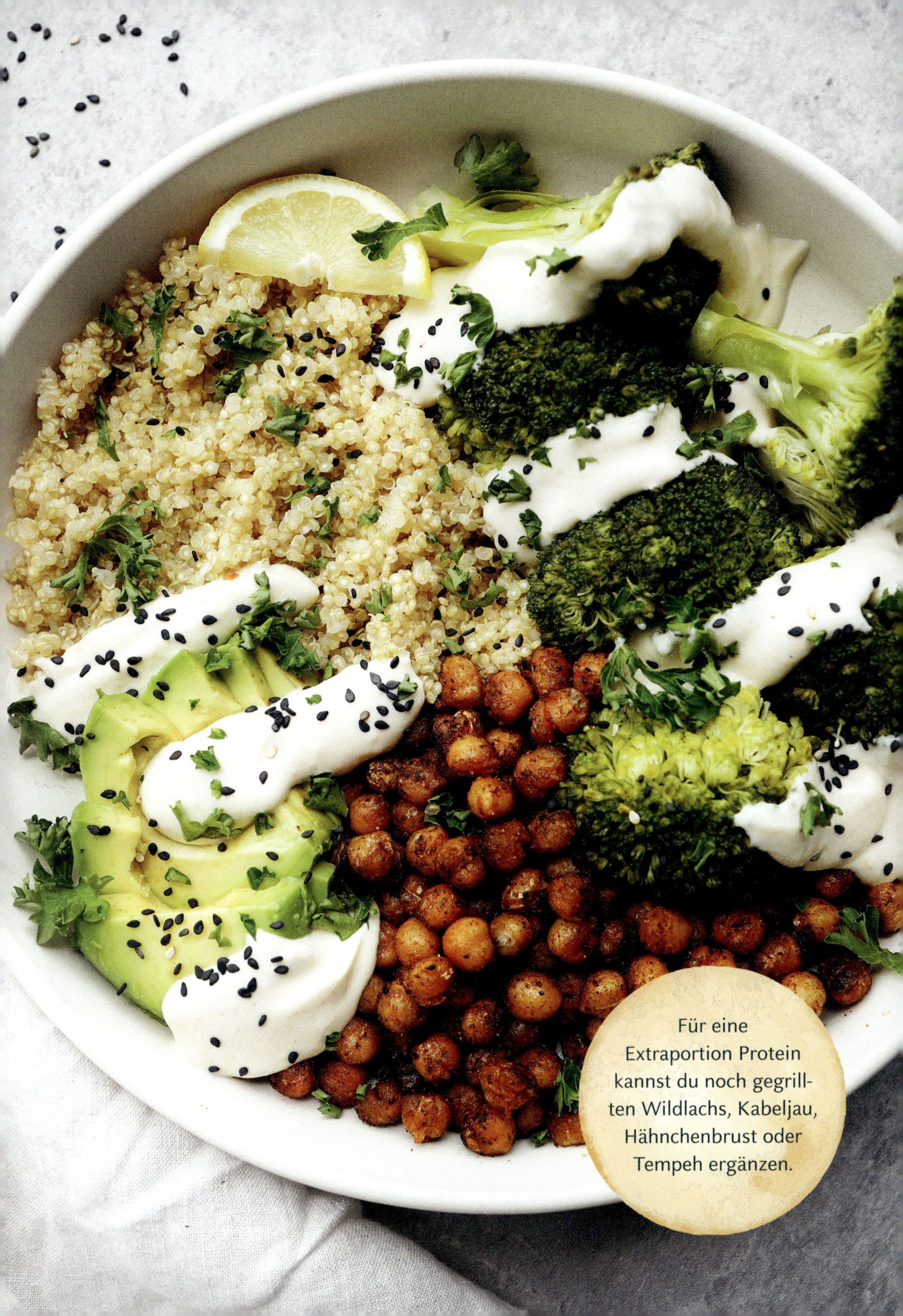

Für eine Extraportion Protein kannst du noch gegrillten Wildlachs, Kabeljau, Hähnchenbrust oder Tempeh ergänzen.

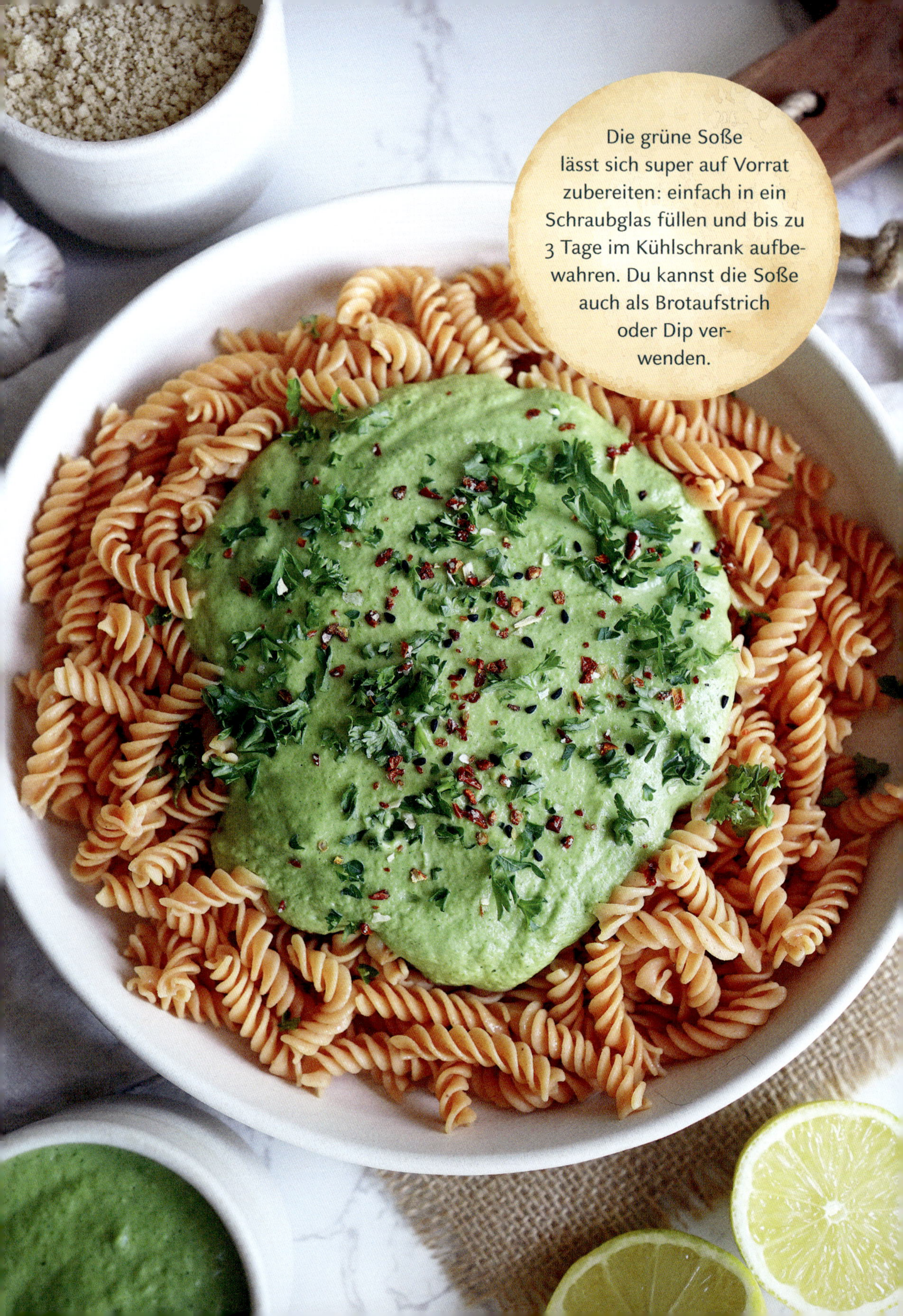

Die grüne Soße lässt sich super auf Vorrat zubereiten: einfach in ein Schraubglas füllen und bis zu 3 Tage im Kühlschrank aufbewahren. Du kannst die Soße auch als Brotaufstrich oder Dip verwenden.

Brokkoli und Spinat sind echte Nährstoffbomben. Reich an Vitamin C, Magnesium, Eisen und Antioxidantien für dein Immunsystem.

Linsenpasta mit Brokkoli-Spinat-Soße

Zubereitung: ca. 25 Min.
Nährwerte pro Portion:
641 kcal | 35 g EW | 23 g F | 59 g KH | 8 g BST

FÜR 2 PORTIONEN

250 g Brokkoli
100 g Zucchini
1 Zwiebel
2 Knoblauchzehen
150 g Babyspinat
1 EL Olivenöl
30 g Cashewkerne
1 EL Hefeflocken
100 ml Pflanzensahne
1 EL Zitronensaft
Salz, Pfeffer
140 g Linsenpasta

Außerdem

1 kleine Handvoll Kräuter (nach Belieben)
Chiliflocken und schwarzer Sesam (nach Belieben)

1. Den Brokkoli putzen, waschen und in kleine Röschen schneiden. Die Zucchini grob würfeln. Zwiebel und Knoblauch schälen und grob hacken. Den Babyspinat waschen und abtropfen lassen.

2. Das Öl in eine Pfanne geben. Zwiebel und Knoblauch darin 2–3 Min. glasig dünsten. Brokkoli und Zucchini dazugeben und ca. 5 Min. anbraten, bis sie leicht bräunen.

3. Alles zusammen mit Babyspinat, Cashewkernen, Hefeflocken, Pflanzensahne sowie Zitronensaft in einen Hochleistungsmixer geben und zu einer cremigen Soße pürieren. Mit Salz und Pfeffer abschmecken.

4. Die Linsenpasta nach Packungsanleitung in reichlich Salzwasser bissfest garen. Anschließend abgießen. Währenddessen die Kräuter waschen und trocken schütteln. Die Kerne in einer Pfanne ohne Fett rösten, bis sie duften.

5. Die Nudeln mit der grünen Soße vermengen. Mit Kräutern, Chiliflocken und Sesam bestreut servieren.

Feldsalat ist einer der nährstoffreichsten Blattsalate und liefert besonders viel Vitamin C, Folsäure, Vitamin K, Eisen und Betacarotin!

Feldsalat mit Granatapfel, Linsen und Feta

Zubereitung: ca. 15 Min.
Nährwerte pro Portion:
483 kcal | 23 g EW | 26 g F | 39 g KH | 10 g BST

FÜR 2 PORTIONEN

150 g Hokkaido-Kürbis
200 g Feldsalat
2 kleine rote Zwiebeln
200 g braune Linsen (Glas)
100 g Feta (hergestellt mit mikrobiellem Lab)
2 EL Walnusskerne
4 EL Granatapfelkerne

Für das Dressing

2 EL Olivenöl
2 EL Zitronensaft
2 TL Senf
2 TL Honig
Salz, Pfeffer

1. Den Backofen auf 180° (Umluft) vorheizen. Den Kürbis putzen, waschen und samt Schale klein würfeln. Im Ofen in 15–20 Min. backen.

2. In der Zwischenzeit den Feldsalat putzen, gründlich waschen, trocken schleudern und in eine große Schüssel geben. Die Zwiebeln schälen und fein würfeln. Die Linsen in ein Sieb abschütten und abspülen. Den Feta zerbröseln.

3. Alle Zutaten bis auf die Walnuss- und Granatapfelkerne zum Feldsalat in die Schüssel geben und vermengen.

4. Für das Dressing alle Zutaten verrühren, über den Salat geben und vorsichtig vermengen. Die Walnusskerne hacken und den Salat mit Walnuss- und Granatapfelkernen toppen.

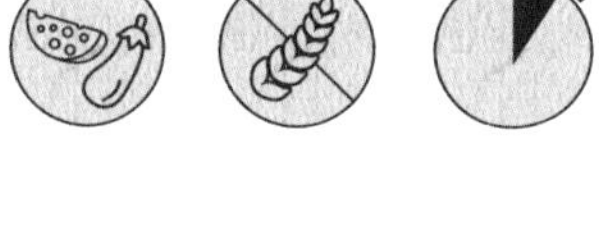

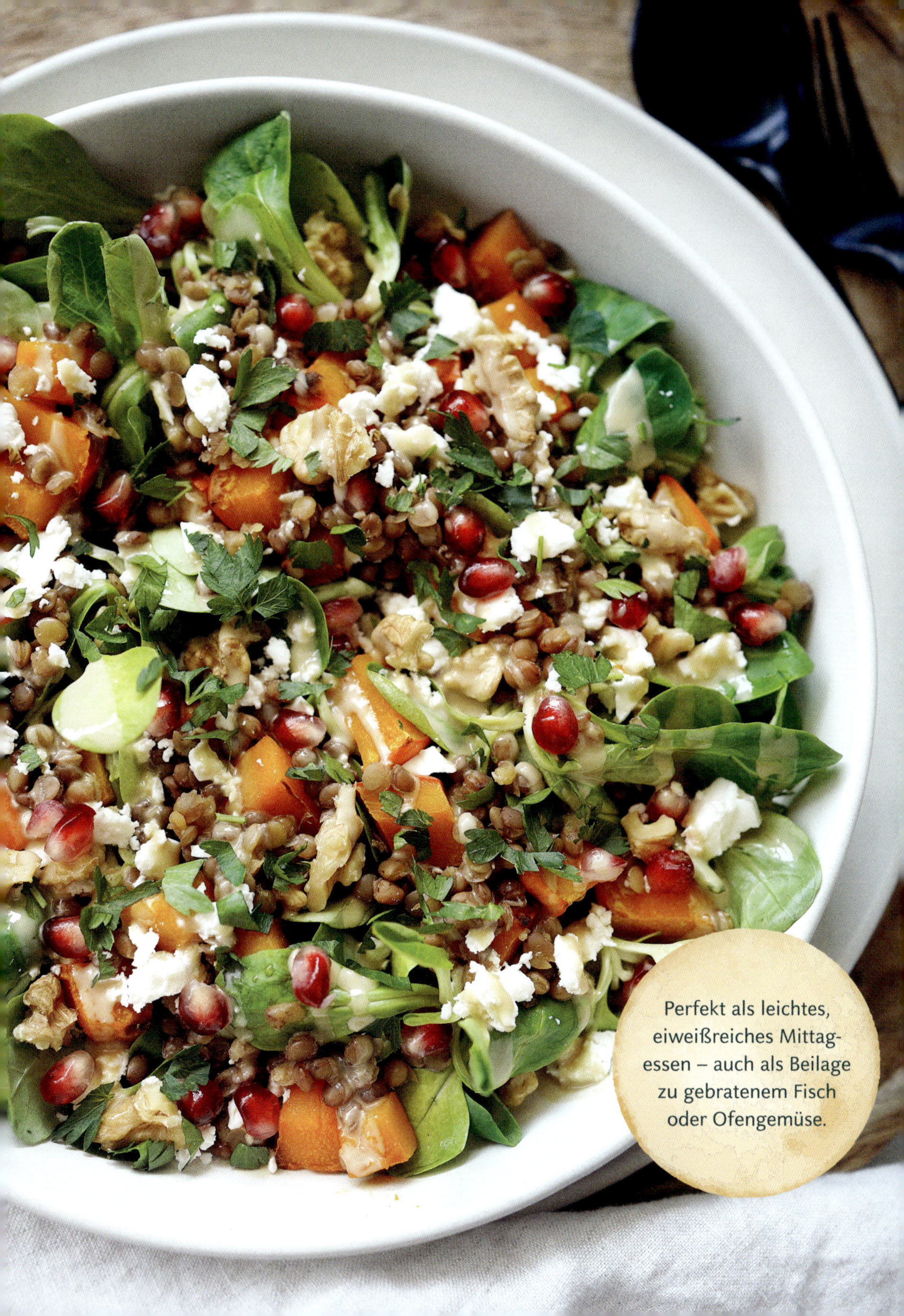

Perfekt als leichtes, eiweißreiches Mittagessen – auch als Beilage zu gebratenem Fisch oder Ofengemüse.

Snacks gegen Heißhunger

Heißhunger oder Lust auf Süßes?
Diese Snacks lassen sich schnell
zubereiten und halten lange satt.
Perfekt als Meal Prep oder
To-Go, wenn du unterwegs
etwas Gesundes brauchst.

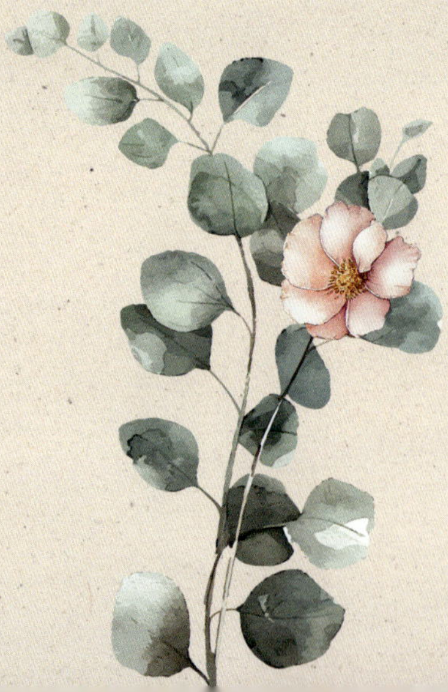

Diese Schokomuffins schmecken nicht nur himmlisch, sondern stecken auch voller wertvoller Ballaststoffe, Proteine und Mineralstoffe. Veganerinnen können statt der Eier 1 EL geschrotete Leinsamen mit 3 EL Wasser quellen lassen.

Gesunde Schokomuffins

Zubereitung: ca. 10 Min. Backen: ca. 20 Min.
Nährwerte pro Portion (Muffin): 191 kcal | 9 g EW | 10 g F | 15 g KH | 3 g BST

FÜR CA. 7 MUFFINS

100 g Haferflocken

40 g Schoko-Proteinpulver (siehe Seite 135)

30 g Backkakao

1 TL Backpulver

40 g Zartbitterschokolade (mind. 70% Kakaoanteil)

2 Eier (M)

2 EL Haselnussmus

3 EL Apfelmark

100 ml ungesüßter Pflanzendrink deiner Wahl

Dattelpaste oder Erythrit (siehe Seite 153; nach Belieben)

Außerdem

7 Silikon-Muffinförmchen

1. Den Backofen auf 180° (Ober-/Unterhitze) vorheizen.

2. Die trockenen Zutaten in einer Schüssel verrühren. In einer zweiten Schüssel die feuchten Zutaten verquirlen und nach Belieben mit Dattelpaste süßen. Die Schokolade grob hacken.

3. Die trockenen Zutaten mit der Schokolade zu den feuchten geben und zu einem homogenen Teig verrühren. Den Teig gleichmäßig in die Muffinmulden oder Silikonförmchen verteilen. Im heißen Ofen ca. 20 Min. backen. Mit der Stäbchenprobe prüfen, ob sie fertig sind. Anschließend etwas abkühlen lassen. Optional ganz auskühlen lassen und luftdicht verpackt einfrieren. Bei Zimmertemperatur auftauen und für 5 Min. bei 120° im Ofen erwärmen.

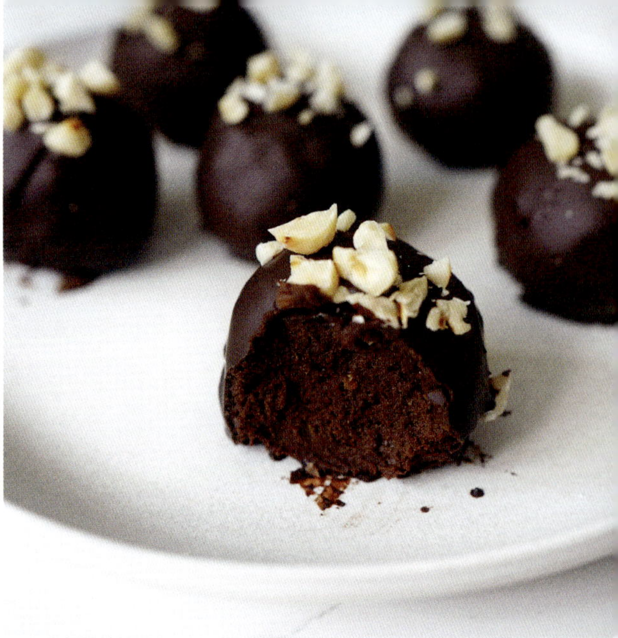

Protein-Brownie-Balls

FÜR 6 BÄLLCHEN

60 g Mandelmehl
2 EL Backkakao
2 EL Schoko-Proteinpulver (siehe Seite 135)
60 g Mandelmus
50 g Dattelpaste (siehe Seite 153)
Salz

Außerdem

40 g Zartbitterschokolade (mind. 70% Kakaoanteil)
1 EL gehackte Nüsse nach Wahl

1. Alle Zutaten bis auf die Schokolade mit 1 Prise Salz und 1 EL Wasser zu einer klebrigen Masse vermengen. Mit angefeuchteten Händen 6 kleine Bällchen aus der Masse formen.

2. Die Schokolade über einem Wasserbad schmelzen. Die Bällchen in der Schokolade wälzen, mit gehackten Nüssen toppen und anschließend kalt stellen, bis die Schokolade fest ist. Die Brownie Balls halten sich luftdicht verschlossenen im Kühlschrank gelagert 1–2 Wochen.

Zubereitung: ca. 15 Min.
Nährwerte pro Portion (Ball): 191 kcal | 9 g EW | 12 g F | 10 g KH | 5 g BST

Protein-Müsliriegel ohne Backen

FÜR 6 RIEGEL

100 g Datteln
50 g Proteinpulver (Geschmack nach Belieben, siehe Seite 135)
80 g Haferflocken
50 g Nussmus
Salz
1–2 EL ungesüßter Pflanzendrink deiner Wahl
100 g Zartbitterschokolade (mind. 70% Kakaoanteil)
30 g Nüsse (z. B. Walnüsse, Mandeln, Cashews …)

1. Die Datteln entsteinen, mit Proteinpulver, Haferflocken, Nussmus und 1 Prise Salz mischen. Bei Bedarf etwas Pflanzendrink hinzufügen, sodass ein formbarer Teig entsteht. Aus dem Teig dann 6 Riegeln formen.

2. Die Schokolade über einem Wasserbad schmelzen. Die Nüsse grob hacken. Die Riegel mit der Schokolade überziehen und mit Nüssen bestreuen. Im Kühlschrank oder Gefrierfach kalt stellen, bis die Schokolade fest ist. Die Riegel halten sich luftdicht verschlossenen im Kühlschrank gelagert 1–2 Wochen.

Zubereitung: ca. 15 Min.
Nährwerte pro Portion (Riegel): 303 kcal | 11 g EW | 16 g F | 26 g KH | 2 g BST

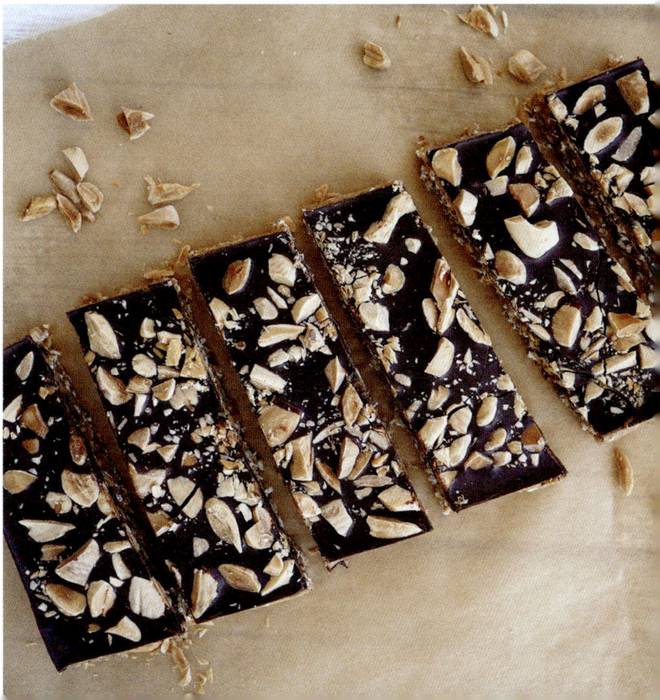

Saftiges Bananenbrot

Zubereitung: ca. 10 Min.
Backen: ca. 45 Min.
Nährwerte pro Portion (Scheibe):
124 kcal | 5 g EW | 5 g F |
15 g KH | 1 g BST

FÜR 1 BROT
(À 12 SCHEIBEN)

375 g reife Bananen
2 EL Nussmus
100 ml ungesüßter Pflanzendrink deiner Wahl
1 TL Apfelessig
1 Ei (M)
150 g glutenfreie Haferflocken
40 g Mandelmehl (alternativ gemahlene Mandeln)
Salz
2 TL Backpulver
40 g Erythrit (nach Belieben)
1 Handvoll Schokodrops (alternativ Blaubeeren)

Außerdem

Kastenform (8 × 20 cm)

1. Den Backofen auf 175° (Ober-/Unterhitze) vorheizen.

2. Die Bananen schälen und in einer Schüssel mit einer Gabel zu Mus zerdrücken. Mit Nussmus, Pflanzendrink, Apfelessig und Ei gut vermengen.

3. Die Haferflocken in einer Küchenmaschine zu Mehl mixen. In einer zweiten Schüssel Hafermehl, Mandelmehl, 1 Prise Salz und Backpulver separat vermengen. Die trockenen Zutaten zu den feuchten geben und alles mit dem Handrührgerät zu einem glatten Teig verrühren. Nach Belieben mit Erythrit süßen. Zum Schluss noch die Schokodrops oder Blaubeeren unterheben.

4. Den Teig in eine mit Backpapier ausgelegte Kastenform füllen und im heißen Ofen (Mitte) ca. 45 Min. backen. Mit der Stäbchenprobe prüfen, ob das Bananenbrot fertig ist. Aus dem Ofen nehmen und abkühlen lassen.

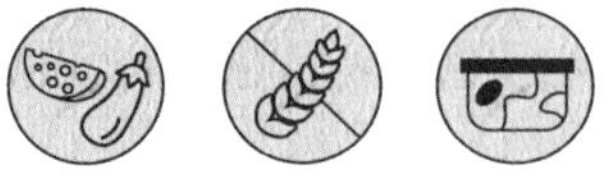

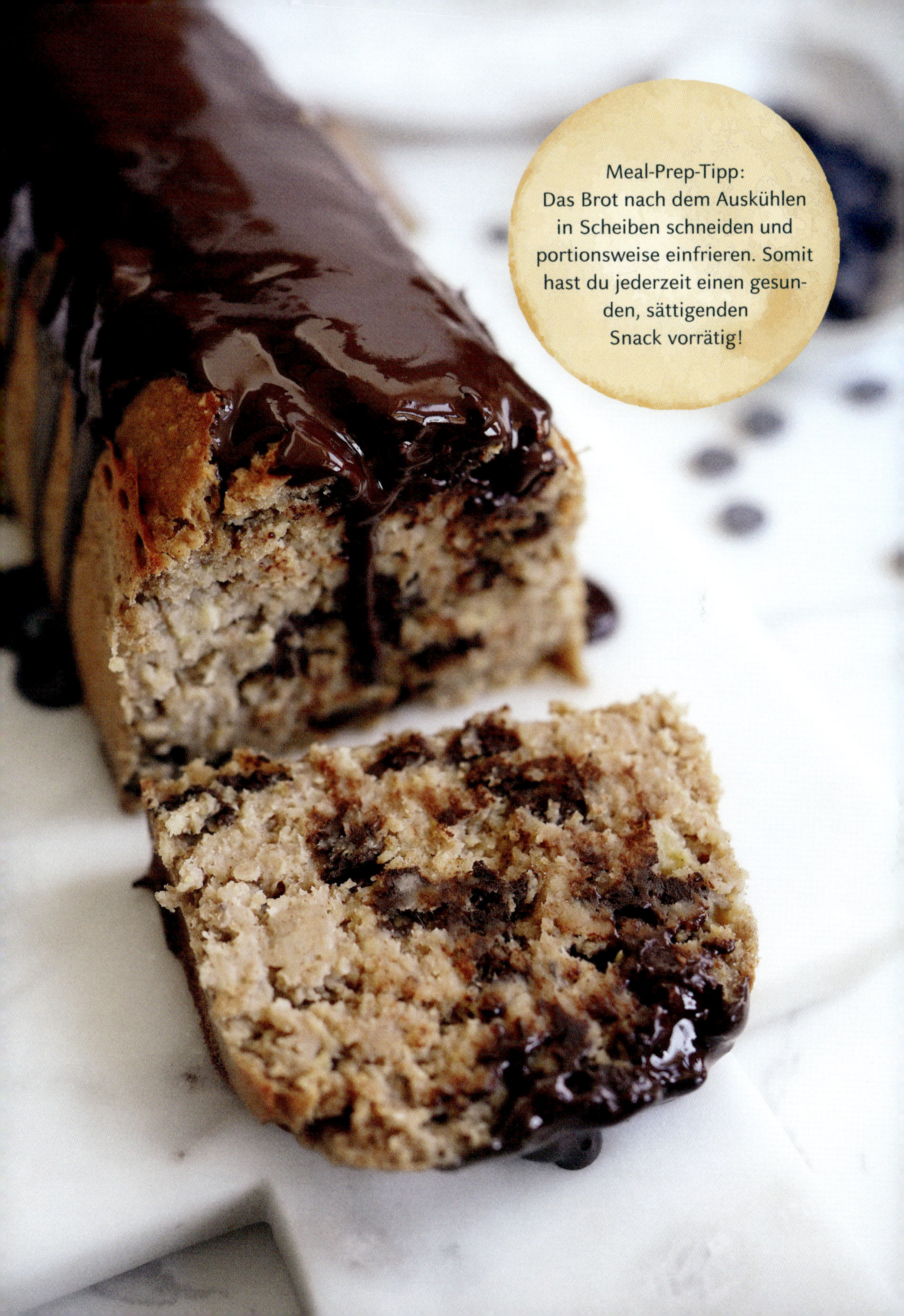

Meal-Prep-Tipp:
Das Brot nach dem Auskühlen in Scheiben schneiden und portionsweise einfrieren. Somit hast du jederzeit einen gesunden, sättigenden Snack vorrätig!

Crêpes und Cracker lassen sich sowohl herzhaft als auch sü genießen, zum Beispiel mit Hummus, Avocado- oder Sch kocreme. Buchweizen, Äpfel, Nussmuss, Kerne und Same liefern reichlich Ballaststoffe und wertvolle Mikronährstoff

Gesunde Snacks

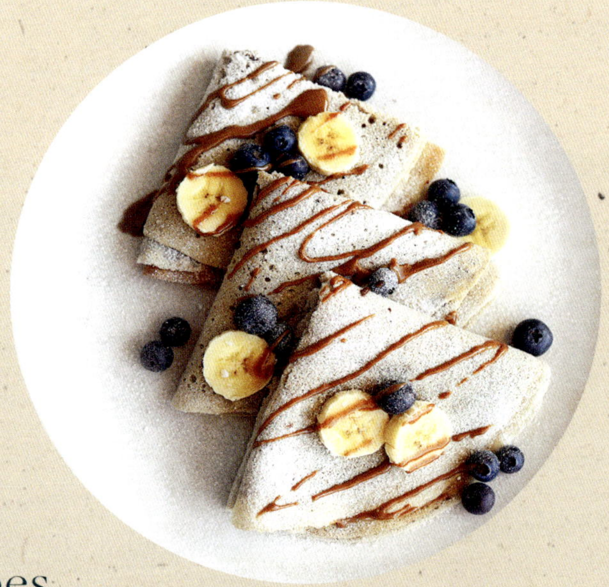

Buchweizen-Crêpes

Für 6 Stück: **200 g Buchweizenmehl, 50–80 g Erythrit** (nach Belieben) und **200 ml ungesüßter Pflanzendrink deiner Wahl** zu einem glatten Teig verrühren. Etwas **Kokosöl** in einer beschichteten Pfanne erhitzen. Aus dem Teig portionsweise 6 dünne Crêpes von beiden Seiten bei mittlerer Hitze jeweils 4–5 Min. goldbraun backen.

Zubereitung: ca. 15 Min.
Nährwerte pro Portion (Crêpe): 137 kcal | 4 g EW | 3 g F | 24 g KH | 1 g BST

Apfel-Donuts

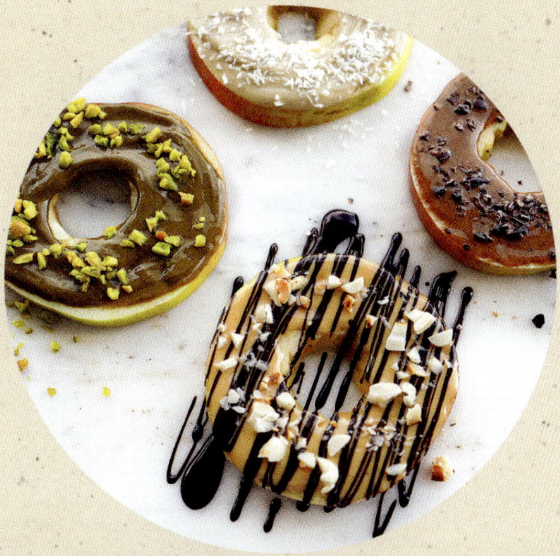

Für 2 Portionen: **2 große Äpfel** waschen, das Kerngehäuse ausstechen und die Äpfel in ca. 0,5 cm dicke Ringe schneiden. Die Donuts mit **2 EL Nussmus** nach Wahl, **1 Prise Ceylon-Zimt, 1 TL Kokosflocken** oder anderen Toppings verzieren.

Zubereitung: ca. 5 Min.
Nährwerte pro Portion: 134 kcal | 4 g EW | 7 g F | 13 g KH | 4 g BST

Omega-3-Saaten-Cracker

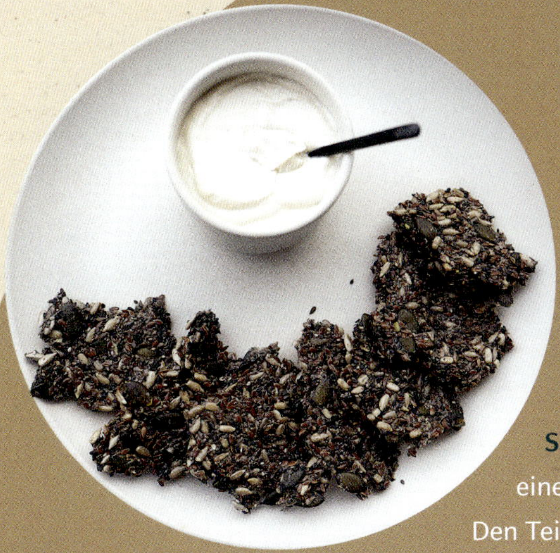

Für ca. 25 Stück: Den Backofen auf 180° (Ober-/Unterhitze) vorheizen. Ein Backblech mit Backpapier auslegen. **150 g Sonnenblumenkerne**, **100 g Kürbiskerne**, **80 g Leinsamen**, **60 g Chiasamen**, **60 g Sesam**, **50 g Flohsamenschalen** und **1 TL Salz** zusammen mit ca. **300 ml Wasser** in einer Schüssel gut miteinander vermischen. Den Teig ca. 10 Min. quellen lassen, anschließend dünn auf dem Backblech ausstreichen und im heißen Ofen 25–35 Min. backen, bis die Cracker goldbraun sind. Aus dem Ofen nehmen, komplett auskühlen lassen, dann in Stücke brechen. Die Cracker bleiben luftdicht verpackt bis zu 2 Wochen lang knusprig.

Zubereitung: ca. 10 Min.
Backen: ca. 35 Min.
Nährwerte pro Portion (Cracker): 102 kcal | 4 g EW | 8 g F | 2 g KH | 4 g BST

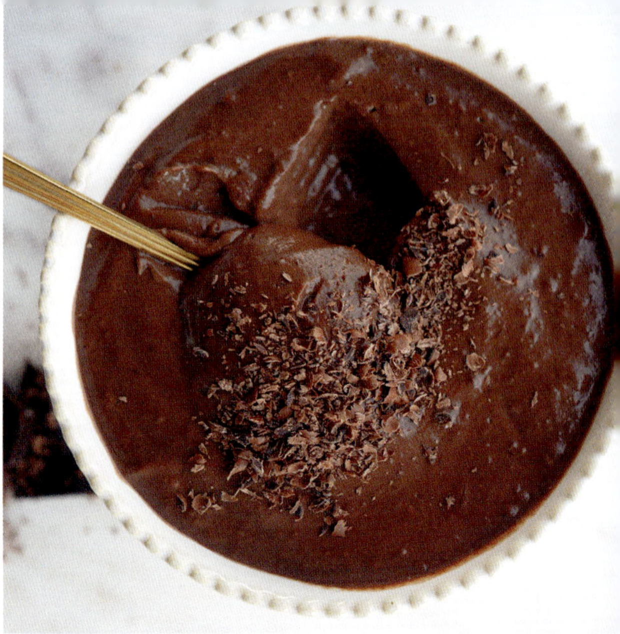

Avocado-Schoko-Mousse

FÜR 2 PORTIONEN

½ Avocado (ca. 100 g)
60 g Datteln
20 g Backkakao
1 Msp. gemahlene Vanille
20 ml ungesüßter Pflanzendrink deiner Wahl
200 g Seidentofu
Salz

Außerdem

2 TL gehackte vegane Zartbitterschokolade

Die Avocado schälen und entkernen. Die Datteln entsteinen. Alle Zutaten zusammen mit 1 Prise Salz in einem Mixer cremig pürieren.
Die Mousse vor dem Servieren kalt stellen – so wird sie noch fester. Kurz vor dem Servieren aus dem Kühlschrank nehmen und Raumtemperatur annehmen lassen. Mit Schokoladensplitter oder anderen Toppings (z. B. Kakaonibs oder Beeren) garniert servieren.

Zubereitung: ca. 5 Min.
Nährwerte pro Portion: 313 kcal | 9 g EW | 19 g F | 25 g KH | 9 g BST

Nicecream

FÜR 2 PORTIONEN

2 reife Bananen

50 ml ungesüßter Pflanzendrink deiner Wahl

2 TL Nussmus nach Wahl

1 TL Ceylon-Zimtpulver

Außerdem

2 TL gehackte vegane Zartbitterschokolade

1. Am Vortag: Die Bananen schälen. in Scheiben schneiden und in einer Tupperdose über Nacht einfrieren.

2. Am nächsten Tag die gefrorenen Bananenscheiben mit dem Pflanzendrink, Nussmus und Zimt in einen Standmixer geben und zu einer cremigen, homogenen Masse pürieren.

3. Die Nicecream auf Schälchen verteilen und mit Schokoladensplitter oder anderen Toppings nach Wahl (z. B. gehackten Nüssen, Kakaonibs oder Beeren) genießen.

Zubereitung: ca. 10 Min. Einfrieren: über Nacht
Nährwerte pro Portion: 165 kcal | 3 g EW | 6 g F | 25 g KH | 4 g BST

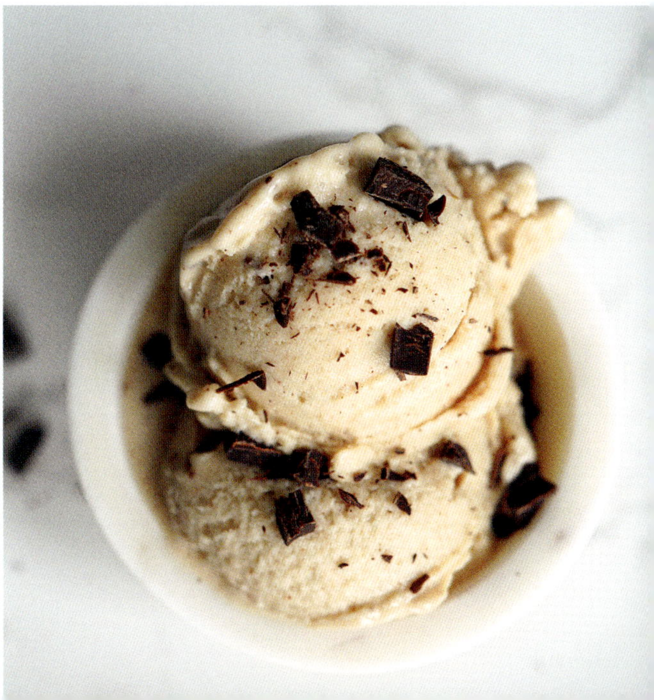

Essen für stressige Tage

Keine Zeit zum Kochen? Diese Rezepte sind schnell zubereitet oder der Ofen übernimmt den Rest. Dank wertvoller Nährstoffe helfen sie dir, auch an hektischen Tagen ausgewogen zu essen.

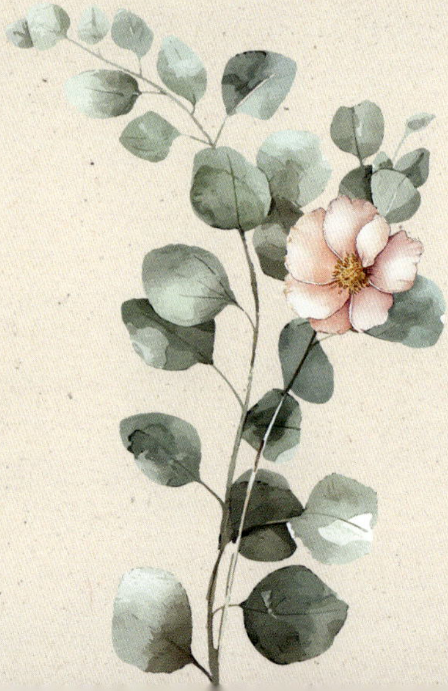

Reich an Ballaststoffen, Protein und gesunden Fetten durch Nussmus und Nüsse – ein einfaches, nährstoffreiches und lange sättigendes Frühstück.

Carrot Cake Baked Oats

Zubereitung: ca. 10 Min.
Backen: 15 Min.
Nährwerte pro Portion: 556 kcal |

33 g EW | 22 g F | 52 g KH | 6 g BST

FÜR 2 PORTIONEN

120 g Haferflocken

50 g Proteinpulver (Geschmack nach Belieben; siehe Seite 135)

1 TL Backpulver

1 Prise Ceylon-Zimtpulver

Salz

1 große Möhre

2 Datteln

1 Handvoll Walnusskerne

1 EL Mandelmus

1 Ei (L)

200 ml ungesüßter Pflanzendrink deiner Wahl

Außerdem

Auflaufform (20 × 12 cm)

Kokosöl für die Form

1. Den Backofen auf 180° (Umluft) vorheizen. Eine Auflaufform mit etwas Öl einfetten.

2. Haferflocken, Proteinpulver, Backpulver, Zimt und 1 Prise Salz in eine Schüssel geben.

3. Die Möhre putzen, schälen und mit einer Gemüsereiben fein reiben. Die Datteln entsteinen und zusammen mit den Walnusskernen klein hacken. Möhrenraspel, Datteln und Walnüsse mit Mandelmus, Ei und Pflanzendrink zu den trockenen Zutaten in die Schüssel geben und alles mit dem Handrührgerät vermengen. Der Teig sollte cremig und noch etwas zäh sein.

4. Den Teig in die Auflaufform füllen und im Backofen 12–15 Min. backen. Anschließend aus dem Ofen nehmen und nach Belieben noch mit etwas Mandelmus oder gehackten Walnüssen toppen und genießen.

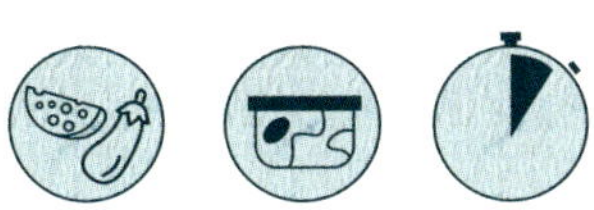

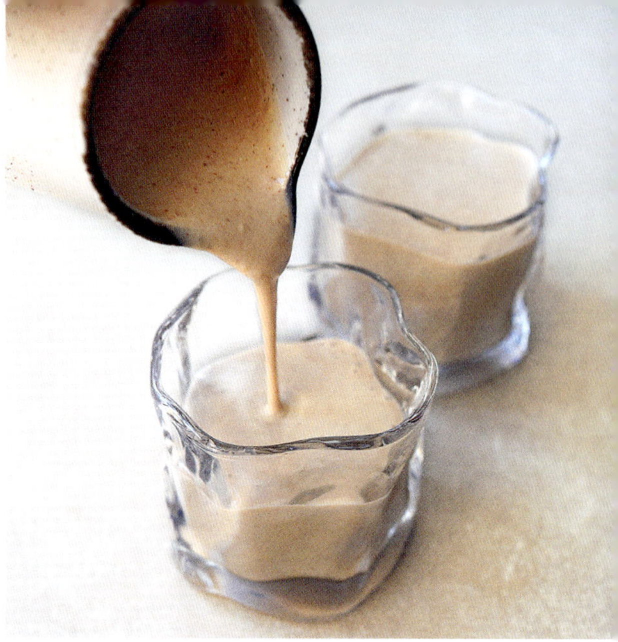

Smoothie »Breakfast on the Run«

FÜR 2 PORTIONEN

2 reife Bananen

2 EL Mandelmus

500 g Skyr (alternativ pflanzlicher Skyr)

400 ml ungesüßter Pflanzendrink deiner Wahl

60 g Haferflocken

Die Bananen schälen und zusammen mit den restlichen Zutaten in einem Hochleistungsmixer cremig pürieren. Den Protein-Smoothie in zwei Gläser füllen und sofort genießen oder für unterwegs in eine geeignete Flasche füllen.

Zubereitung: ca. 5 Min.
Nährwerte pro Portion: 587 kcal | 37 g EW | 19 g F | 58 g KH | 4 g BST

Quark-Grieß-Auflauf mit Beeren

FÜR 2 PORTIONEN

160 g Dinkelgrieß (alternativ Mais- oder Hirsegrieß)

50 g Speisestärke

¼ TL gemahlene Vanille

70 g Erythrit

Salz

2 Eier (L)

400 g Magerquark

160 ml ungesüßter Pflanzendrink deiner Wahl

140 g TK-Beeren

Außerdem

Auflaufform (20 x 12 cm)

Kokosöl für die Form

Erythrit-Puderzucker zum Bestreuen (siehe Seite 153)

1. Den Backofen auf 170° (Ober-/ Unterhitze) vorheizen und eine Auflaufform mit etwas Öl einfetten.

2. Die trockenen Zutaten mit 1 Prise Salz in einer Schüssel vermengen. Eier, Quark und Pflanzendrink zugeben und zu einer cremigen Masse verrühren, dann die Beeren unterheben.

3. Die Masse in eine Auflaufform geben und im Ofen ca. 30 Min. backen, bis der Teig gestockt und leicht gebräunt ist. Leicht abkühlen lassen und nach Belieben mit etwas Erythrit-Puderzucker bestreuen.

Zubereitung: ca. 5 Min.
Backen: 30 Min.
Nährwerte pro Portion: 655 kcal | 45 g EW | 11 g F | 92 g KH | 6 g BST

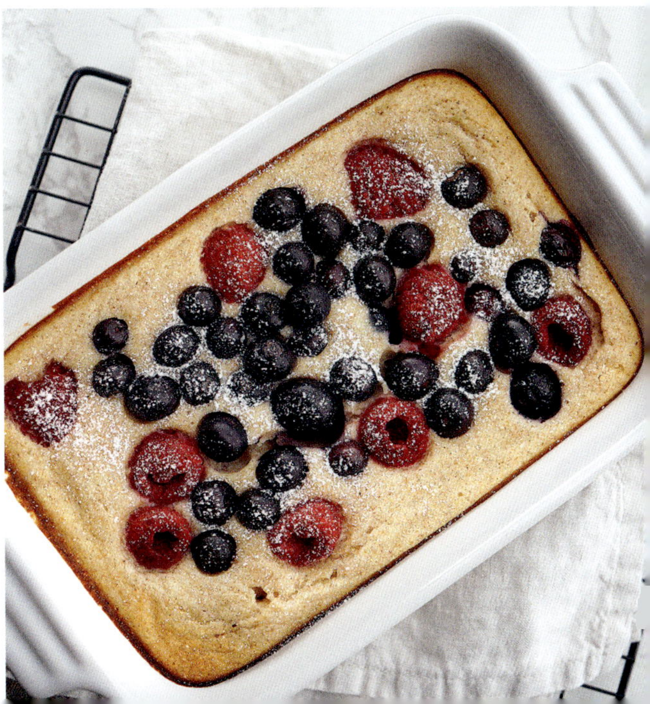

Dank Haferflocken, Gemüse und Eier liefern diese Muffins wertvolle Ballaststoffe, Proteine, komplexe Kohlenhydrate sowie Cholin.

Herzhafte Frühstücksmuffins

Zubereitung: ca. 15 Min.
Backen: ca. 30 Min.
Nährwerte pro Portion (Muffin):
74 kcal | 5 g EW | 3 g F |
7 g KH | 1 g BST

FÜR 12 MUFFINS

2 kleine Kartoffeln
1 kleine Zucchini
1 Möhre
2 Frühlingszwiebeln
4 Eier (M)
40 g glutenfreie Haferflocken
30 g Buchweizenmehl (alternativ Mandelmehl)
30 g geriebener Parmesan
Paprikapulver
Salz, Pfeffer
gehackte Kräuter (frisch oder TK, nach Belieben)

Außerdem

12 Muffinförmchen (aus Papier oder Silikon) oder ein 12er-Muffinblech

Fett für die Förmchen

1. Den Backofen auf 180° (Ober-/Unterhitze) vorheizen. Die Mulden des Muffinblechs einfetten.

2. Kartoffeln, Zucchini und Möhre putzen und waschen. Die Kartoffeln schälen. Alles mit einer Gemüsereibe fein reiben. Die Frühlingszwiebeln putzen, waschen und in feine Ringe schneiden. Mit den restlichen Zutaten in einer Schüssel gut vermengen und mit Paprikapulver, Salz und Pfeffer abschmecken. Nach Belieben Kräuter untermischen.

3. Die Masse gleichmäßig in Muffinförmchen verteilen und im heißen Ofen ca. 30 Min. backen. Mit der Stäbchenprobe prüfen, ob die Muffins gar sind. Herausnehmen und leicht abkühlen lassen. Optional ganz auskühlen lassen und luftdicht verpackt einfrieren. Bei Zimmertemperatur auftauen und für 5 Min. bei 120° im Ofen erwärmen.

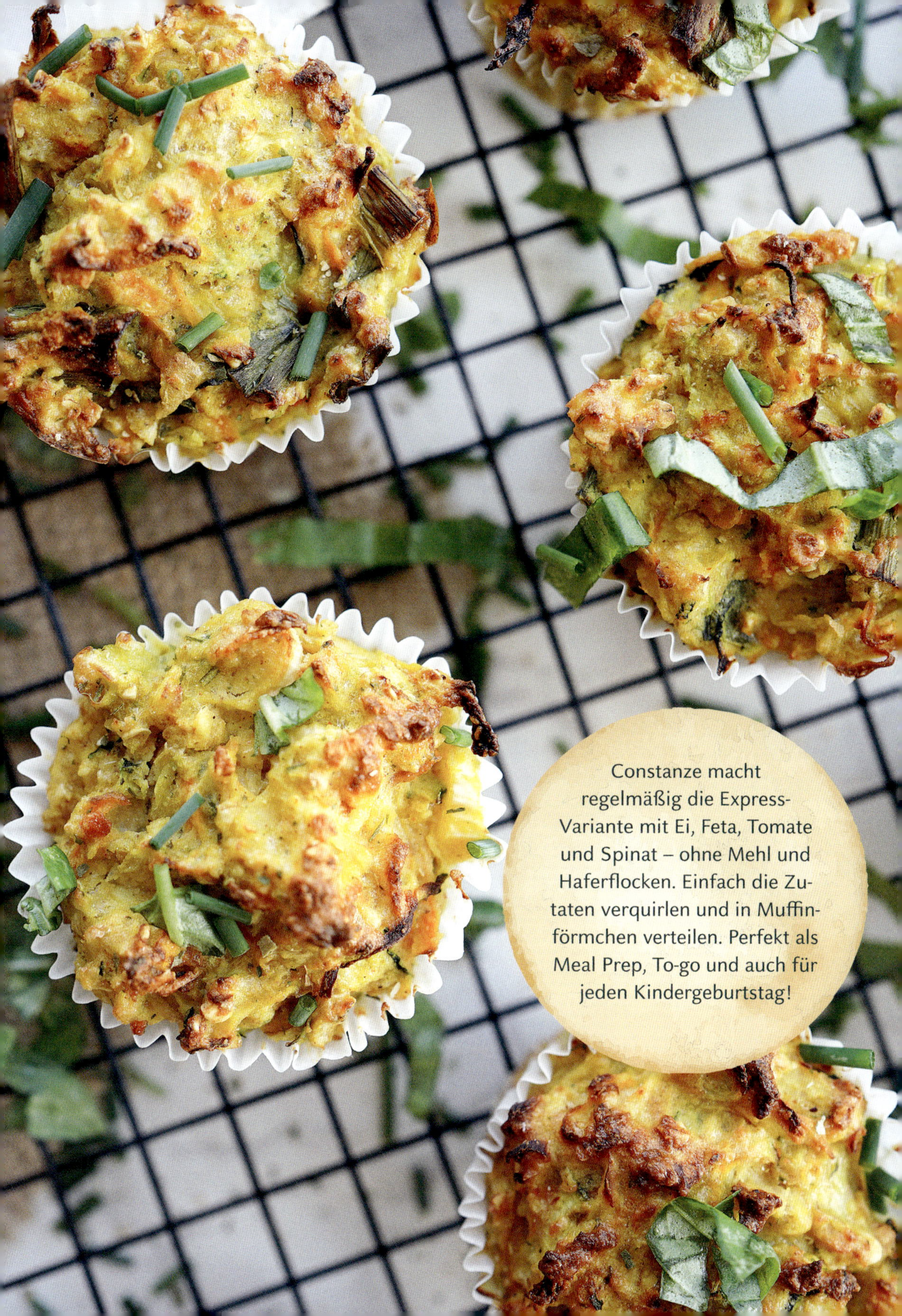

Constanze macht regelmäßig die Express-Variante mit Ei, Feta, Tomate und Spinat – ohne Mehl und Haferflocken. Einfach die Zutaten verquirlen und in Muffinförmchen verteilen. Perfekt als Meal Prep, To-go und auch für jeden Kindergeburtstag!

Tofu-Rührei mit Spinat und Sauerteigbrot

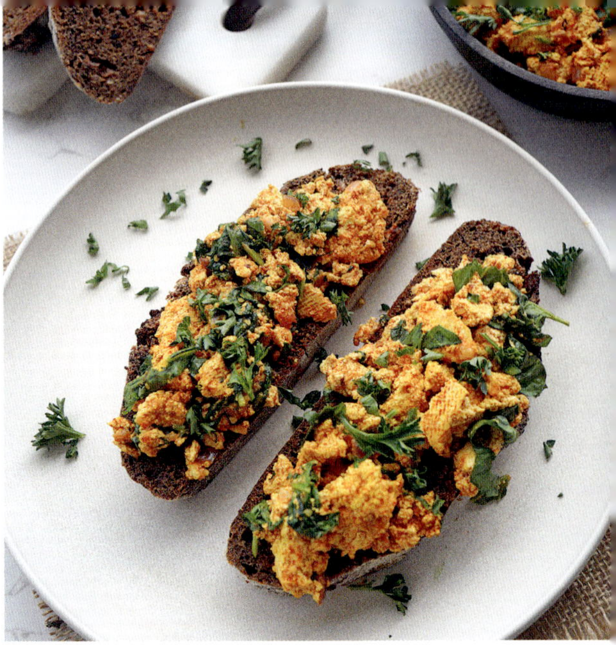

FÜR 2 PORTIONEN

2 kleine Zwiebeln
200 g Naturtofu
1 EL Olivenöl
4 TL Hefeflocken
¼ TL edelsüßes Paprikapulver
¼ TL gemahlene Kurkuma
Pfeffer
200 g Sojajoghurt
½ TL Kala Namak (Schwarzsalz; sorgt für Ei-Geschmack)
2 Scheiben glutenfreies Sauerteigbrot
2 EL gehackte Petersilie

1. Die Zwiebeln schälen und in feine Würfel schneiden. Den Tofu mit einer Gabel oder den Fingern zerbröckeln.

2. Das Öl in einer Pfanne erhitzen und die Zwiebeln darin glasig andünsten. Dann den Tofu zugeben und bei mittlerer Hitze ca. 5 Min. rundherum anbraten. Mit Hefeflocken, Paprikapulver, Kurkuma und Pfeffer würzen. Die Hitze reduzieren, den Sojajoghurt und Kala Namak unterrühren und kurz erwärmen. Das Tofu-Rührei auf das Sauerteigbrot geben und nach Belieben mit Petersilie bestreut servieren.

Zubereitung: ca. 15 Min.
Nährwerte pro Portion: 372 kcal | 24 g EW | 16 g F | 33 g KH | 2 g BST

Schneller Kichererbsen-salat

FÜR 2 PORTIONEN

1 Dose Kichererbsen (ca. 240 g Abtropfgewicht)

1 EL Olivenöl

1 TL edelsüßes Paprikapulver

1 TL gemahlener Kreuzkümmel

1 rote Spitzpaprika

½ Gurke

200 g Feta (hergestellt mit mikrobiellem Lab)

2 EL gehackte Petersilie

1 EL gehackter Dill

Für das Dressing

2 EL Tahini

Saft von ½ Zitrone

1 TL Olivenöl

1 TL Honig (nach Belieben)

Salz, Pfeffer

1. Den Backofen auf 200° (Ober-/Unterhitze) vorheizen und ein Backblech mit Backpapier auslegen. Die Kichererbsen in ein Sieb abgießen, abspülen, gut abtropfen lassen und mit Öl, Paprika und Kreuzkümmel in einer Schüssel vermengen. Im Ofen ca. 20 Min. knusprig rösten.

2. In der Zwischenzeit die Paprika putzen, waschen und in Ringe schneiden, dabei die weißen Trennwände und Samen entfernen. Die Gurke putzen, waschen und in Scheiben schneiden. Den Feta zerbröckeln. Alles mit Kräutern und gerösteten Kichererbsen in eine Schüssel geben und vermengen. Für das Dressing alle Zutaten cremig verrühren, nach Bedarf 2–3 EL Wasser hinzufügen und über den Salat geben.

Zubereitung: ca. 15 Min.
Nährwerte pro Portion: 628 kcal | 31 g EW | 39 g F | 31 g KH | 14 g BST

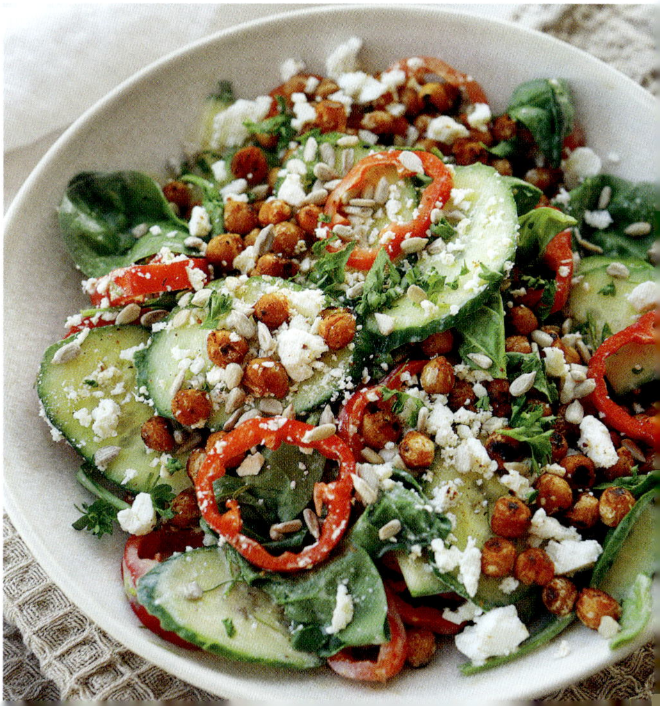

Dieser Salat kann auch lauwarm zubereitet werden. Dafür das Gemüse kurz in einer Pfanne bissfest anbraten.

Glasnudelsalat mit Erdnusssoße

Zubereitung: ca. 20 Min.
Nährwerte pro Portion:
864 kcal | 39 g EW | 37 g F | 85 g KH | 19 g BST

FÜR 2 PORTIONEN

150 g TK-Edamame
2 Möhren
1 rote Spitzpaprika
2 Frühlingszwiebeln
4 Stängel frisches Koriandergrün (alternativ Petersilie)
150 g Glasnudeln (Trockengewicht)
200 g Tempeh (alternativ Tofu)
1 EL Sesamöl
1 EL schwarzer Sesam

Für die Soße

3 EL Erdnussmus
1 EL glutenfreie Sojasoße
1 TL Sesamöl
1 TL Ahornsirup
½ TL frisch geriebener Ingwer
Saft von ½ Limette

1. Die Edamame nach Packungsanleitung auftauen. Die Möhren putzen und schälen, dann mit einem Sparschäler in feine Streifen schneiden. Die Paprika putzen, waschen und in Ringe schneiden, dabei die weißen Trennwände und Samen entfernen. Die Frühlingszwiebeln putzen, waschen und in Ringe schneiden. Den Koriander waschen, trocken schütteln und fein hacken. Die Glasnudeln nach Packungsanweisung in Salzwasser garen, anschließend abgießen.

2. Den Tempeh trocken tupfen und würfeln oder in Scheiben schneiden. Das Öl in einer Pfanne erhitzen und den Tempeh darin ca. 5 Min. goldbraun und knusprig anbraten.

3. Edamame, Möhren, Paprika, Frühlingszwiebeln, Glasnudeln und Tempeh in eine große Schüssel geben. Koriandergrün und Sesam darüberstreuen.

4. Für die Soße alle Zutaten cremig verrühren. Nach Bedarf 2–3 EL Wasser hinzufügen, bis die gewünschte Konsistenz erreicht ist. Die Erdnusssoße über den Salat geben und alles vorsichtig vermengen.

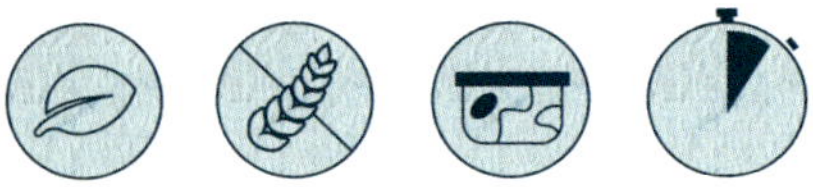

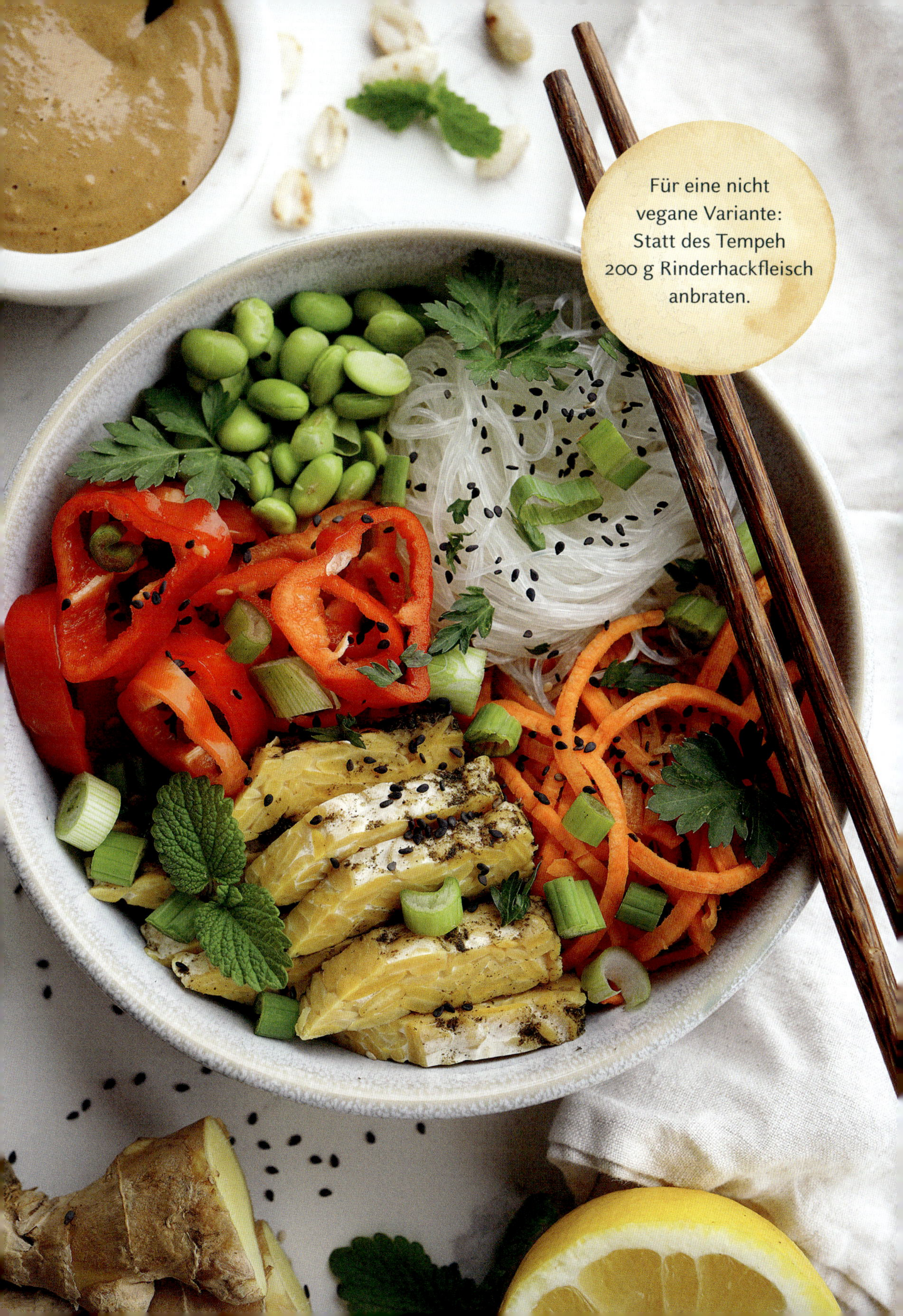

Für eine nicht vegane Variante: Statt des Tempeh 200 g Rinderhackfleisch anbraten.

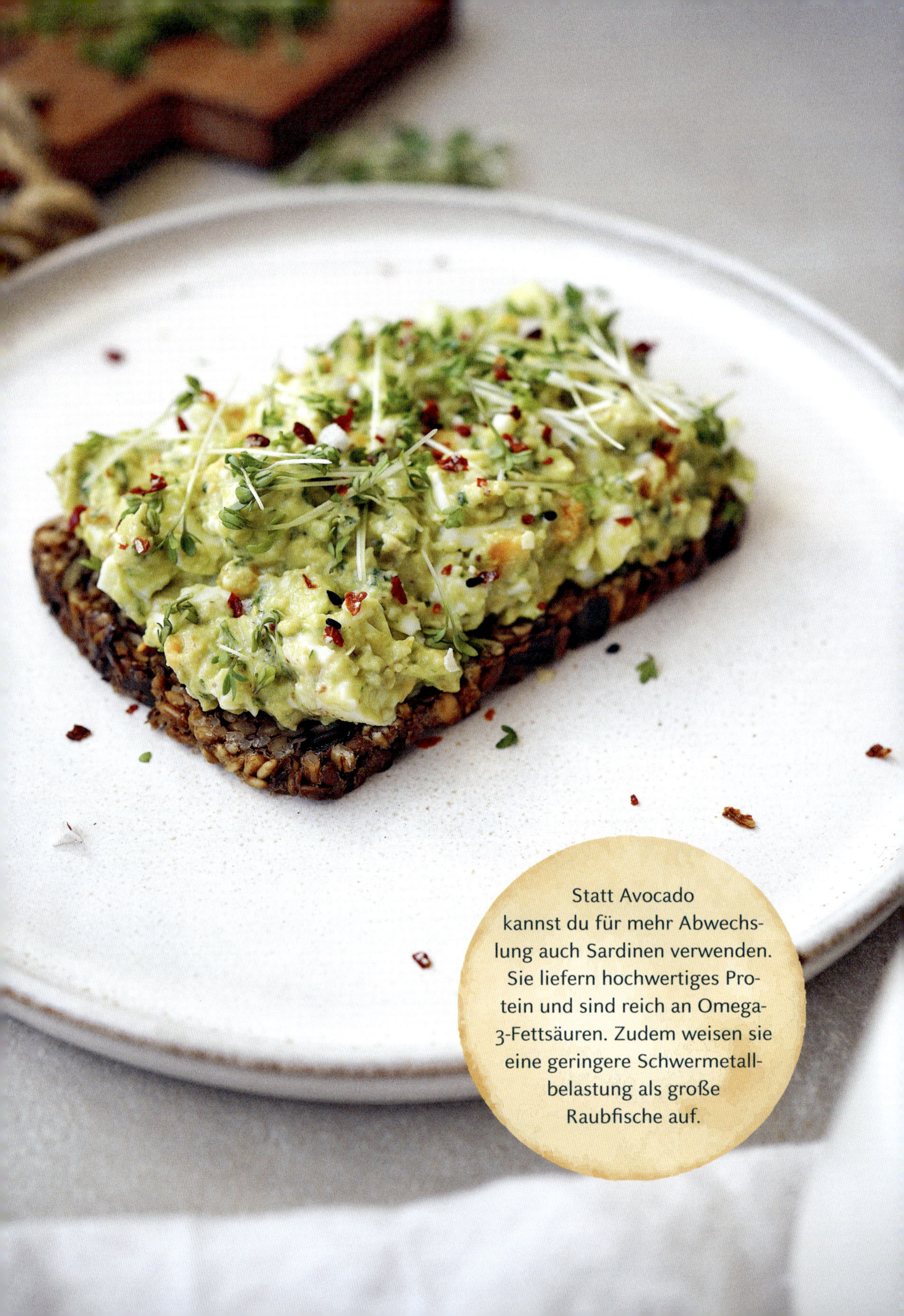

Statt Avocado kannst du für mehr Abwechslung auch Sardinen verwenden. Sie liefern hochwertiges Protein und sind reich an Omega-3-Fettsäuren. Zudem weisen sie eine geringere Schwermetallbelastung als große Raubfische auf.

Hüttenkäse macht den Eiersalat leichter und proteinreicher als die klassische Variante. Eier liefern hochwertiges Eiweiß und Cholin.

Avocado-Eiersalat

Zubereitung: ca. 10 Min.
Nährwerte pro Portion:
439 kcal | 28 g EW | 26 g F | 22 g KH | 7 g BST

FÜR 2 PORTIONEN

4 Eier (M)

½ Avocado

4 Stängel frische Kräuter (z. B. Petersilie, Dill oder Schnittlauch)

150 g Hüttenkäse

1–2 TL Senf

Salz, Pfeffer

2 Scheiben glutenfreies Vollkornbrot

1. Die Eier in einem Topf mit Wasser bedeckt in ca. 8 Min. hart kochen, dann unter kaltem Wasser abschrecken, schälen und klein schneiden.

2. Währenddessen die Avocado entkernen, das Fruchtfleisch mit einem Löffel aus der Schale lösen und klein würfeln. Die Kräuter waschen, trocken schütteln und fein hacken.

3. Eier, Avocado, Hüttenkäse, Kräuter und Senf in einer Schüssel gut verrühren. Mit Salz und Pfeffer abschmecken. Kurz ziehen lassen und mit Vollkornbrot genießen.

Rote-Bete-Carpaccio mit Rucola

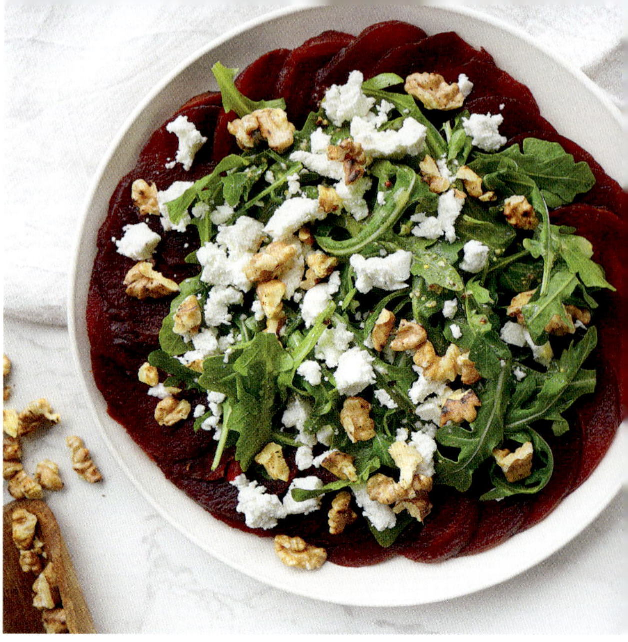

FÜR 2 PORTIONEN

4 mittelgroße Rote Bete (vorgekocht)
100 g Rucola
30 g Walnusskerne
120 g Ziegenkäse

Für das Dressing

2 EL Walnussöl (alternativ Olivenöl)
2 EL Zitronensaft
2 TL Honig
2 TL Senf
Salz, Pfeffer

1. Die Rote Bete schälen und die Knollen mit einem Gemüsehobel in feine Scheiben hobeln (dafür am besten Küchenhandschuhe anziehen). Den Rucola waschen und trocken schütteln. Die Walnüsse in der Pfanne ohne Fett anrösten, bis sie duften. Den Ziegenkäse etwas zerbröckeln.

2. Für das Dressing alle Zutaten miteinander verrühren. Die Rote-Bete-Scheiben fächerartig auf zwei Teller verteilen. Den Rucola auf die Rote Bete streuen, das Dressing darüberträufeln und abschließend alles mit Ziegenkäse und Walnusskernen toppen.

Zubereitung: ca. 15 Min.
Nährwerte pro Portion: 447 kcal | 19 g EW | 33 g F | 17 g KH | 5 g BST

Orientalische One-Pot-Hirse

FÜR 2 PORTIONEN

150 g Hirse
2 Möhren
150 g Feta (hergestellt mit mikrobiellem Lab)
50 g Datteln
1 Handvoll Mandeln
frische Petersilie
1 TL Sesam
Ras el-Hanout
Salz
2 EL Tahini oder Hummus (nach Belieben)

1. Die Hirse nach Packungsanleitung garen, in eine Schüssel geben und leicht abkühlen lassen.

2. Währenddessen die Möhren putzen, waschen und auf einer Reibe fein raspeln. Den Feta etwas zerbröckeln. Die Datteln entsteinen und in Scheiben schneiden, die Mandeln grob hacken. Die Petersilie waschen, trocken schütteln und die Blättchen hacken.

3. Möhrenraspel, Feta, Datteln, Mandeln, Petersilie und Sesam zur Hirse geben und alles vermengen. Mit Ras el-Hanout und Salz abschmecken. Nach Belieben mit Tahini oder Hummus servieren. Dazu passen im Ofen geröstete Auberginehälften oder Ofengemüse.

Zubereitung: ca. 25 Min.
Nährwerte pro Portion: 716 kcal | 30 g EW | 32 g F | 74 g KH | 9 g BST

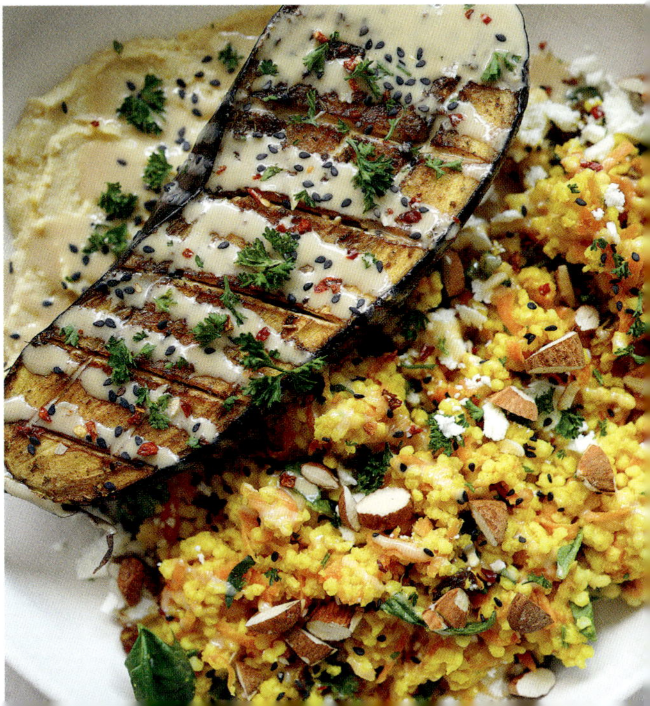

Dieses Curry eignet sich hervorragend als Meal Prep und hält sich 2–3 Tage im Kühlschrank.

Schnelles Kichererbsen-Blumenkohl-Curry

Zubereitung: ca. 25 Min.
Nährwerte pro Portion:
536 kcal | 16 g EW | 38 g F | 29 g KH | 15 g BST

FÜR 2 PORTIONEN

- 1 kleiner Blumenkohl (ca. 700 g)
- 1 kleine Zwiebel
- 1 Knoblauchzehe
- 1 Stück Ingwer (ca. 2 cm)
- 1 EL Kokosöl
- 1 EL glutenfreie Currypaste
- 200 ml Kokosmilch (Dose)
- 120 g Kichererbsen (Glas)
- 1 Limette
- ½ kleines Bund frisches Koriandergrün (alternativ Petersilie)
- Salz, Pfeffer
- 1 Handvoll Cashewkerne
- Chiliflocken (nach Belieben)

1. Den Blumenkohl in kleine Röschen teilen, putzen und waschen.

2. Zwiebel, Knoblauch und Ingwer schälen. Zwiebel würfeln, Knoblauch und Ingwer fein hacken. Das Öl in einem großen Topf erhitzen. Zwiebel, Knoblauch und Ingwer darin glasig anbraten. Die Currypaste hinzufügen und kurz mitrösten, dann mit Kokosmilch ablöschen. Die Blumenkohlröschen dazugeben und 15–20 Min. köcheln lassen, bis sie weich sind. Die Kichererbsen abschütten, unter Wasser abspülen, ins Curry geben und weitere 5 Min. köcheln lassen.

3. Die Limette halbieren und den Saft auspressen. Den Koriander waschen, trocken schütteln und die Blättchen abzupfen. Das Curry mit Limettensaft, Salz und Pfeffer abschmecken und mit Koriander, Cashewkernen sowie Chiliflocken toppen.

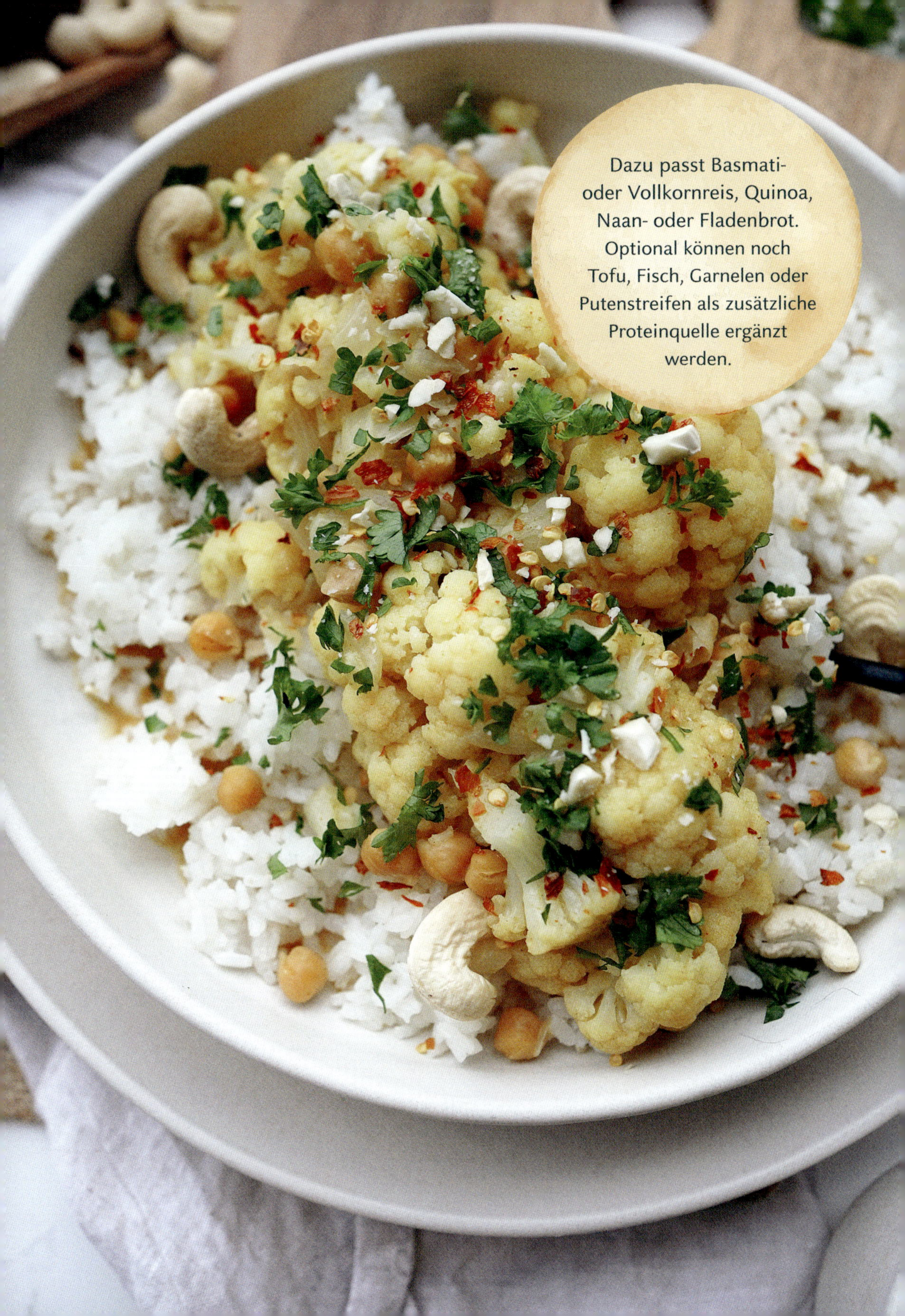

Dazu passt Basmati- oder Vollkornreis, Quinoa, Naan- oder Fladenbrot. Optional können noch Tofu, Fisch, Garnelen oder Putenstreifen als zusätzliche Proteinquelle ergänzt werden.

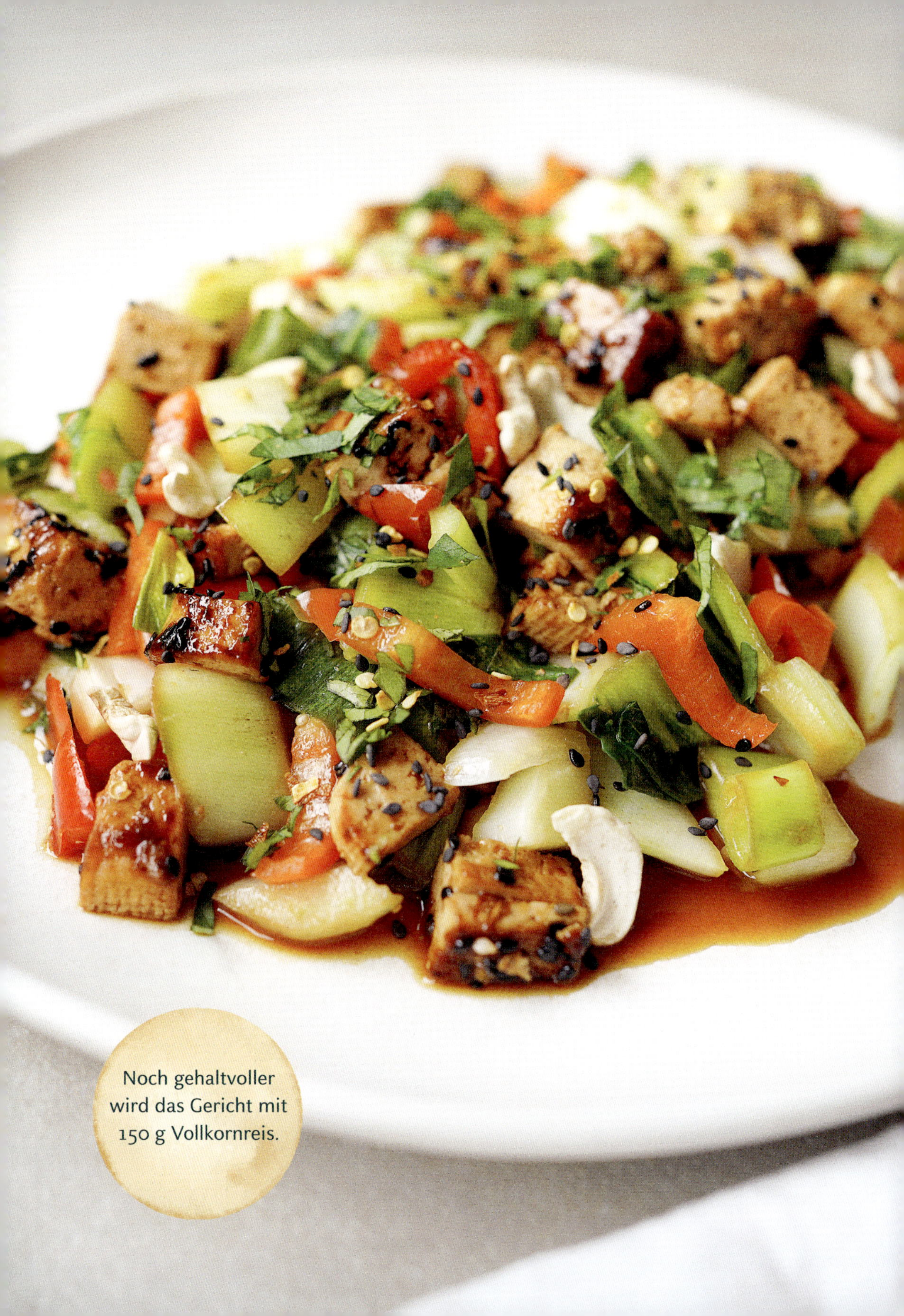

Noch gehaltvoller wird das Gericht mit 150 g Vollkornreis.

Für mehr Abwechslung sorgen Rind- oder Putenstreifen statt Tofu und Möhren, Brokkoli oder Zuckerschoten beim Gemüse.

Gemüse-Wok mit Tofu

Zubereitung: ca. 30 Min.
Nährwerte pro Portion:
342 kcal | 17 g EW | 21 g F | 17 g KH | 6 g BST

FÜR 2 PORTIONEN

200 g Naturtofu
1 Stück Ingwer (ca. 3 cm)
2 Knoblauchzehe
Saft von 1 Limette
4 EL glutenfreie Sojasoße
2 TL Ahornsirup
1 EL Erdnussmus
1 TL Speisestärke
Chiliflocken
2 kleine Pak Choi
1 Frühlingszwiebel
1 rote Paprika
2 EL Sesamöl
frisches Koriandergrün
schwarzer Sesam

1. Den Tofu mit Küchenpapier gut trocken tupfen und würfeln. Ingwer und 1 Knoblauchzehe schälen und beides fein hacken. Die Limette auspressen. Die Hälfte davon in einer Schüssel mit 2 EL Sojasoße, 1 TL Ahornsirup, Erdnussmus und Speisestärke gut verrühren. Knoblauch, 1 TL Ingwer, 1 Prise Chiliflocken und Tofu dazugeben, alles gut mischen und im Kühlschrank mindestens 10 Min. ziehen lassen.

2. In der Zwischenzeit die Pak Choi und die Frühlingszwiebel putzen, waschen und klein schneiden. Die Paprika vierteln, die weiße Trennwände und Samen entfernen. Die Viertel waschen und in Streifen schneiden. Die Knoblauchzehe schälen und in feine Scheiben schneiden.

3. 1 EL Öl in einem Wok erhitzen und den Tofu mit Marinade darin goldbraun anbraten, dann aus der Pfanne nehmen und beiseitestellen. Restliches Öl (1 EL) im Wok erhitzen, Gemüse, Knoblauch und restlichen Ingwer hineingeben und wenige Minuten scharf darin anbraten. Den Tofu wieder hinzufügen und mit 2 EL Sojasoße, 1 TL Ahornsirup und restlichem Limettensaft abschmecken. Mit Koriandergrün, Sesam und Chiliflocken toppen.

Kürbis ist reich an Betacarotin, Ballaststoffen und Vitamin C. Er unterstützt die Verdauung, stärkt das Immunsystem und sättigt lange.

Kürbis-Gnocchi-Auflauf

Zubereitung: ca. 15 Min.
Backen: ca. 45 Min.
Nährwerte pro Portion:
496 kcal | 17 g EW | 23 g F | 60 g KH | 4 g BST

FÜR 1 AUFLAUFFORM (CA. 4 PORTIONEN)

500 g Hokkaido
1 Zwiebel
1 Handvoll Kirschtomaten
1 EL Olivenöl
1 EL Gemüsebrühepulver
125 g Blattspinat
200 g Frischkäse
Salz, Pfeffer
1 Msp. geriebene Muskatnuss
1 Msp. Currypulver
400 g Gnocchi
150 g Feta (hergestellt mit mikrobiellem Lab)

Außerdem

Auflaufform (30 × 20 cm)
frisch gehackte Petersilie

1. Den Backofen auf 180° (Ober-/Unterhitze) vorheizen.

2. Den Hokkaido putzen, waschen und samt Schale in kleine Würfel schneiden. Die Zwiebel schälen und fein würfeln. Die Tomaten waschen und halbieren.

3. Das Olivenöl in einer großen Pfanne erhitzen. Die Zwiebel darin glasig andünsten, dann Kürbis und Tomaten dazugeben und ein paar Minuten bei mittlerer Hitze mitbraten. Anschließend 300 ml Wasser und das Gemüsebrühepulver dazugeben, einmal aufkochen und ca. 5 Min. köcheln lassen, bis der Kürbis etwas weicher ist.

4. Währenddessen den Spinat waschen. Den Frischkäse unter den Kürbis geben und kurz schmelzen lassen. Den Spinat dazugeben und kurz zusammenfallen lassen. Mit Salz, Pfeffer, Muskat und Currypulver abschmecken.

5. Die Kürbis-Spinat-Masse mit den Gnocchis in eine Auflaufform geben und gut vermengen. Den Feta darüber bröckeln und den Auflauf im Ofen ca. 45 Min. backen. Portionsweise mit frischer Petersilie bestreut servieren und den Rest am nächsten Tag genießen oder einfrieren.

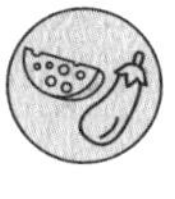
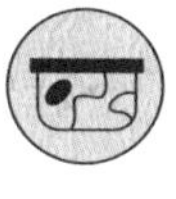

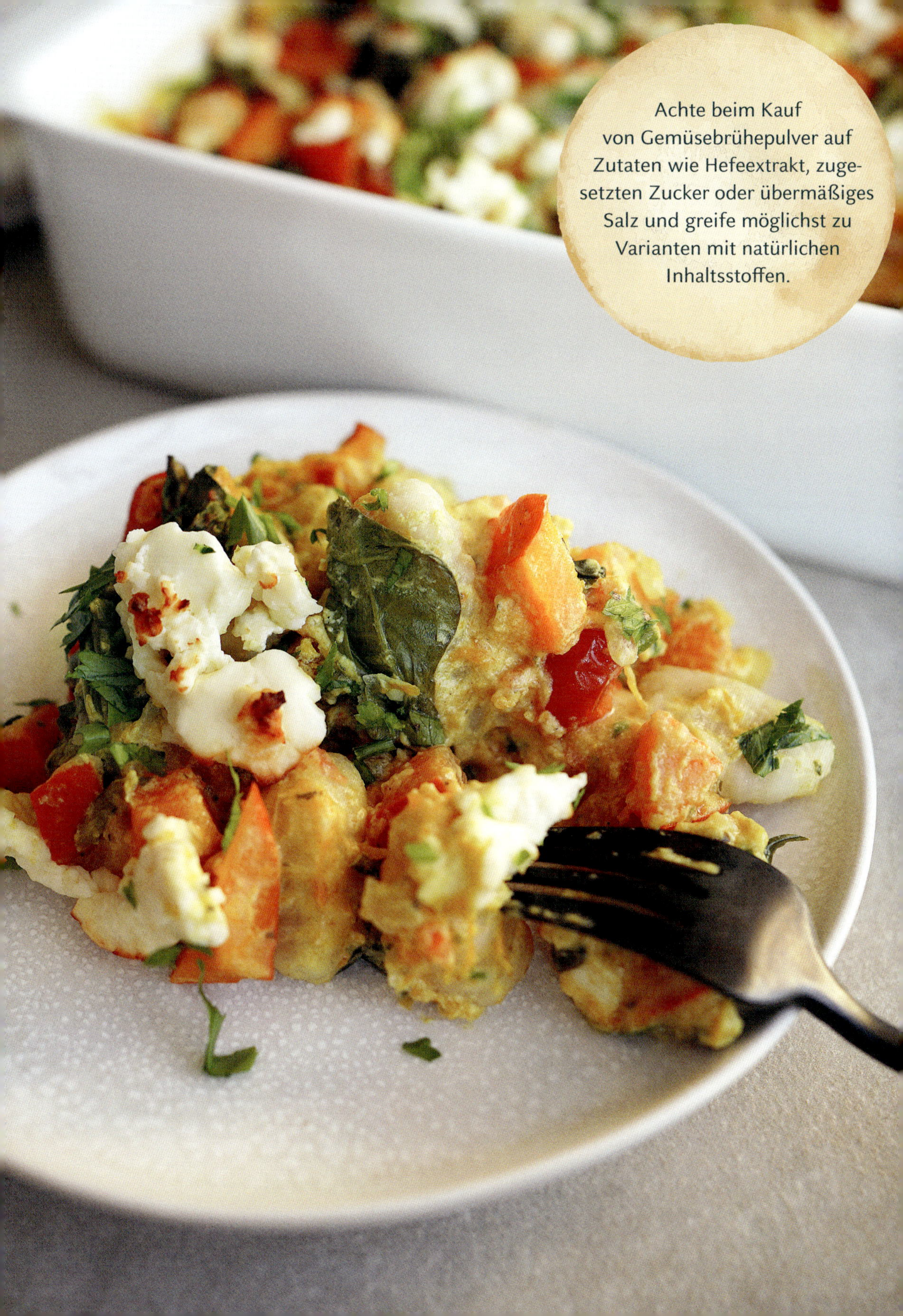

Achte beim Kauf
von Gemüsebrühepulver auf
Zutaten wie Hefeextrakt, zugesetzten Zucker oder übermäßiges
Salz und greife möglichst zu
Varianten mit natürlichen
Inhaltsstoffen.

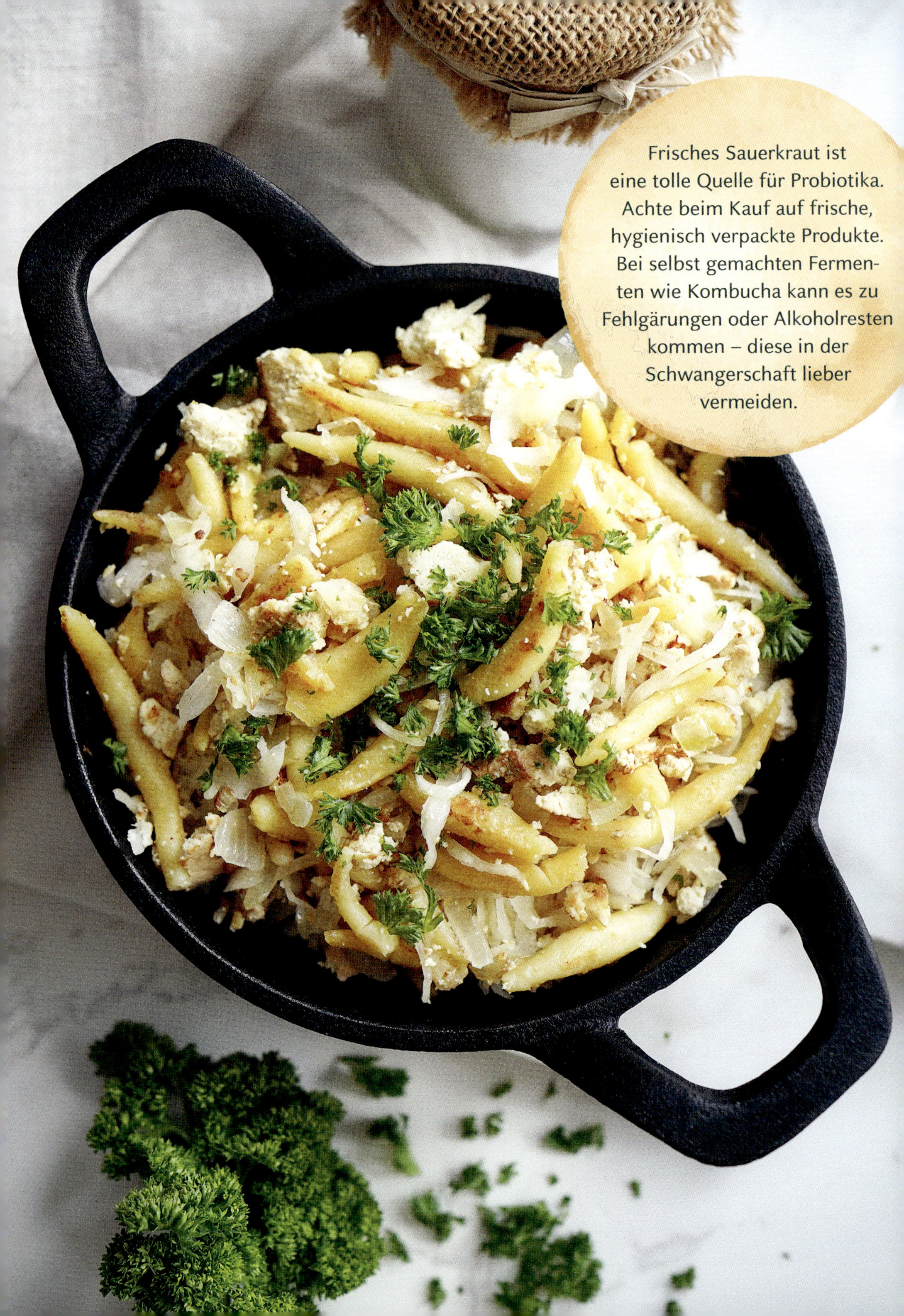

Frisches Sauerkraut ist eine tolle Quelle für Probiotika. Achte beim Kauf auf frische, hygienisch verpackte Produkte. Bei selbst gemachten Fermenten wie Kombucha kann es zu Fehlgärungen oder Alkoholresten kommen – diese in der Schwangerschaft lieber vermeiden.

Roh fermentiertes, nicht pasteurisiertes Sauerkraut kann lebende Milchsäurebakterien enthalten und damit probiotisch wirken.

Schupfnudelpfanne mit Sauerkraut und Räuchertofu

Zubereitung: ca. 20 Min.
Nährwerte pro Portion:
718 kcal | 38 g EW | 27 g F | 76 g KH | 10 g BST

FÜR 2 PORTIONEN
2 kleine Zwiebeln
2 Knoblauchzehen
300 g Räuchertofu
2 EL Olivenöl
400 g Schupfnudeln
6 Stängel frische Petersilie
200 g frisches Sauerkraut
2 TL Paprikapulver
Salz, Pfeffer

1. Zwiebeln und Knoblauch schälen. Die Zwiebeln würfeln, den Knoblauch klein hacken. Den Räuchertofu mundgerecht würfeln.

2. 1 EL Öl in einer großen Pfanne erhitzen. Zwiebeln und Knoblauch darin glasig andünsten. Den Räuchertofu hinzugeben und bei mittlerer Hitze rundherum goldbraun anbraten. Aus der Pfanne nehmen und beiseitestellen.

3. Restliches Öl (1 EL) in der Pfanne erhitzen. Die Schupfnudeln darin ca. 10 Min. unter gelegentlichem Wenden knusprig anbraten, bis sie leicht Farbe bekommen.

4. In der Zwischenzeit die Petersilie waschen, trocken schütteln und hacken. Den Zwiebel-Tofu-Mix und das Sauerkraut unter die Schupfnudeln rühren und alles gut vermengen. Die Schupfnudelpfanne mit Paprikapulver, Salz und Pfeffer würzen. Mit frisch gehackter Petersilie bestreuen und servieren.

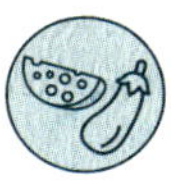

Wohlfühl-rezepte

Zusammen genießen macht doppelt glücklich. Diese nährstoffreichen und leckeren Rezepte sind perfekt, um sie mit deinem Partner oder deiner Familie zu teilen.

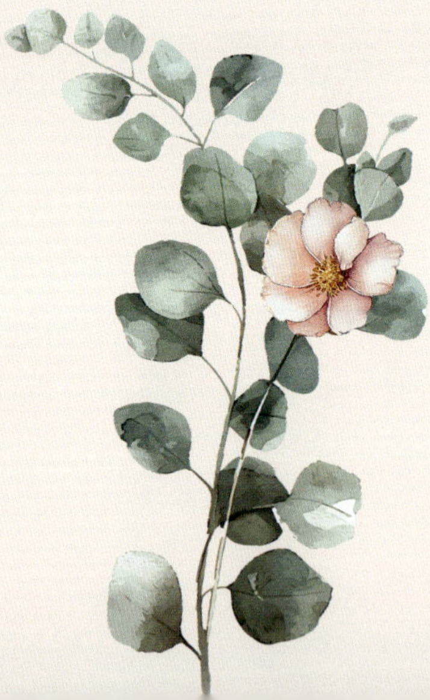

Herzhaftes Porridge ist eine tolle Abwechslung zum süßen Frühstück und liefert eine Extraportion Gemüse sowie Protein und Cholin dank der Eier – eine ausgewogene, sättigende und nährstoffreiche Mahlzeit.

Herzhaftes Porridge

Zubereitung: ca. 15 Min.
Nährwerte pro Portion: 582 kcal | 30 g EW | 31 g F | 42 g KH | 4 g BST

FÜR 2 PORTIONEN

2 TL Gemüsebrühepulver
140 g Haferflocken
240 g Pilze (z. B. Champignons, Shiitake, Austernpilze)
1 EL Olivenöl
Salz, Pfeffer
4 Eier (M)
2 Handvoll frischer Blattspinat
2 TL Kürbiskerne
2 TL Tahini

1. 350–400 ml Wasser mit Brühepulver in einem Topf aufkochen. Die Haferflocken einrühren und bei mittlerer Hitze in wenigen Minuten zu einem cremigen Porridge köcheln lassen.

2. Die Pilze putzen und in Scheiben schneiden. 1 TL Öl in einer Pfanne erhitzen. Die Pilze darin anbraten, mit wenig Salz und Pfeffer würzen, herausnehmen und beiseitestellen.

3. Die Eier in einer Schüssel verquirlen, mit Salz und Pfeffer würzen. Restliches Olivenöl (1 TL) in die Pfanne geben und die Eiermasse darin zu Rührei braten. Den Spinat waschen, trocken schleudern und unter das warme Porridge heben, bis er leicht zusammenfällt.

4. Das Porridge in zwei Schüsseln füllen, mit Pilzen, Rührei, Kürbiskernen und Tahini toppen.

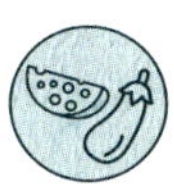

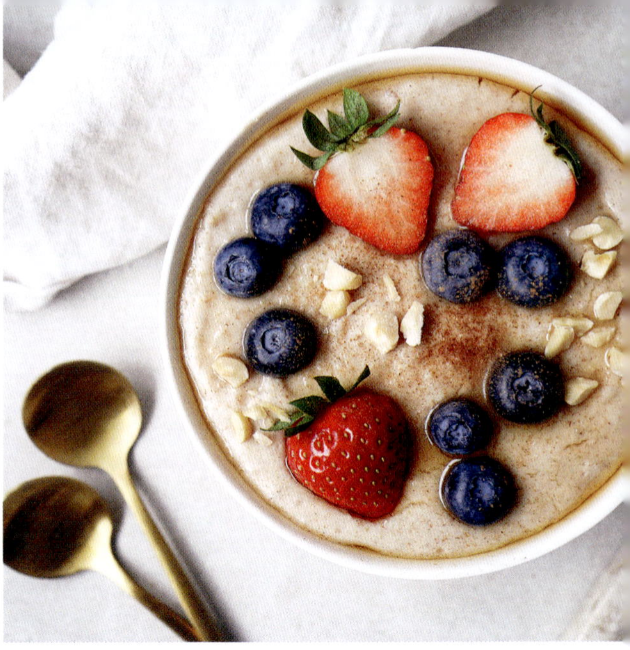

Protein-Dinkelgrießbrei

FÜR 2 PORTIONEN

120 g Dinkelgrieß (alternativ Maisgrieß)

50 g Erythrit

40 g Speisestärke

1 Msp. gemahlene Vanille (alternativ Tonkabohne)

1 Msp. Ceylon-Zimtpulver

1 Prise Salz

1 EL Ahornsirup (nach Belieben)

500 ml ungesüßter Pflanzendrink deiner Wahl

500 g Magerquark (alternativ pflanzliche Skyr)

Außerdem

Toppings nach Belieben

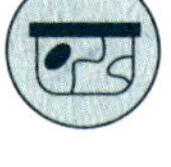

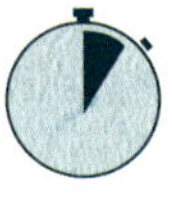

1. Alle trockenen Zutaten in einer Schüssel mischen. Den Ahornsirup und 100 ml Pflanzendrink dazugeben. Mit dem Schneebesen zu einer glatten, klümpchenfreien Masse verrühren.

2. Den restlichen Pflanzendrink (400 ml) in einem Topf erhitzen, aber nicht kochen lassen. Die Grießmischung langsam dazugeben und mit dem Schneebesen unter ständigem Rühren kurz aufkochen lassen. Wenn die Masse eindickt, vom Herd nehmen und den Grieß etwas abkühlen lassen.

3. Anschließend den Quark unterrühren und die cremige Masse in Schälchen füllen. Nach Belieben kalt stellen oder lauwarm mit Toppings nach Wahl genießen.

Zubereitung: ca. 15 Min.
Nährwerte pro Portion: 527 kcal | 48 g EW | 7 g F | 59 g KH | 5 g BST

Hirsebrei mit Zimtapfel

FÜR 2 PORTIONEN

120 g Hirse

400 ml ungesüßter Pflanzendrink deiner Wahl

2 kleine Äpfel

1 TL Ceylon-Zimtpulver

50 g Vanille-Proteinpulver (siehe Seite 135)

Erythrit (nach Belieben)

2 EL Mandelmus

2 TL gehackte Mandeln

1. Die Hirse in einem Sieb abspülen. Mit 200 ml Wasser und dem Pflanzendrink in einen kleinen Topf geben und aufkochen lassen. Dann die Hitze reduzieren und die Hirse 10–15 Min. weich köcheln, dabei gelegentlich umrühren.

2. In der Zwischenzeit die Äpfel waschen, vierteln und das Kerngehäuse entfernen. Die Viertel würfeln, mit etwas Wasser und Zimt in eine Pfanne geben und darin weich dünsten.

3. Das Proteinpulver in den Hirsebrei einrühren, dabei nach Bedarf noch etwas Flüssigkeit zugeben, und nach Belieben süßen. Den Brei in zwei Schalen füllen und mit Äpfeln, Mandelmus und Mandeln getoppt genießen.

Zubereitung: ca. 20 Min.
Nährwerte pro Portion: 592 kcal |
29 g EW | 22 g F | 66 g KH | 10 g BST

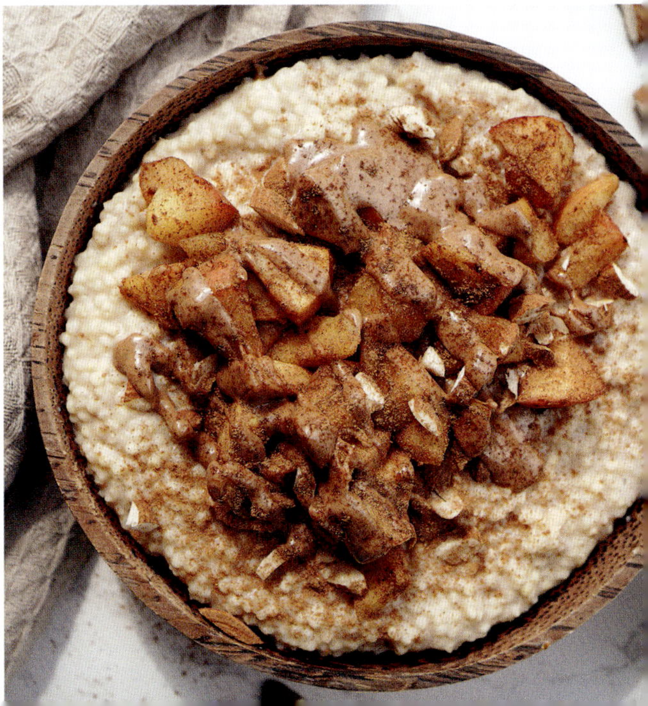

Tomaten liefern Lycopin, Paprika Vitamin C und Eier Cholin – ein sättigendes, proteinreiches Frühstück oder Mittagessen.

Shakshuka

Zubereitung: ca. 35 Min.
Nährwerte pro Portion:
507 kcal | 31 g EW | 31 g F |
23 g KH | 9 g BST

FÜR 2 PORTIONEN

1 kleine Zwiebel
1 Knoblauchzehe
1 rote Paprika
1 EL Olivenöl
100 g Kichererbsen (Glas)
50 ml (pflanzliche) Sahne
2 EL Tomatenmark
1 Dose gehackte Tomaten (400 g Füllgewicht)
1 TL Paprikapulver
½ TL Kreuzkümmel
Salz, Pfeffer
1–2 Prisen Chiliflocken (nach Belieben)
4 Eier (L)
100 g Feta (hergestellt mit mikrobiellem Lab)
2–3 Stängel frische Petersilie (alternativ Koriandergrün)

1. Zwiebel und Knoblauch schälen und fein würfeln. Die Paprika vierteln, die weißen Trennwände und Samen entfernen, die Viertel waschen und klein würfeln.

2. Das Olivenöl in einer mittelgroßen Pfanne (24 cm Ø) erhitzen. Erst die Zwiebeln darin bei mittlerer Hitze glasig dünsten, dann Paprika und Knoblauch hinzufügen und 2–3 Min. mitdünsten. Kichererbsen, Sahne, Tomatenmark und Tomaten hinzufügen, mit Paprikapulver, Kreuzkümmel, Salz, Pfeffer und Chiliflocken würzen. Das Gemüse bei mittlerer Hitze ca. 10 Min. köcheln lassen.

3. Mit einem Esslöffelrücken 4 Mulden in die Gemüsesoße drücken und je 1 aufgeschlagenes Ei hineingleiten lassen. Die Eier in der Soße mit geschlossenem Deckel bei mittlerer Hitze in 10–15 Min. stocken lassen.

4. Währenddessen den Feta zerbröckeln, die Kräuter waschen, trocken schütteln, die Blättchen abzupfen und klein hacken. Die Shakshuka anschließend in der Pfanne, mit Feta und Kräutern bestreut, servieren. Dazu passt glutenfreies Sauerteig- oder Ölsaaten-Brot oder auch das Buchweizenbrot (siehe Seite 140).

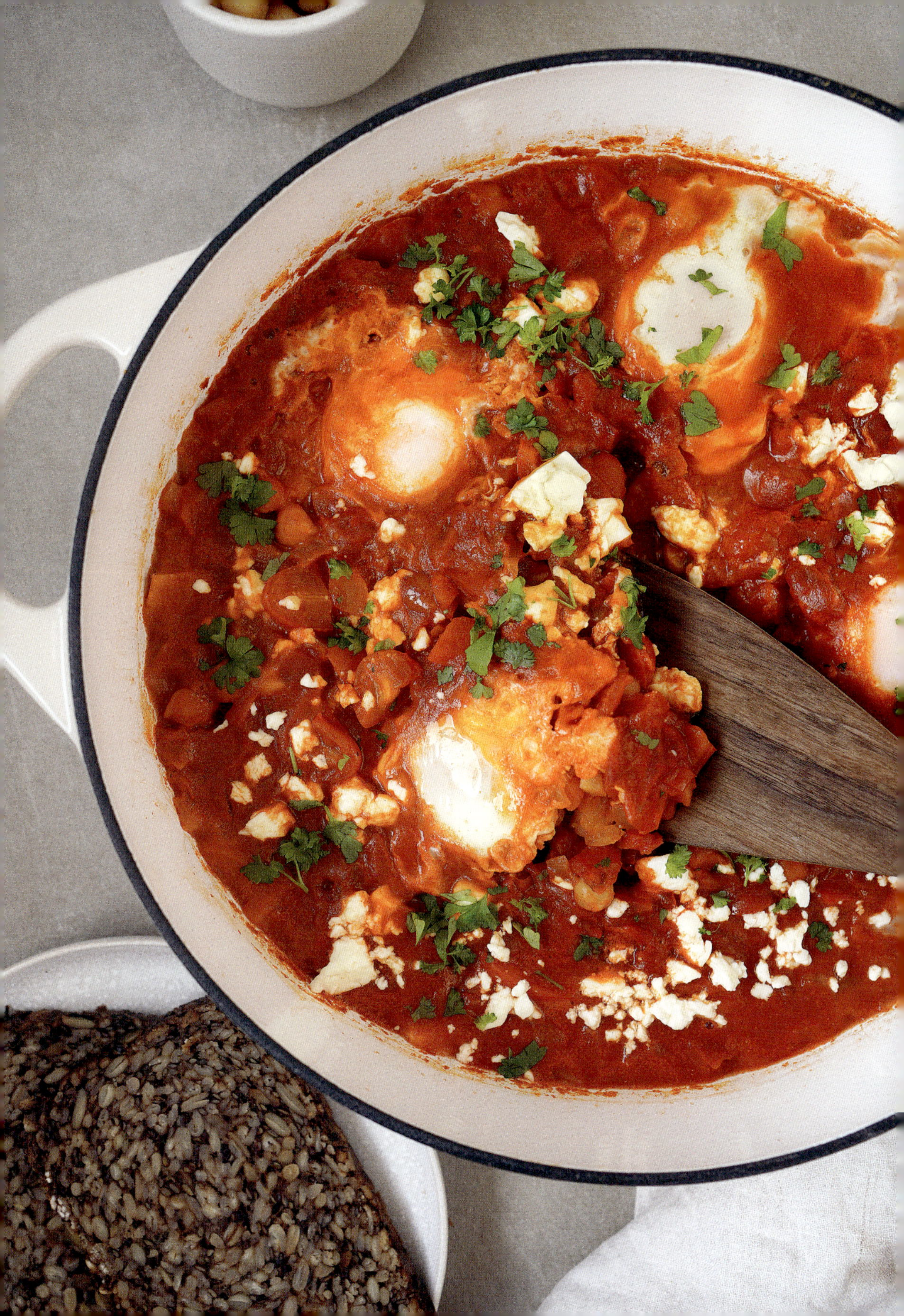

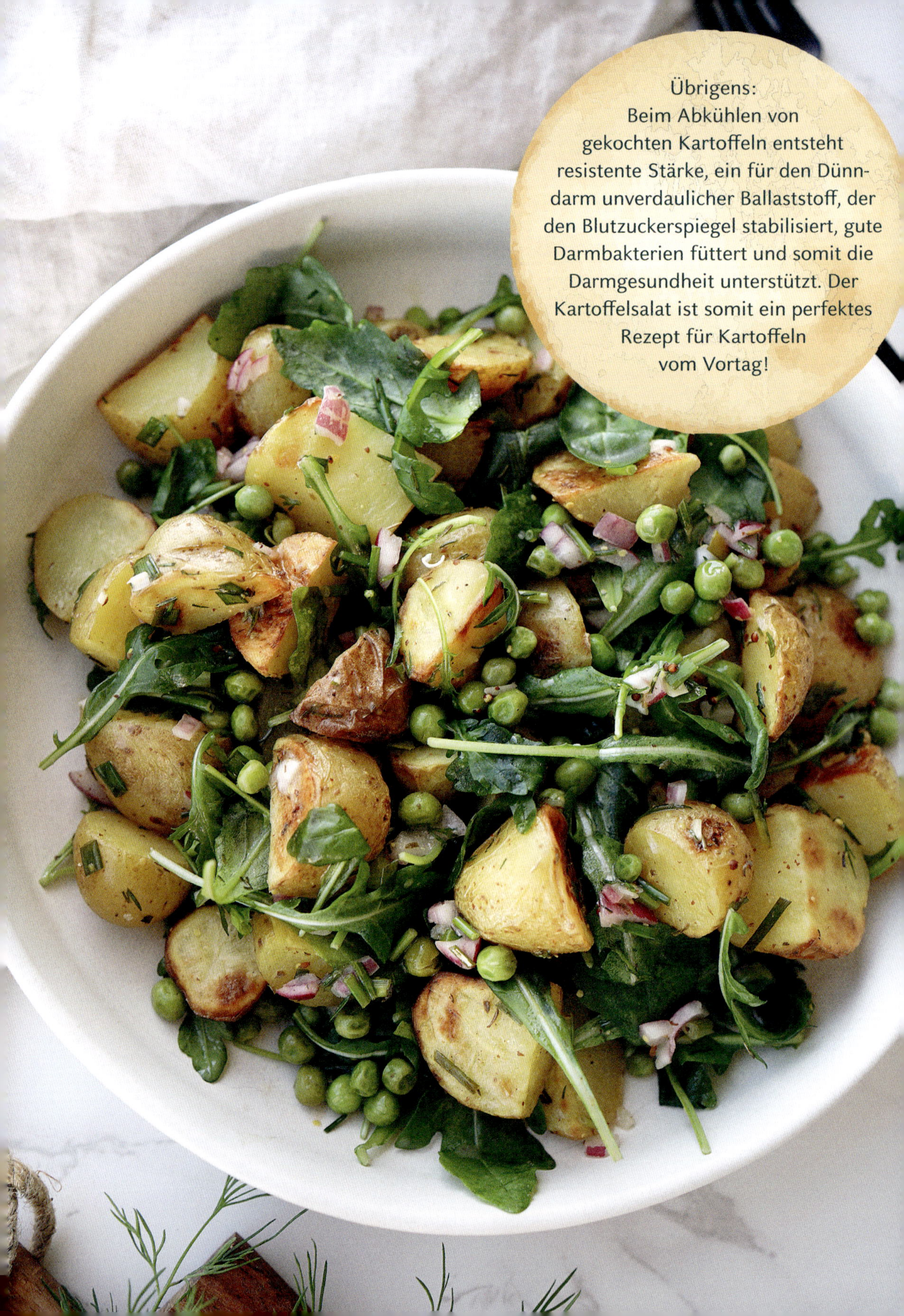

Übrigens:
Beim Abkühlen von gekochten Kartoffeln entsteht resistente Stärke, ein für den Dünndarm unverdaulicher Ballaststoff, der den Blutzuckerspiegel stabilisiert, gute Darmbakterien füttert und somit die Darmgesundheit unterstützt. Der Kartoffelsalat ist somit ein perfektes Rezept für Kartoffeln vom Vortag!

Dazu passt besonders gut gebratener oder gegrillter Lachs, gedünsteter Kabeljau oder gegrillte Hähnchenbrust!

Grüner Kartoffelsalat

Zubereitung: ca. 45 Min.
Nährwerte pro Portion:
246 kcal | 9 g EW | 7 g F | 38 g KH | 6 g BST

FÜR 2 PORTIONEN

400 g Kartoffeln
100 g Rucola
1 rote Zwiebel
1 TL Olivenöl
100 g TK-Erbsen
½ Bund frischer Dill

Für das Dressing

1 TL Dijon-Senf
1 EL Zitronensaft
1 EL Olivenöl
1 TL Essig
1 TL Ahornsirup
Salz, Pfeffer

1. Die Kartoffeln gründlich waschen und in einem Topf mit Salzwasser 15–20 Min. gar kochen, dann abkühlen lassen. Für eine leicht knusprige Variante können die ungekochten Kartoffeln auch im Backofen bei 180° (Umluft) für 25–30 Min. geröstet werden oder alternativ im Airfryer bei 180° 20–25 Min. backen.

2. Währenddessen den Rucola waschen und trocken schleudern. Die Zwiebel schälen und fein würfeln. Das Öl in einer Pfanne erhitzen und die Zwiebel darin kurz dünsten, dann beiseitestellen. Die Erbsen in einem Topf mit heißem Salzwasser 2–3 Min blanchieren, anschließend unter kaltem Wasser abschrecken und abtropfen lassen. Den Dill waschen, trocken schütteln und fein hacken.

3. Für das Dressing alle Zutaten in einer Schüssel verrühren. Die Kartoffeln in Scheiben schneiden und zusammen mit Rucola, Erbsen, Zwiebel und Dill in eine große Schüssel geben. Das Dressing dazugeben und gut untermischen.

Ei und weiße Bohnen machen den Salat proteinreich – für noch mehr Eiweiß können Hähnchen oder Pute hinzugefügt werden.

Caesar Salad

Zubereitung: ca. 35 Min.
Nährwerte pro Portion:
580 kcal | 22 g EW | 38 g F | 34 g KH | 14 BST

FÜR 2 PORTIONEN

200 g weißen Bohnen (Glas)
2 EL Olivenöl
½ TL Knoblauchpulver (alternativ 2 gepresste Knoblauchzehen)
Salz, Pfeffer
2 Eier (L)
2 Scheiben glutenfreies Brot (z.B. Ölsaaten-Brot)
2 Romana-Salatherzen
1 Avocado

Für das Dressing

6 EL Naturjoghurt
2 TL Senf
2 TL Sojasoße
2 TL Zitronensaft (alternativ Apfelessig)
Salz, Pfeffer
2 TL Hefeflocken (nach Belieben)

1. Den Backofen auf 180° (Umluft) vorheizen. Die Bohnen in ein Sieb geben, abspülen und gut abtropfen lassen. Mit 1 EL Olivenöl, Knoblauchpulver, Salz und Pfeffer würzen. Auf ein mit Backpapier belegtes Backblech geben und im heißen Ofen (Mitte) für 20–25 Min. knusprig backen.

2. Währenddessen in einem kleinen Topf ausreichend Wasser aufkochen. Die Eier in das kochende Wasser geben und ca. 8 Min. garen, dann mit kaltem Wasser abschrecken, pellen und vierteln. Das Brot in kleine Würfel schneiden. 1 EL Öl in einer Pfanne erhitzen und die Brotwürfel darin anrösten, dann herausnehmen und beiseitestellen.

3. Den Salat putzen, die Blätter abzupfen, waschen, trocken schleudern und klein schneiden. Die Avocado halbieren, entkernen, das Fruchtfleisch mit einem Löffel aus der Schale lösen und würfeln.

4. Für das Dressing alle Zutaten verrühren, mit Salz, Pfeffer und Hefeflocken nach Belieben abschmecken. Den Salat mit Bohnen, Croûtons, Avocado und Ei anrichten und mit Dressing beträufeln. Als Meal Prep am besten Croûtons und Bohnen sowie das Dressing separat aufbewahren.

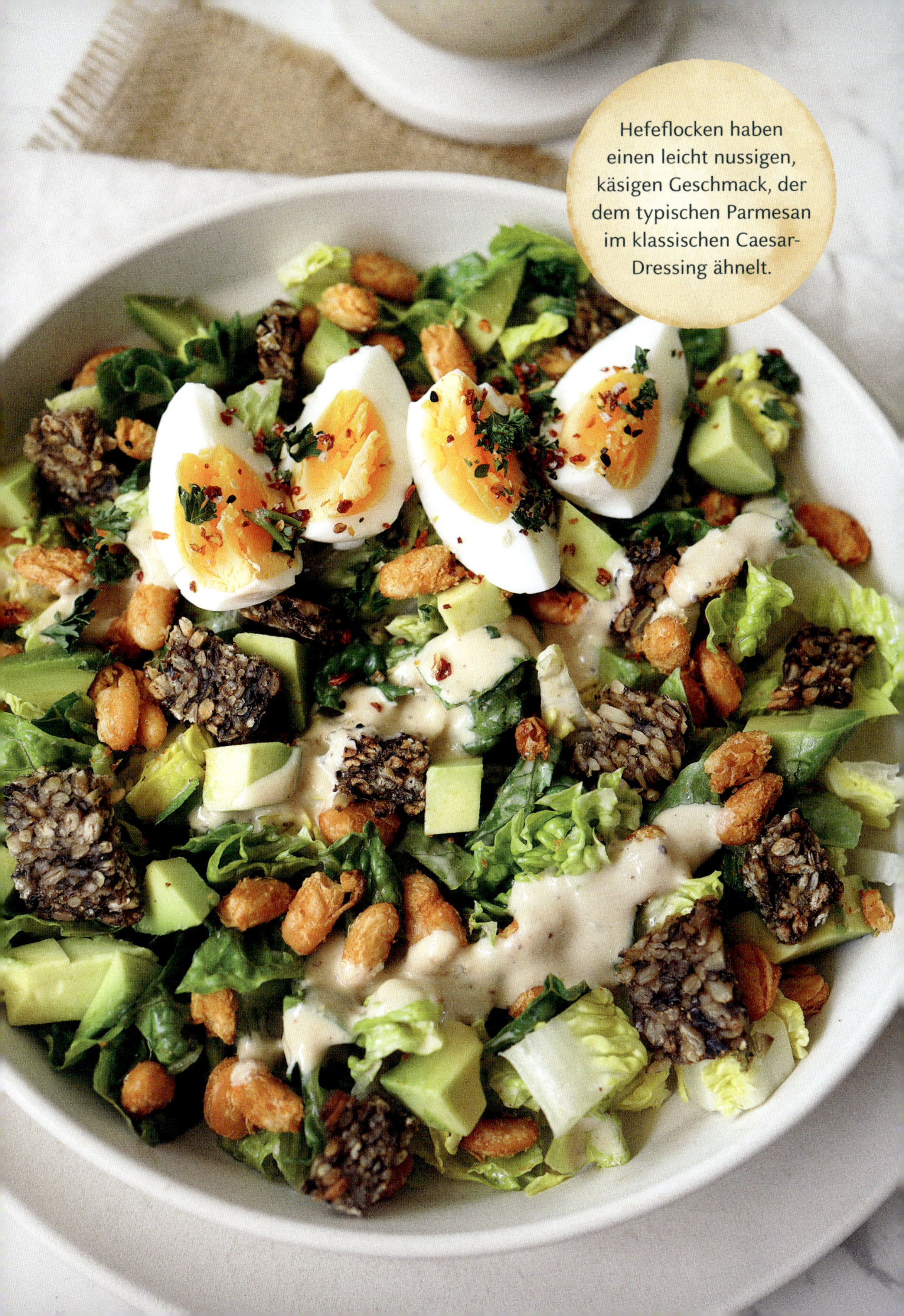

Hefeflocken haben einen leicht nussigen, käsigen Geschmack, der dem typischen Parmesan im klassischen Caesar-Dressing ähnelt.

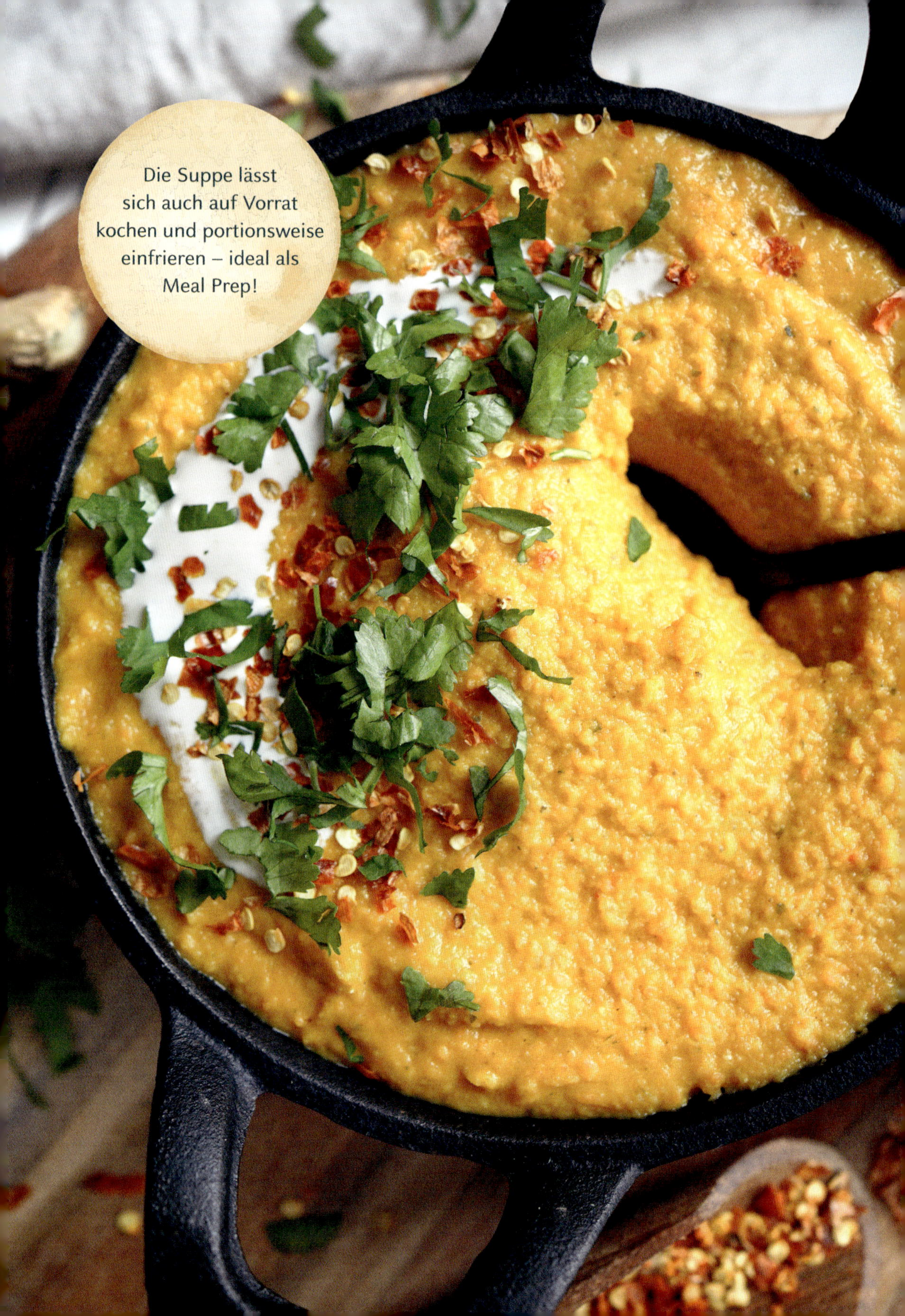

Die Suppe lässt sich auch auf Vorrat kochen und portionsweise einfrieren – ideal als Meal Prep!

Linsen sind reich an pflanzlichem Protein und Eisen. Ingwer wirkt entzündungshemmend und kann Übelkeit lindern.

Süßkartoffel-Linsensuppe

Zubereitung: ca. 40 Min.
Nährwerte pro Portion:
478 kcal | 10 g EW | 29 g F | 42 g KH | 8 g BST

FÜR 2 PORTIONEN

- 1 Süßkartoffel (ca. 200 g)
- 50 g rote Linsen
- 1 kleine Zwiebel
- 1 Knoblauchzehe (nach Belieben)
- 2–3 cm frischer Ingwer
- 1 EL Kokosöl (alternativ Olivenöl)
- 1–2 TL rote Currypaste
- 200 ml Kokosmilch (Dose)
- ca. 500 ml glutenfreie Gemüsebrühe
- Salz, Pfeffer
- Limettensaft

Als Topping

- frisches Koriandergrün
- 1 Schuss Kokosmilch
- Chiliflocken (nach Belieben)

1. Die Süßkartoffel schälen und in Würfel schneiden. Die Linsen unter einem Sieb gut abspülen und abtropfen lassen.

2. Die Zwiebel schälen und in Würfel schneiden. Den Knoblauch schälen und klein hacken. Den Ingwer schälen und mit einer Küchenreibe fein reiben.

3. Das Öl in einer Pfanne erhitzen. Zwiebel, Knoblauch und Ingwer darin bei mittlerer Hitze anbraten. Die Currypaste hinzufügen und kurz mitrösten. Dann die Süßkartoffelwürfel und Linsen zugeben, ebenfalls kurz mitrösten, anschließend mit Kokosmilch und Gemüsebrühe ablöschen, einmal aufkochen und ca. 20 Min. bei mittlerer Temperatur köcheln lassen, bis die Süßkartoffel und Linsen weich sind.

4. Die Masse mit einem Stabmixer cremig pürieren. Je nach gewünschter Konsistenz noch etwas Flüssigkeit ergänzen. Mit Salz, Pfeffer und Limettensaft abschmecken und nach Belieben mit frischem Koriander, etwas Kokosmilch und Chiliflocken toppen.

Linsen und Kidneybohnen liefern wertvolles pflanzliches Protein, Ballaststoffe, Magnesium und Eisen.

Chili sin Carne mit Linsen

Zubereitung: ca. 35 Min.
Nährwerte pro Portion:
580 kcal | 33 g EW | 10 g F | 87 g KH | 27 g BST

FÜR 2 PORTIONEN

1 Zwiebel
2 Knoblauchzehen
je 1 Paprika und Möhre
120 g rote Linsen
1 EL Olivenöl
2 EL Tomatenmark
je 1 TL Kreuzkümmel und edelsüßes Paprikapulver
½ TL geräuchertes Paprikapulver
¼ TL Chilipulver
1 Dose gehackte Tomaten (400 g Füllgewicht)
200 ml Gemüsebrühe
1 Dose Kidneybohnen (240 g Abtropfgewicht)
1 Dose Mais (150 g Abtropfgewicht)
Salz, Pfeffer
Saft von ½ Limette

1. Zwiebel und Knoblauch schälen und fein würfeln. Die Paprika vierteln, weiße Trennwände und Samen entfernen, die Viertel waschen. Die Möhre putzen und schälen, beides klein würfeln. Die Linsen in einem Sieb mit Wasser gründlich abspülen.

2. Das Öl in einem großen Topf erhitzen. Zwiebel und Knoblauch darin 3–4 Min. glasig dünsten. Paprika und Möhre hinzugeben und bei mittlerer Hitze weitere 2–3 Min. anbraten. Das Tomatenmark einrühren und kurz anrösten.

3. Die Linsen zusammen mit den Gewürzen, gehackten Tomaten und der Gemüsebrühe mit in den Topf geben und gut verrühren. Das Chili 15–20 Min. köcheln lassen, bis die Linsen weich sind, dabei ggf. etwas Wasser nachgießen.

4. Kidneybohnen und Mais in einem Sieb unter Wasser abspülen. Beides zum Chili dazugeben und weitere 5 Min. mitköcheln. Abschließend mit Salz, Pfeffer und Limettensaft abschmecken und in zwei Schüsseln anrichten.

5. Nach Belieben noch mit frischem Koriandergrün, (pflanzlichem) Joghurt und Chiliflocken garnieren.

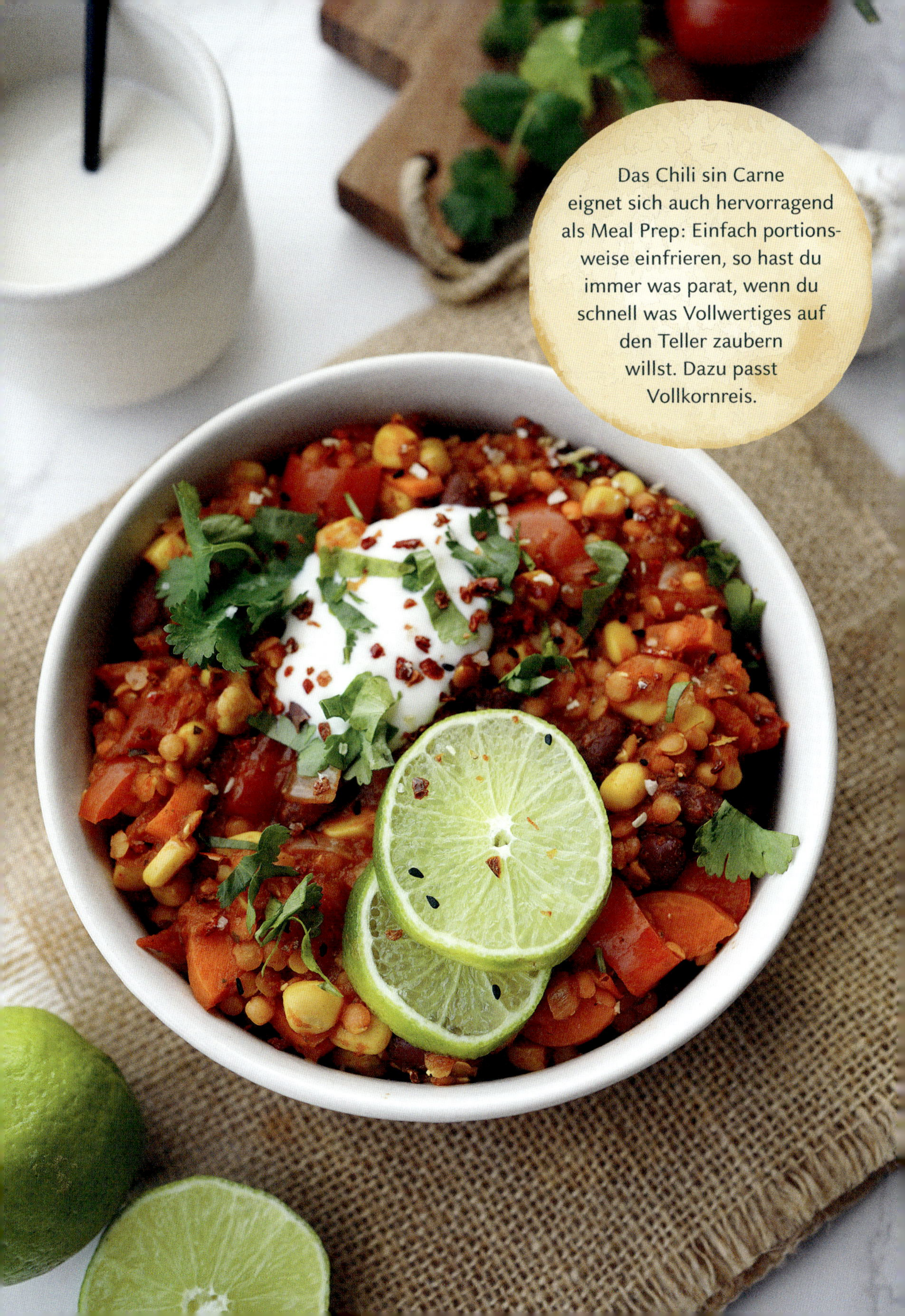

Das Chili sin Carne eignet sich auch hervorragend als Meal Prep: Einfach portionsweise einfrieren, so hast du immer was parat, wenn du schnell was Vollwertiges auf den Teller zaubern willst. Dazu passt Vollkornreis.

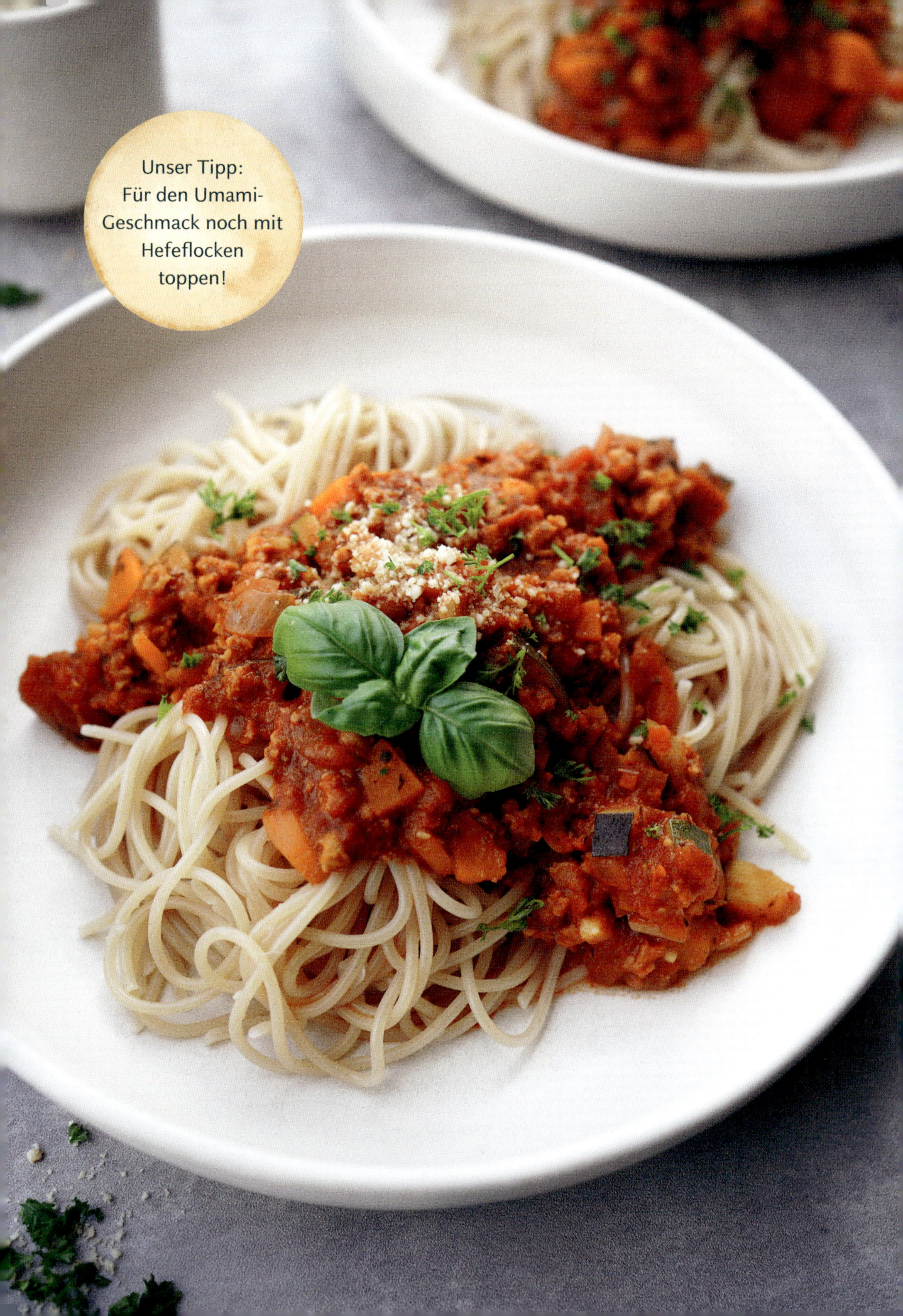

Unser Tipp:
Für den Umami-
Geschmack noch mit
Hefeflocken
toppen!

Reich an Protein und Ballaststoffen. Lycopin aus den Tomaten unterstützt die Gesundheit deiner Zellen.

Vegane Bolognese

Zubereitung: ca. 30 Min.
Nährwerte pro Portion:
644 kcal | 47 g EW | 13 g F | 75 g KH | 21 g BST

FÜR 2 PORTIONEN

120 g feines Sojagranulat
1 kleine Zwiebel
1 Knoblauchzehe
1 Möhre
1 kleine Zucchini
1 EL Olivenöl
2 EL Tomatenmark
500 g stückige Tomaten (Dose)
200 ml Gemüsebrühe
1 TL Oregano
1 TL Basilikum
Salz, Pfeffer
150 g Dinkel-Vollkornspaghetti
etwas gehackte Petersilie und Basilikumblättchen (nach Belieben)

1. Das Sojagranulat mit heißem Wasser bedecken und ca. 5 Min. quellen lassen.

2. Währenddessen die Zwiebel und den Knoblauch schälen und beides fein hacken. Möhre und Zucchini putzen, die Zucchini waschen, die Möhre schälen und beides in kleine Würfel schneiden.

3. Das Olivenöl in einer tiefen Pfanne erhitzen. Zwiebel, Knoblauch, Möhre und Zucchini darin bei mittlerer Hitze ca. 3 Min. anschwitzen. Sojagranulat abgießen und zum Gemüse in die Pfanne geben und weitere 5 Min. mitbraten. Das Tomatenmark hinzugeben, kurz rösten, dann die stückigen Tomaten, Gemüsebrühe und Gewürze hinzufügen und alles 10–15 Min. bei niedriger Hitze köcheln lassen. Mit Salz und Pfeffer abschmecken.

4. Währenddessen die Dinkel-Vollkornspaghetti nach Packungsanleitung in Salzwasser al dente kochen, abgießen und mit der veganen Bolognese, gehackter Petersilie und Basilikumblättchen anrichten.

Perfekt für gemeinsame Abende mit Freunden – einfach zusammen belegen, backen und genießen.

Dinkelpizza

Zubereitung: ca. 20 Min.
Backen: ca. 30 Min.
Nährwerte pro Portion:
679 kcal | 37 g EW | 22 g F | 81 g KH | 8 g BST

FÜR 2 PORTIONEN (2 PIZZEN)

200 g Dinkelmehl (Type 630)

200 g Magerquark

2 EL Olivenöl

2 TL Backpulver

Salz

Für den Belag

200 g passierte Tomaten (Dose)

Gemüse nach Wahl (z. B. Paprika, Tomaten, Champignons)

100 g Mozzarella (ohne tierisches Lab)

2 TL italienische Kräuter

Pfeffer

Außerdem

Dinkelmehl zum Ausrollen

ein paar Basilikumblättchen

1. Den Backofen auf 180° (Umluft) vorheizen. Zwei Backbleche mit Backpapier auslegen.

2. Mehl, Quark, Öl, Backpulver, 2 Prisen Salz und 100 ml Wasser in einer Schüssel zu einem glatten Teig verkneten. Falls der Teig zu klebrig ist, noch etwas mehr Mehl hinzufügen. Den Teig auf einer leicht bemehlten Arbeitsfläche zu 2 Fladen rund ausrollen und je einen Fladen auf ein Backblech geben.

3. Das Gemüse putzen, waschen und klein schneiden. Den Mozzarella in dünne Scheiben schneiden. Die Pizza mit Tomatensoße bestreichen, mit Gemüse und Mozzarella belegen und mit Kräutern und Pfeffer verfeinern.

4. Die Pizzen im heißen Ofen 15–20 Min. backen, bis der Käse geschmolzen und leicht goldbraun ist. Dabei gegebenenfalls die Bleche einmal wechseln. Die fertig gebackenen Pizzen mit Basilikumblättchen bestreuen und servieren.

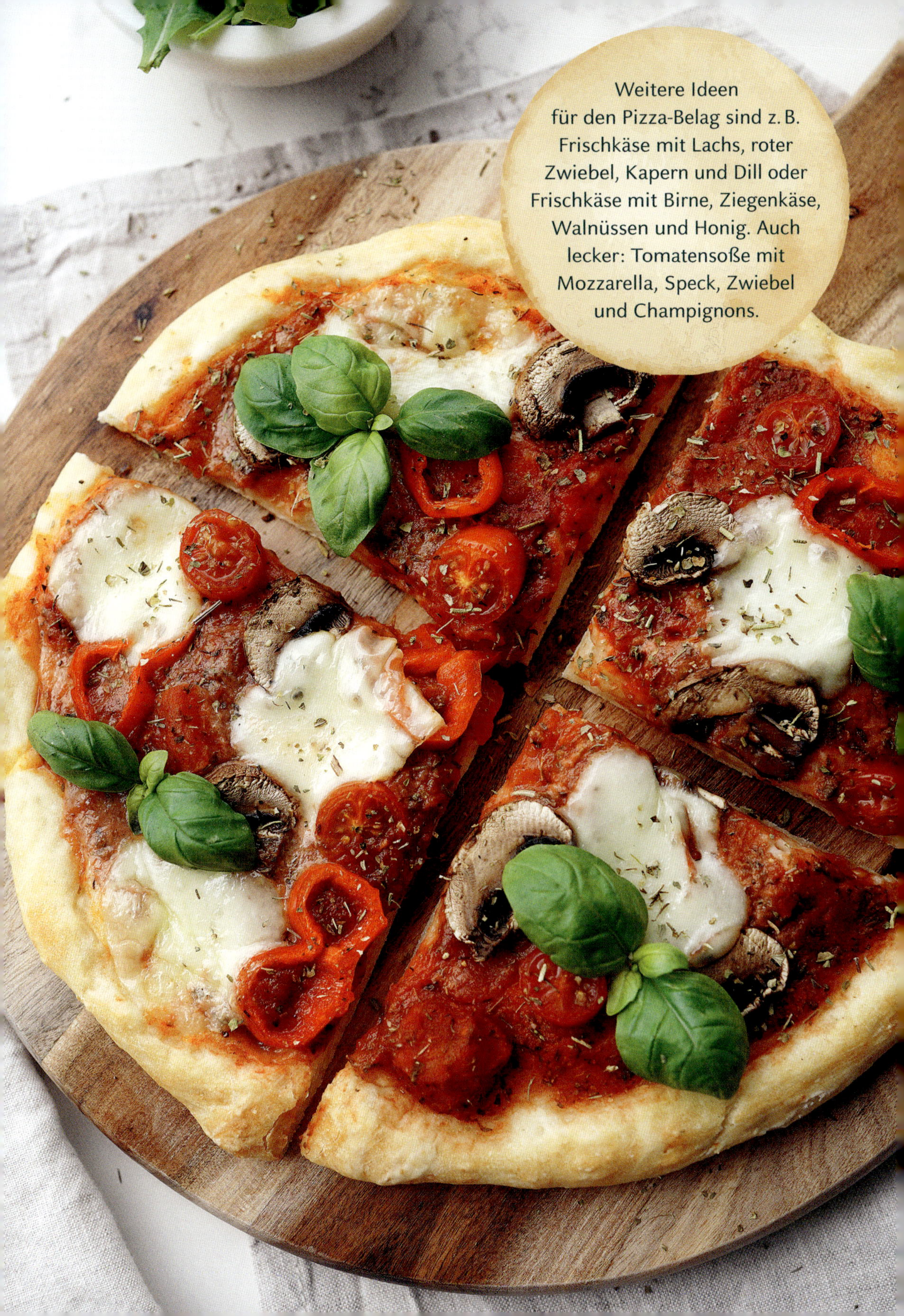

Weitere Ideen
für den Pizza-Belag sind z. B.
Frischkäse mit Lachs, roter
Zwiebel, Kapern und Dill oder
Frischkäse mit Birne, Ziegenkäse,
Walnüssen und Honig. Auch
lecker: Tomatensoße mit
Mozzarella, Speck, Zwiebel
und Champignons.

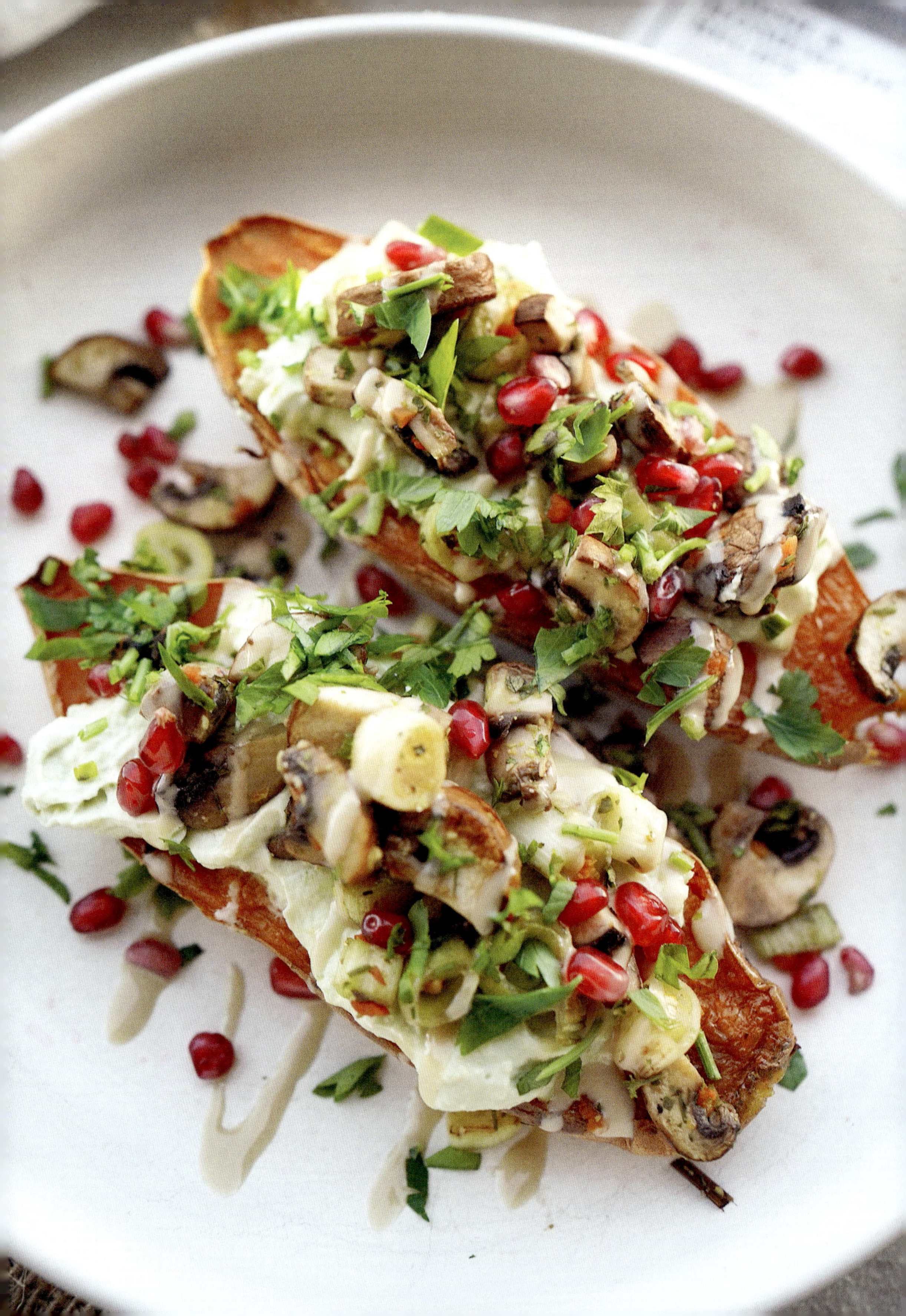

Süßkartoffeln sind reich an Betacarotin, Ballaststoffen und komplexen Kohlenhydraten und halten somit lange satt.

Süßkartoffel-Kumpir

Zubereitung: ca. 5 Min.
Backen: ca. 30 Min.
Nährwerte pro Portion:
645 kcal | 22 g EW | 26 g F | 80 g KH | 15 g BST

FÜR 2 PORTIONEN

2 mittelgroße Süßkartoffeln
2 EL Olivenöl
200 g Pilze (z. B. Champignons)
2 Frühlingszwiebeln
1 TL glutenfreies Gemüsebrühepulver
Salz, Pfeffer
80 g Avocado-Fruchtfleisch
200 g Hüttenkäse
2 EL Zitronensaft
6 Stängel frische Petersilie
2 EL Granatapfelkerne

1. Den Backofen auf 200° (Umluft) vorheizen und ein Backblech mit Backpapier auslegen.

2. Die Süßkartoffeln waschen, längs halbieren, die Hälften mit einer Gabel mehrmals einstechen und mit etwas Öl (1 EL) bestreichen. Auf das Backblech legen und im heißen Ofen 25–30 Min. weich backen.

3. Währenddessen die Pilze putzen und halbieren oder vierteln. Die Frühlingszwiebeln putzen, waschen und in Ringe schneiden. 1 EL Öl in einer Pfanne erhitzen und das Gemüse mit den Pilzen darin andünsten. 1 Schluck Wasser zugeben, mit Gemüsebrühe, Salz und Pfeffer würzen.

4. Die Avocado mit einer Gabel zerdrücken und mit Hüttenkäse und Zitronensaft vermengen. Die Petersilie waschen, trocken schütteln und die Blättchen hacken. Die Süßkartoffelhälften mit Avocadocreme, Gemüse, frischer Petersilie und Granatapfelkernen bestreut servieren.

Smashed Potatoes mit Harissa-Joghurtdip

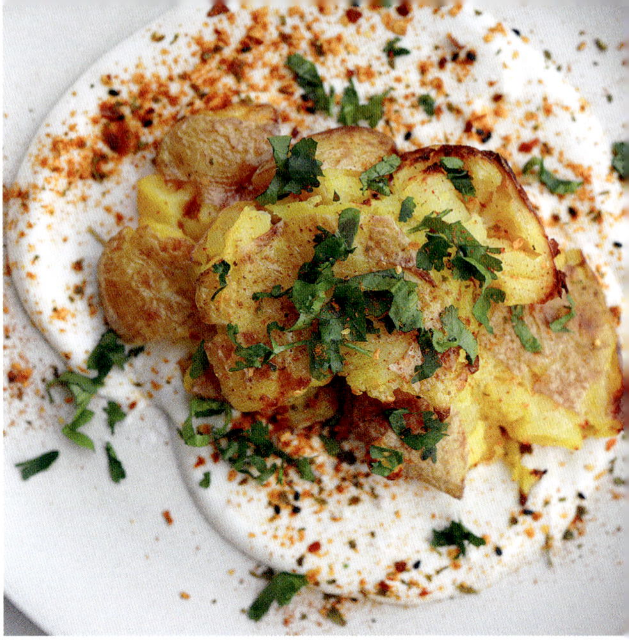

FÜR 2 PORTIONEN

400 g vorwiegend festkochende Kartoffeln (optional vom Vortag)

2 EL Olivenöl

½ Bund frische Kräuter (nach Belieben)

Für den Dip

1 Knoblauchzehe

200 g Naturjoghurt

1 TL Olivenöl

½ TL Harissa

1 EL Zitronensaft

Salz

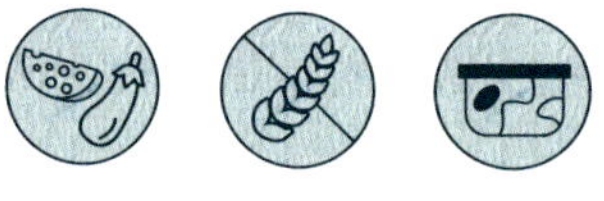

1. Die Kartoffeln waschen, in einem Topf mit Salzwasser in ca. 25 Min. zugedeckt weich garen, abgießen und abkühlen lassen. Optional restliche Kartoffeln vom Vortag verwenden.

2. Den Backofen auf 180° (Umluft) vorheizen. Kartoffeln auf einem mit Backpapier belegten Backblech verteilen, mit einem Bogen Backpapier belegen und mit einem Topfboden flach drücken. Mit Öl beträufeln und im Ofen ca. 35 Min. backen.

3. In der Zwischenzeit die Kräuter waschen, trocken schütteln und klein hacken. Für den Dip den Knoblauch schälen und pressen. Mit den restlichen Zutaten verrühren. Kartoffeln mit Dip und Kräutern anrichten. Dazu passt Fischfilet.

Zubereitung: ca. 30 Min. Backen: ca. 35 Min.
Nährwerte pro Portion: 324 kcal | 8 g EW | 16 g F | 35 g KH | 5 g BST

Fisch mit Ofengemüse

FÜR 2 PORTIONEN
1 Zucchini
1 Paprika
150 g Kirschtomaten
2 Fischfilets (z. B. Kabeljau)
2 EL Olivenöl
Salz, Pfeffer
1 TL getrockneter Thymian
Saft und Abrieb von ½ Bio-Zitrone
120 g Buchweizen
Außerdem
Auflaufform (30 cm × 20 cm)

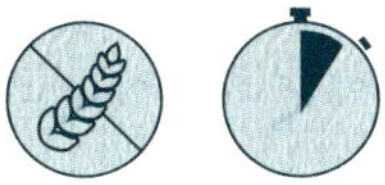

1. Den Backofen auf 180° (Ober-/Unterhitze) vorheizen. Währenddessen die Zucchini putzen und waschen. Die Paprika vierteln, weiße Trennwände und Samen entfernen, die Viertel waschen. Beides in mundgerechte Stücke schneiden. Die Tomaten waschen und halbieren.

2. Das Fischfilet unter fließendem Wasser waschen, trocken tupfen, in eine Auflaufform legen und mit Thymian und Zitronenabrieb bestreuen. Gemüse dazugeben, mit Olivenöl beträufeln, salzen und pfeffern. Im Ofen ca. 20 Min. garen.

3. Den Buchweizen nach Packungsanleitung garen und mit Fisch und Gemüse servieren. Alles mit Zitronensaft beträufeln.

Zubereitung: 10 Min. Backen: ca. 20 Min.
Nährwerte pro Portion: 456 kcal | 35 g EW | 13 g F | 49 g KH | 7 g BST

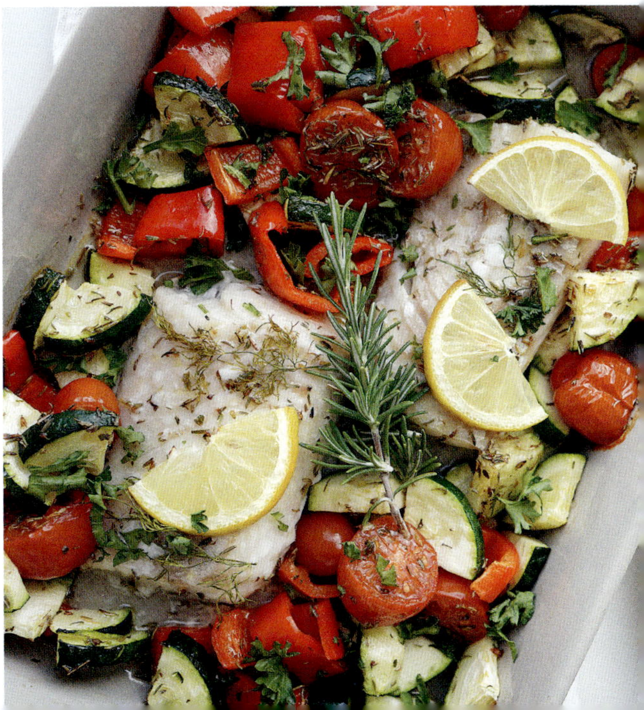

Putengeschnetzeltes in Paprika-Rahmsoße

Zubereitung: ca. 30 Min.
Nährwerte pro Portion:
796 kcal | 48 g EW | 37 g F | 67 g KH | 16 g BST

FÜR 2 PORTIONEN

3 rote Paprika
1 EL Olivenöl
1 Zwiebel
2 Knoblauchzehen
200 g Putenbrust
30 g Cashewkerne
100 g Frischkäse
100 ml (pflanzliche) Sahne
50 ml Gemüsebrühe
1 EL Hefeflocken
1 TL Zitronensaft
2 EL Tomatenmark
140 g Vollkornnudeln
1/2 TL edelsüßes Paprikapulver
Salz, Pfeffer

Außerdem

frisch gehackte Petersilie
Chiliflocken

1. Den Backofen auf 180° (Umluft) vorheizen. Währenddessen die Paprika halbieren, weiße Trennwände und Samen entfernen, die Hälften waschen und mit der Schnittfläche auf ein mit Backpapier belegtes Backblech setzen. Die Hälften ca. 20 Min. backen, kurz abkühlen lassen.

2. In der Zwischenzeit die Zwiebel schälen und klein würfeln. Den Knoblauch schälen und fein hacken. Die Putenbrust trocken tupfen und in feine Streifen schneiden.

3. Die Paprika mit Cashewkernen, Frischkäse, Sahne, Gemüsebrühe, Hefeflocken, Zitronensaft und Tomatenmark in einem Hochleistungsmixer cremig pürieren.

4. Die Nudeln nach Packungsanleitung garen. In einer Pfanne 1 EL Öl erhitzen. Zwiebel und Knoblauch darin andünsten, die Putenstreifen dazugeben und anbraten, mit Paprikapulver, Salz und Pfeffer würzen. Die Paprikasoße dazugeben, alles gut vermengen und das Fleisch in der Soße 2–3 Min. ziehen lassen. Mit Petersilie und Chiliflocken bestreut zu den Nudeln servieren.

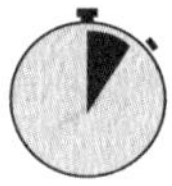

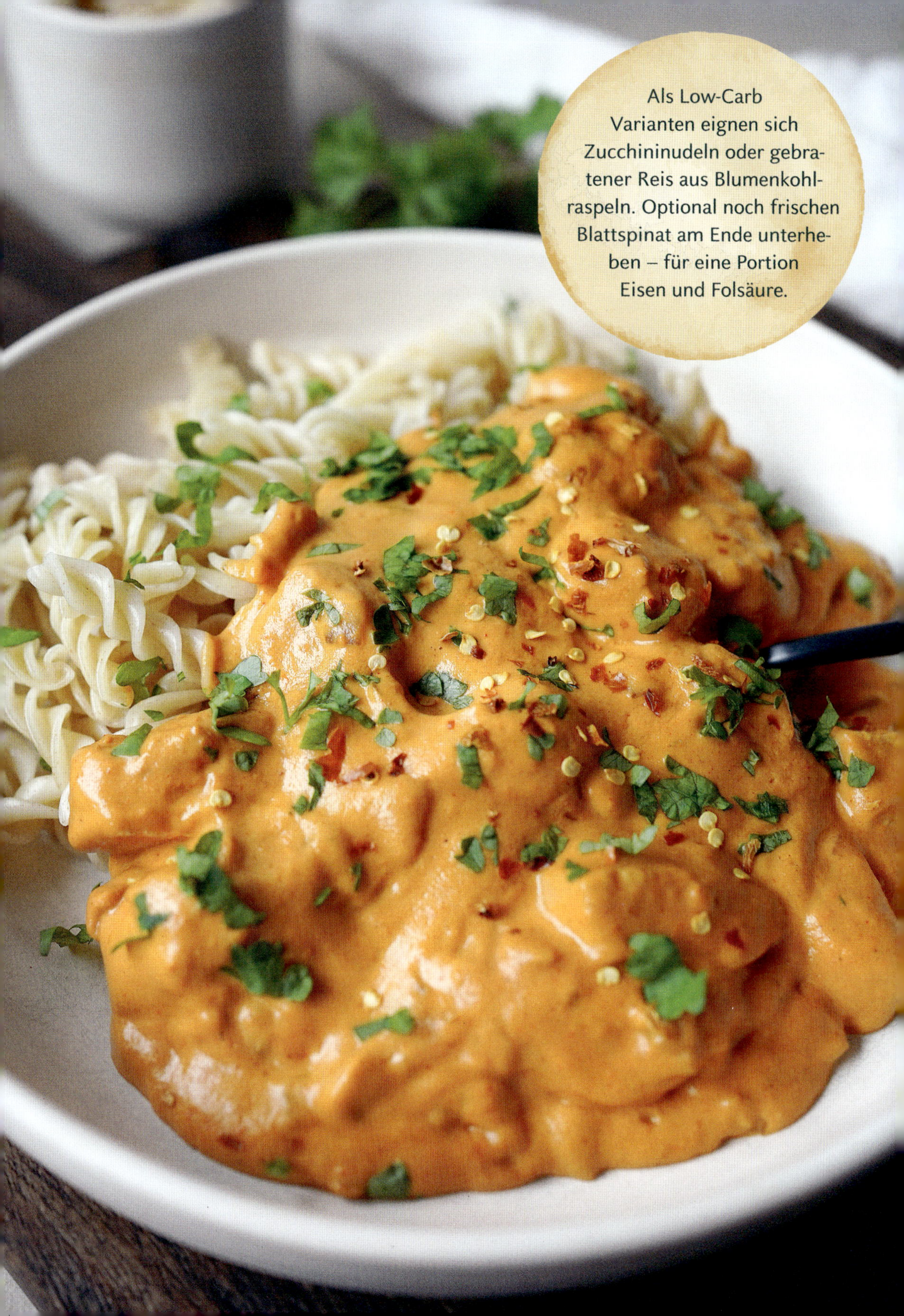

Als Low-Carb Varianten eignen sich Zucchininudeln oder gebratener Reis aus Blumenkohlraspeln. Optional noch frischen Blattspinat am Ende unterheben – für eine Portion Eisen und Folsäure.

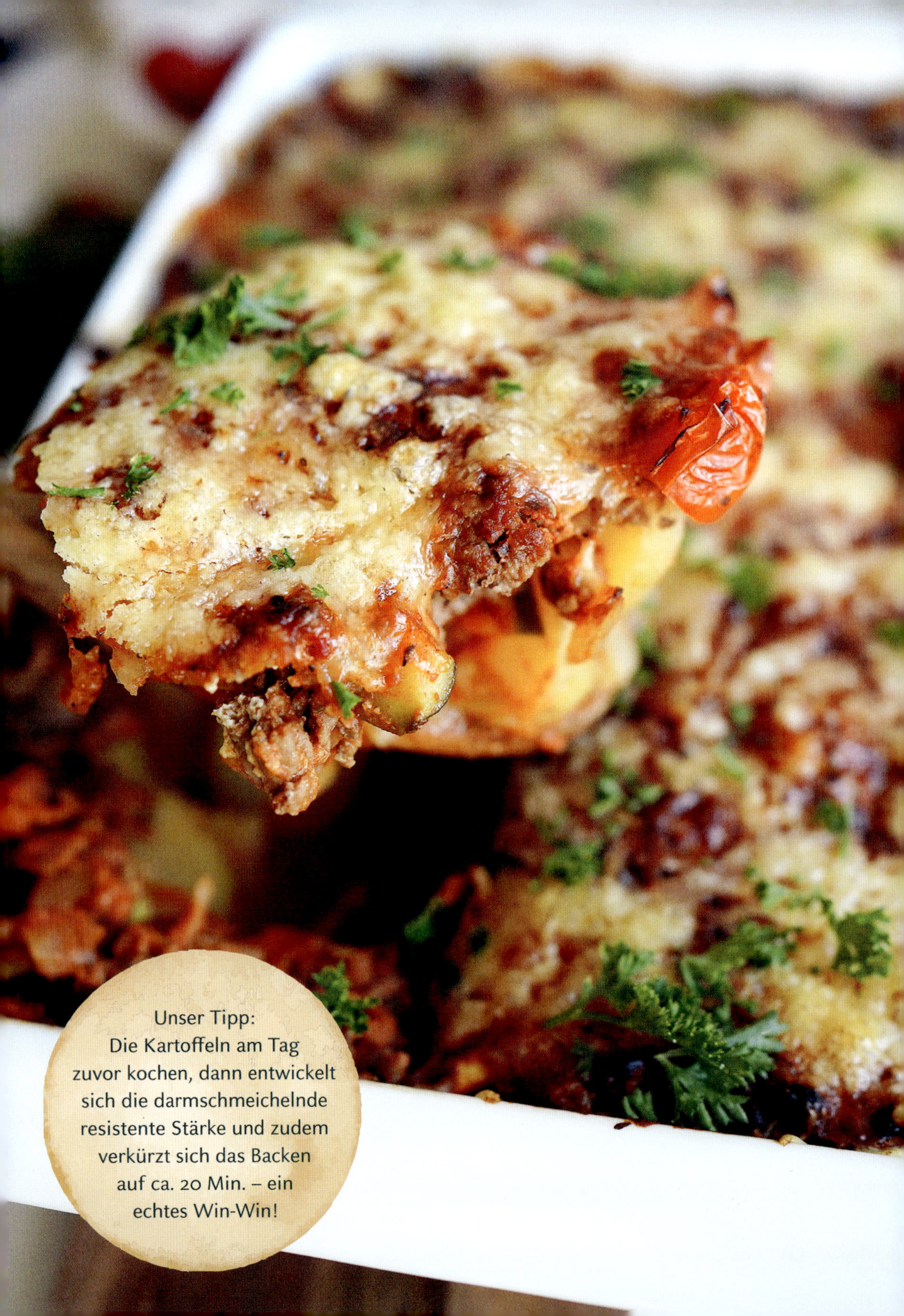

Unser Tipp:
Die Kartoffeln am Tag zuvor kochen, dann entwickelt sich die darmschmeichelnde resistente Stärke und zudem verkürzt sich das Backen auf ca. 20 Min. – ein echtes Win-Win!

Dieser Auflauf ist ein absolutes Wohlfühlrezept und eignet sich super als Meal Prep für die stressigen Tage mit Soulfood-Sehnsucht..

Kartoffel-Gemüse-Hackauflauf

Zubereitung: ca. 20 Min.
Backen: 45 Min.
Nährwerte pro Portion:
643 kcal | 40 g EW | 36 g F | 39 g KH | 7 g BST

FÜR 4 PORTIONEN

- 1 Zwiebel
- 2 Knoblauchzehen
- 1 mittelgroße Zucchini
- 400 g Kirschtomaten
- 1 EL Olivenöl + etwas Öl für die Form
- 400 g Rinderhackfleisch
- 2 EL Tomatenmark
- 200 ml Gemüsebrühe
- 100 g Frischkäse
- 200 g passierte Tomaten (Dose)
- 800 g festkochende Kartoffeln
- 150 g geriebener Käse
- 1 EL italienische Kräuter
- 1 TL edelsüßes Paprikapulver
- Salz, Pfeffer

1. Zwiebel und Knoblauch schälen und fein würfeln. Die Zucchini putzen, waschen und in kleine Würfel schneiden. Die Tomaten waschen und vierteln.

2. Das Olivenöl in einer Pfanne erhitzen, Zwiebel und Knoblauch darin glasig dünsten. Das Hackfleisch dazugeben und ca. 5 Min. krümelig braten. Zucchiniwürfel, Tomaten, Tomatenmark, Gemüsebrühe, Frischkäse und passierte Tomaten dazugeben und ca. 10 Min. köcheln lassen. Mit Kräutern, Paprikapulver, Salz und Pfeffer würzen.

3. Währenddessen den Backofen auf 180° (Ober-/Unterhitze) vorheizen. Die Kartoffeln schälen und in ca. 2 mm dünne Scheiben hobeln. Eine Auflaufform (30 cm × 20 cm) mit Olivenöl bepinseln, im Wechsel erst die Kartoffelscheiben hineinlegen, dann die Hackfleischsoße darüber verteilen. Abschließend mit Käse bestreuen.

4. Im heißen Ofen ca. 45 Min. backen, dabei am Ende der Backzeit den Auflauf mit etwas Backpapier abdecken, damit er nicht zu stark bräunt. Anschließend herausnehmen, die Hälfte des Auflaufs auf zwei Tellern servieren. Den Rest entweder einfrieren oder für den nächsten Tag aufheben.

Dieser Auflauf liefert wertvolles Protein und komplexe Kohlenhydrate. Für die Extraportion Protein kannst du auch Linsennudeln nehmen.

Hähnchen-Nudelauflauf mit getrockneten Tomaten

Zubereitung: ca. 25 Min.
Backen: ca. 20 Min.
Nährwerte pro Portion:
761 kcal | 56 g EW | 27 g F | 72 g KH | 12 g BST

FÜR 2 PORTIONEN

180 g Vollkornnudeln
1 Zwiebel
1 Knoblauchzehe
200 g Hähnchenbrustfilet
200 g Kirschtomaten
1 Zucchini
1 EL Olivenöl
1 EL italienische Kräuter
1 TL Gemüsebrühpulver
2 TL edelsüßes Paprikapulver
Salz, Pfeffer
4–5 getrocknete Tomaten
150 g Kräuterfrischkäse
35 g geriebener Parmesan

Außerdem

Öl für die Form
ein paar Basilikumblättchen

1. Den Backofen auf 180° (Ober-/Unterhitze) vorheizen. Eine Auflaufform (30 cm × 20 cm) einfetten. Die Vollkornnudeln ca. 3 Min. kürzer als nach Packungsanleitung kochen und abgießen, dabei ca. 100 ml Nudelwasser auffangen.

2. Währenddessen Zwiebel und Knoblauch schälen und fein hacken. Das Hähnchenbrustfilet trocken tupfen und in kleine Stücke schneiden. Tomaten und Zucchini putzen, waschen, Tomaten halbieren und Zucchini klein würfeln.

3. Das Öl in einer Pfanne erhitzen. Zwiebel und Knoblauch darin andünsten. Die Hähnchenstücke dazugeben und rundherum anbraten. Das Gemüse dazugeben und kurz mitbraten. Alles mit italienischen Kräutern, Gemüsebrühepulver, Paprikapulver sowie Salz und Pfeffer würzen. Die getrockneten Tomaten in Streifen schneiden und unterrühren.

4. Den Frischkäse mit dem Nudelwasser verrühren, salzen und pfeffern. Nudeln, Hähnchen, Gemüse und Soße in die Auflaufform geben, gut vermengen, mit Käse bestreuen und im heißen Ofen ca. 15–20 Min. überbacken. Herausnehmen und mit Basilikumblättchen garnieren.

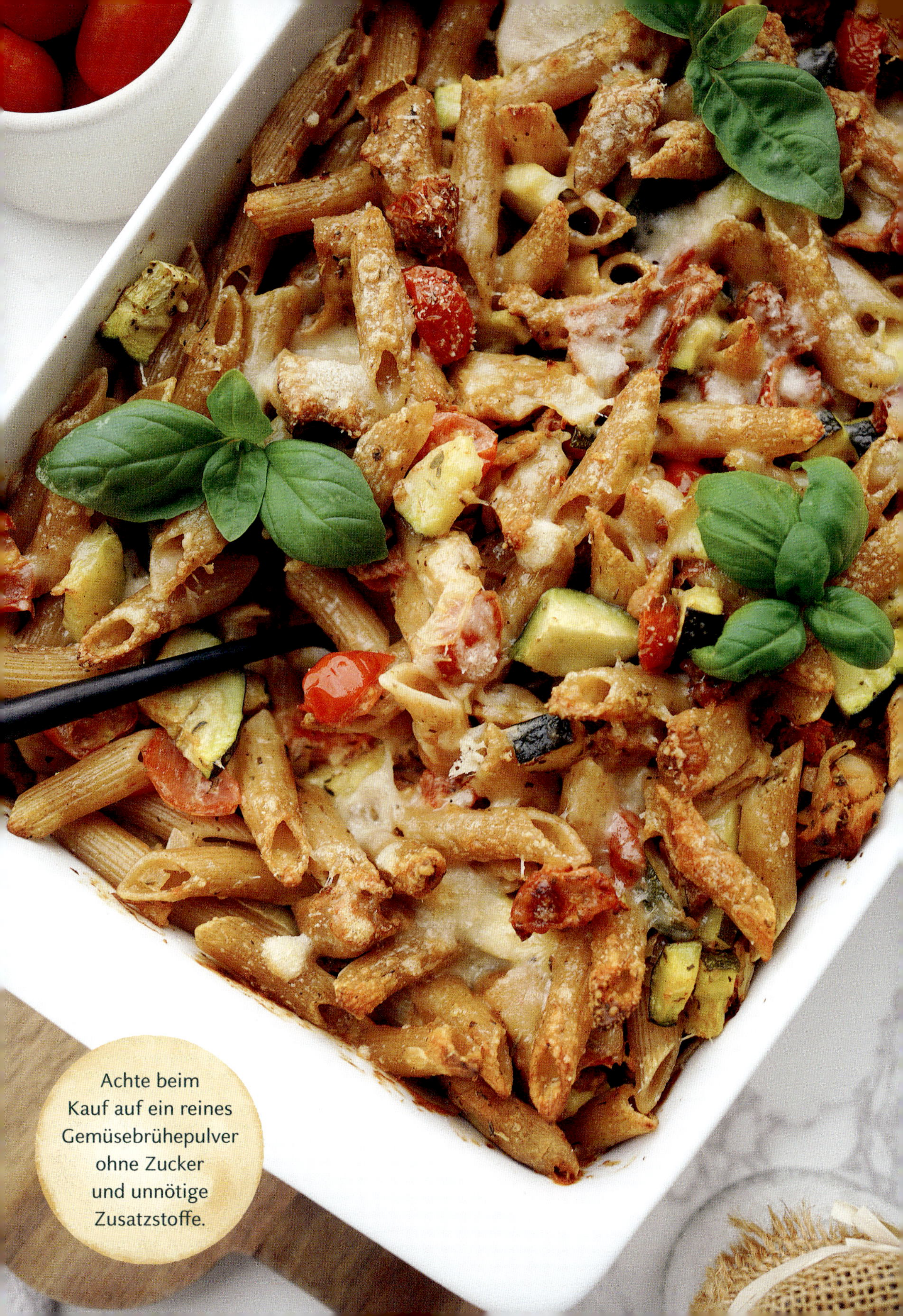

Achte beim
Kauf auf ein reines
Gemüsebrühepulver
ohne Zucker
und unnötige
Zusatzstoffe.

Dank

Wir wünschen uns, dass dieses Buch Frauen darin bestärkt, auf ihren Körper zu hören, sich Wissen anzueignen und den Mut zu haben, Verantwortung für die eigene Gesundheit zu übernehmen. Denn Gesundheit ist unser wertvollstes Gut. Wir haben großen Einfluss darauf, sie zu bewahren – nicht nur im Hier und Jetzt, sondern auch langfristig. Jede bewusste Entscheidung in der Schwangerschaft kann den Grundstein für ein starkes und gesundes Leben legen – für Mami und Baby! Unsere Vision ist es, möglichst viele Frauen zu ermutigen, diese Chance zu nutzen: für mehr Energie, Lebensfreude und für einen gesunden Start ihrer Kinder ins Leben.

»Dieses Buch widme ich meinen Kindern Rosalie und Louis. Durch euch habe ich noch einmal neu gelernt, wie kostbar der Anfang eines Lebens ist. Die Arbeit an diesem Buch war für mich weit mehr als ein medizinisches und fachliches Projekt. Dieses Buch ist DAS Buch, was ich mir in meinen Schwangerschaften als Wegbegleiter gewünscht hätte – es ist eine echte Herzensangelegenheit!« – Constanze

»Ich widme dieses Buch meinem Mann und meinen Eltern, die mich immer unterstützen und an mich glauben – sowie meinen zukünftigen Kindern, in der Hoffnung, ihnen damit den bestmöglichen Start ins Leben zu ermöglichen. Der Wunsch, eines Tages selbst eine Familie zu gründen, hat mich inspiriert, dieses Buch zu schreiben.« – Laura

Quellen

1 Vgl. Kopp-Hoolihan L. E., van Loan M. D., Wong W. W., King J. C.: »Longitudinal assessment of energy balance in well-nourished, pregnant women«. Am J Clin Nutr 69 (1999): 697–704.
2 Vgl. Koletzko B., Cremer M., Flothkötter M. et al.: »Ernährung und Lebensstil vor und während der Schwangerschaft – Handlungsempfehlungen des bundesweiten Netzwerks Gesund ins Leben«. Geburtsh Frauenheilk 78 (2018); vgl. DGE (Hg.): *D-A-CH Referenzwerte für die Nährstoffzufuhr*. Neuer Umschau Buchverlag. Bonn [3]2017; vgl. United Nations University, WHO, Food and Agriculture Organization of the United Nations (Hg.): *Human energy requirements: report of a joint FAO/WHO/UNU Expert Consultation*. Rom 2004
3 Vgl. WHO (Hg.): *Good Maternal Nutrition. The Best Start in Life*. 2016; vgl. Gaudet L., Ferraro Z. M., Wen S. W. et al.: »Maternal obesity and occurrence of fetal macrosomia: a systematic review and meta-analysis«. Biomed Res Int 2014 (2014): 640291; vgl. Reynolds R. M., Allan K. M., Raja E. A. et al.: »Maternal obesity during pregnancy and premature mortality from cardiovascular event in adult offspring: follow-up of 1 323 275 person years«. BMJ 347 (2013): f4539; vgl. Balsells M., Garcia-Patterson A., Corcoy R.: »Systematic review and meta-analysis on the association of prepregnancy underweight and miscarriage«. Eur J Obstet Gynecol Reprod Biol 207 (2016): 73–79.
4 Vgl. Mousa A., Naqash A., Lim S.: »Macronutrient and Micronutrient Intake during Pregnancy: An Overview of Recent Evidence«. Nutrients 11 (2019): 443; vgl. Koletzko B., Cremer M., Flothkötter M. et al.: »Diet and Lifestyle Before and During Pregnancy – Practical Recommendations of the Germany-wide Healthy Start – Young Family Network«. Geburtshilfe Frauenheilkd 78 (2018): 1262–1282; vgl. DGE (Hg.): *D-A-CH Referenzwerte für die Nährstoffzufuhr*. a. a. O.
5 Vgl. Beluska-Turkan K., Korczak R., Hartell B. et al.: »Nutritional Gaps and Supplementation in the First 1000 Days«. Nutrients 11 (2019): 2891; vgl. Anderson A. S.: »Symposium on ›nutritional adaptation to pregnancy and lactation‹. Pregnancy as a time for dietary change?«. Proc Nutr Soc 60 (2001): 497–504; vgl. Most J., Dervis S., Haman F. et al.: »Energy Intake Requirements in Pregnancy«. Nutrients11 (2019): 1812; vgl. Darnton-Hill I., Mkparu U. C.: »Micronutrients in pregnancy in low- and middle-income countries«. Nutrients 7 (2015): 1744–1768.
6 Vgl. N. N.: »Wasser«. Referenzwerteübersicht DGE online.

7 Vgl. Rhee J., Kim R., Kim Y. et al.: »Maternal Caffeine Consumption during Pregnancy and Risk of Low Birth Weight: A Dose-Response Meta-Analysis of Observational Studies«. PLoS One 10 (2015): e0132334; vgl. Chen L. W., Wu Y., Neelakantan N. et al.: »Maternal caffeine intake during pregnancy is associated with risk of low birth weight: a systematic review and dose-response meta-analysis«. BMC Med 12 (2014): 174.
8 Vgl. ACOG Committee Opinion No. 462: »Moderate caffeine consumption during pregnancy«. Obstet Gynecol 116 (2010): 467–468; vgl. EFSA Panel on Dietetic Products, Nutrition and Allergie: »Scientific Opinion on the safety of caffeine«. EFSA J 13 (2015): 4102; vgl. WHO (Hg.): WHO Recommendations on Antenatal Care for a Positive Pregnancy Experience. Genf 2016.
9 Vgl. Heckman M. A., Weil J., de Mejia E. G.: »Caffeine (1, 3, 7-trimethylxanthine) in Foods: A Comprehensive Review on Consumption, Functionality, Safety, and Regulatory Matters«. J Food Sci 75 (2010): R77–R87; vgl. N. N.: »Coffee, energy drinks and caffeine powder: Energizers with health risks?« FAQ BfR Online. 05.01.2026; vgl. N. N.: »Coffee, energy drinks and caffeine powder: Energizers with health risks?«. FAQ BfR Online. 05.01.2026.
10 Vgl. King J. C.: »Physiology of pregnancy and nutrient metabolism«. Am J Clin Nutr 71 (2000): 1218S–1225S.
11 Vgl. Payne M., Stephens T., Lim K. et al.: »Lysine Requirements of Healthy Pregnant Women are Higher During Late Stages of Gestation Compared to Early Gestation«. J Nutr 148 (2018): 94–99; vgl. EFSA Panel on Dietetic Products, Nutrition and Allergie: »Scientific Opinion on Dietary Reference Values for protein«. EFSA J 10 (2012): 2557; vgl. Scherbinsky K., Rasmussen B. F., Li B. et al.: »Total sulfur amino acid requirements are higher during late gestation compared with early gestation in healthy Canadian pregnancies in a repeated-measures trial«. Am J Clin Nutr 120 (2024): 973–983; vgl. Stephens T. V., Payne M., Ball R. O. et al.: »Protein requirements of healthy pregnant women during early and late gestation are higher than current recommendations«. J Nutr 145 (2015): 73–78.
12 Vgl. N. N.: »Biological Value«. Definition ScienceDirect online.
13 Siehe die Website FoodData Central des U.S. Department of Agriculture, Agricultural Research Service unter: https://fdc.nal.usda.gov/ [Abruf: 01.04.2026].
14 Vgl. Bouvard V., Loomis D., Guyton K. Z. et al.: »Carcinogenicity of consumption of red and processed meat«. Lancet Oncol 16 (2015): 1599–1600.
15 Vgl. Burke L. M., Hawley J. A., Wong S. H., Jeukendrup A. E.: »Carbohydrates for training and competition«. J Sports Sci 29 (2011): 17–27.
16 Vgl. DGE (Hg.): *D-A-CH Referenzwerte für die Nährstoffzufuhr*. a. a. O.
17 Vgl. Wilczek M. M., Olszewski R., Krupienicz A.: »Trans-Fatty Acids and Cardiovascular Disease: Urgent Need for Legislation«. Cardiology 2017 (138): 254–258; vgl. N. N.: »Leitlinie Fett: Evidenzbasierte Leitlinie: Fettzufuhr und Prävention ausgewählter ernährungsmitbedingter Krankheiten«. DGE online. 2015.
18 Vgl. Koletzko B., Cremer M., Flothkötter M. et al.: »Diet and Lifestyle Before and During Pregnancy - Practical Recommendations of the Germany-wide Healthy Start – Young Family Network«. a. a. O.; vgl. Worm N., Weingärtner

O., Schulze C. et al.: »Gesättigte Fettsäuren und kardiovaskuläres Risiko: Ist eine Revision der Ernährungsempfehlungen angezeigt?«. Herz 47 (2022): 354–365.
19 Vgl. Allouche Y.: »How Heating Affects Extra Virgin Olive Oil Quality Indexes and Chemical Composition«. J Agric Food Chem 55 (2007): 9646–9654; vgl. Flores M., Saravia C., Vergara C. E. et al.: »Avocado oil: characteristics, properties, and applications«. Molecules 24 (2019): 2172; vgl. Roychowdhury P., Chatterjee M., Bhattacharjya A. et al.: »Smoke Points: A Crucial Factor in Cooking Oil Selection for Public Health«. Curr Funct Foods 2 (2024): e041223224179; vgl. Ambra R., Lucchetti S., Pastore G.: »A Review of the Effects of Olive Oil-Cooking on Phenolic Compounds«. Molecules 27 (2022): 661; vgl. Choe E., Min D. B.: »Mechanisms and Factors for Edible Oil Oxidation«. Comprehensive Reviews in Food Science and Food Safety 5 (2006): 169–186; vgl. Voon P. T., Ng C. M., Ng Y. T. et al.: »Health Effects of Various Edible Vegetable Oil: An Umbrella Review«. Advances in nutrition (Bethesda, Md.) 15 (2024): 100276.
20 Vgl. Greenberg J. A., Bell S. J.: »Multivitamin Supplementation During Pregnancy: Emphasis on Folic Acid and l-Methylfolate«. Rev Obstet Gynecol 4 (2011): 126–127.
21 Vgl Czeizel A. E., Dudás I., Vereczkey A. et al.: »Folate deficiency and folic acid supplementation: the prevention of neural-tube defects and congenital heart defects«. Nutrients 5 (2013): 4760–4775; vgl. Czeizel A. E., Dudás I.: »Prevention of the first occurrence of neural-tube defects by periconceptional vitamin supplementation«. N Engl J Med 327 (1992): 1832–1825.
22 Vgl. Caffrey A., McNulty H., Rollins M. et al.: »Effects of maternal folic acid supplementation during the second and third trimesters of pregnancy on neurocognitive development in the child: an 11-year follow-up from a randomised controlled trial«. BMC Med 19 (2021): 73.
23 Vgl. von Schacky C.: »Omega-3 index in 2018/19«. Proc Nutr Soc 11 (2020): 1–7.
24 Vgl. DGGG, OEGGG, SGGG (Hg.): »Prävention und Therapie der Frühgeburt«. Leitlinienprogramm DGGG, OEGGG, SGGG Online. 2018; vgl. Carlson S. E., Colombo J., Gajewski B. J. et al.: »DHA supplementation and pregnancy outcomes«. Am J Clin Nutr 97 (2013): 808–815; vgl. Schuchardt J. P., Huss M., Stauss-Grabo M. et al.: »Significance of long-chain polyunsaturated fatty acids (PUFAs) for the development and behaviour of children«. Eur J Pediatr 169 (2010): 149–164; vgl. Bisgaard H., Stokholm J., Chawes B. L. et al.: »Fish Oil–Derived Fatty Acids in Pregnancy and Wheeze and Asthma in Offspring«. N Engl J Med 375 (2016): 2530–2539; vgl. Warstedt K., Furuhjelm C., Fälth-Magnusson K. et al.: »High levels of omega-3 fatty acids in milk from omega-3 fatty acid-supplemented mothers are related to less immunoglobulin E-associated disease in infancy«. Acta Paediatrica 105 (2016): 1337–1347.
25 Vgl. Markhus M. W., Skotheim S., Graff I. E. et al.: »Low Omega-3 Index in Pregnancy Is a Possible Biological Risk Factor for Postpartum Depression«. PLoSONE 8 (2013): e67617.
26 Vgl. Bahnfleth C. L., Strupp B. J., Caudill M. A. et al.: »Prenatal choline supplementation improves child sustained attention: A 7-year follow-up of a randomized controlled feeding trial«. FASEB J 36 (2022): e22054.

27 Vgl. Roeren M., Kordowski A., Sina C. et al.: »Inadequate Choline Intake in Pregnant Women in Germany«. Nutrients 14 (2022): 4862.
28 Vgl. Peterson-Sperlich B.: »Handlungsempfehlungen – Ernährung in der Schwangerschaft«. DGE online.
29 Vgl. BfELV, MRI (Hg.): *Ergebnisbericht Teil 2: Nationale Verzehrsstudie II. Die bundesweite Befragung zur Ernährung von Jugendlichen und Erwachsenen.* Karlsruhe 2008.
30 Vgl. Merewood A., Mehta S. D., Chen T. C. et al.: »Association between vitamin D deficiency and primary cesarean section«. J Clin Endocrinol Metab 94 (2009): 940–945; vgl. Augustin H., Mulcahy S., Schoenmakers I. et al.: »Late Pregnancy Vitamin D Deficiency is Associated with Doubled Odds of Birth Asphyxia and Emergency Caesarean Section: A Prospective Cohort Study«. Matern Child Health J 11 (2020) 1412–1418; vgl. Hollis B. W., Wagner C. L.: »Vitamin D and pregnancy: skeletal effects, nonskeletal effects, and birth outcomes«. Calcif Tissue Int 92 (2013): 128–139.
31 Vgl. Rabenberg M., Mensink G. B. M.: »Vitamin-D-Status in Deutschland«. Journal of Health Monitoring 1 (2016): 36–41.
32 Vgl. Liu X., Wang S., Chen H. et al.: »Association Between Maternal Vitamin K2 Levels in Late Pregnancy and Newborn«. Food Sci Nutr 13 (2025): e70363.
33 Vgl. Teran E., Hernandez I., Nieto B. et al.: »Coenzyme Q10 supplementation during pregnancy reduces the risk of pre-eclampsia«. Int J Gynaecol Obstet 105 (2009): 43–45.
34 Vgl. Xu Y., Nisenblat V., Lu C. et al.: »Pretreatment with coenzyme Q10 improves ovarian response and embryo quality in low-prognosis young women with decreased ovarian reserve: a randomized controlled trial«. Reprod Biol Endocrinol 16 (2018): 29; vgl. Lin G., Li X., Jin Yie S. L. et al.: »Clinical evidence of coenzyme Q10 pretreatment for women with diminished ovarian reserve undergoing IVF/ICSI: a systematic review and meta-analysis«. Annals of medicine 56 (2024): 2389469.
35 Vgl. Eslamzadeh A., Kashani S. M. A., Asadi N. et al.:»Serum Calcium and Magnesium Levels in Women Presenting with Pre-eclampsia: A Systematic Review and Meta-analysis Based on Observational Studies«. Galen Med J 12 (2023): e3151; vgl. Zhang Y., Xun P., Chen C. et al: »Magnesium levels in relation to rates of preterm birth: a systematic review and meta-analysis of ecological, observational, and interventional studies«. Nutr Rev 79 (2021): 188–199; vgl. Jenabi E., Poorolajal J., Fereidooni B. et al.: »The association between maternal serum magnesium level and pregnancy outcomes«. J Postgrad Med Inst 31 (2017): 77–81.
36 Vgl. Shere M., Bapat P., Nickel C. et al.: »Association Between Use of Oral Contraceptives and Folate Status: A Systematic Review and Meta-Analysis«. Journal of Obstetrics and Gynaecology Canada 37 (2015): 430–438; vgl. Gröber U.: Arzneimittel und Mikronährstoffe. Medikationsorientierte Supplementierung. Deutscher Apotheker Verlag: Stuttgart [4]2018.
37 Vgl. BfELV, MRI (Hg.): *Ergebnisbericht Teil 2: Nationale Verzehrsstudie II. Die bundesweite Befragung zur Ernährung von Jugendlichen und Erwachsenen.* a. a. O.
38 Vgl. Ellery S. J., Della Gatta P. A., Bruce C. R. et al.: »Creatine biosynthesis and transport by the term human placenta«. Placenta 52

(2017): 86–93; vgl. Muccini A. M., Tran N. T., de Guingand D. L. et al.: »Creatine Metabolism in Female Reproduction, Pregnancy and Newborn Health«. Nutrients 13 (2021): 490.
39 Vgl. Tran N. T., Muccini A. M., Hale N. et al.: »Creatine in the fetal brain: A regional investigation of acute global hypoxia and creatine supplementation in a translational fetal sheep model«. Front Cell Neurosci 17 (2023): 1154772.
40 Vgl. Naidu M., de Guingand D. L., Hunter G. et al.: »Open label, dose escalation trial of creatine monohydrate in pregnancy«. Journal of the International Society of Sports Nutrition 22 (2025): 2533652.
41 Vgl. Ellery S. J., LaRosa D. A., Kett M. M. et al.: »Maternal creatine homeostasis is altered during gestation in the spiny mouse: is this a metabolic adaptation to pregnancy?«. BMC Pregnancy Childbirth 15 (2015).
42 Vgl. Dror D. K., Allen L. H.: »Effect of vitamin B12 deficiency on neurodevelopment in infants: current knowledge and possible mechanisms«. Nutr Rev 66 (2008): 250–255; vgl. Honzik T., Adamovicova M., Smolka V. et al.: »Clinical presentation and metabolic consequences in 40 breastfed infants with nutritional vitamin B12 deficiency – what have we learned?«. Eur J Paediatr Neurol 14 (2010): 488–495; vgl. von Schenck U., Bender-Gotze C., Koletzko B.: »Persistence of neurological damage induced by dietary vitamin B12 deficiency in infancy«. Arch Dis Child 77 (1997): 137–139.
43 Vgl. Koletzko B., Cremer M., Flothkötter M. et al.: »Ernährung und Lebensstil vor und während der Schwangerschaft – Handlungsempfehlungen des bundesweiten Netzwerks Gesund ins Leben«. a. a. O.
44 Vgl. Kreutz H.: »Bunte Vielfalt auf dem Grill: Tofu, Gemüse und Pilze grillen«. Pressemeldung BzfE online. 25.06.2025.
45 Vgl. Lück I., Bau A.-M.: »Prävention von Anfang an«. Ernährung & Medizin 34 (2019): 15–19.
46 Vgl. Goeser F.: »Wie körpereigene Keime als ›Superorgan‹ agieren«. Dt Ärztebl 109 (2012).
47 Vgl. Romero R., Hassan S. S., Gajer P. et al.: »The composition and stability of the vaginal microbiota of normal pregnant women is different from that of non-pregnant women«. Microbiome (2014).
48 Vgl. Ho M., Chang Y. Y., Chang W. C. et al.: »Oral Lactobacillus rhamnosus GR-1 and Lactobacillus reuteri RC-14 to reduce Group B Streptococcus colonization in pregnant women: A randomized controlled trial«. Taiwan J Obstet Gynecol 55 (2016): 515–518.
49 Vgl. Ravel J., Gajer P., Abdo Z. et al.: »Vaginal microbiome of reproductive-age women«. Proc Natl Acad Sci USA 108 (2011): 4680–4687.
50 Vgl. Gao X., Louwers Y. V., Laven J. S. E. et al.: »Clinical Relevance of Vaginal and Endometrial Microbiome Investigation in Women with Repeated Implantation Failure and Recurrent Pregnancy Loss«. Int J Mol Sci 25 (2024): 622.
51 Vgl. Mendling W.: »Vaginal Microbiota«. Adv Exp Med Biol 902 (2016): 83–93.
52 Vgl. Di Simone N., Santamaria Ortiz A., Specchia M. et al.: »Recent Insights on the Maternal Microbiota: Impact on Pregnancy Outcomes«. Front Immunol 11 (2020): 528202; vgl. Gao X., Louwers Y. V., Laven J. S. E. et al.: »Clinical Relevance of Vaginal and Endometrial Microbiome Investigation in Women with Repeated Implantation Failure and Recurrent Pregnancy Loss«. a. a. O.

53 Vgl. Mendling W.: »Vaginal Microbiota«. a. a. O.; vgl. Fredricks D. N., Fiedler T. L., Marrazzo J. M.: »Molecular identification of bacteria associated with bacterial vaginosis«. N Engl J Med 353 (2005): 1899–1911.
54 Witkin S. S., Mendes-Soares H., Linhares I. M. et al.: »Influence of vaginal bacteria and D- and L-lactic acid isomers on vaginal extracellular matrix metalloproteinase inducer: implications for protection against upper genital tract infections«. mBio 4 (2013): e00460-13.
55 Vgl. Menichini D., Chiossi G., Monari F. et al.: »Supplementation of Probiotics in Pregnant Women Targeting Group B Streptococcus Colonization: A Systematic Review and Meta-Analysis«. Nutrients 14 (2022): 4520.
56 Vgl. Perna A., Venditti N., Merolla F. et al.: »Nutraceuticals in Pregnancy: A Special Focus on Probiotics«. Int J Mol Sci 25 (2024): 9688.
57 Vgl. Hofmann H.: »Probiotikum gegen Verdauungsbeschwerden in der Schwangerschaft und Säuglingskoliken«. Gynäkologie aktiv 5 (2015): 8–9.
58 Vgl. Niers L. E. M., Hoekstra M. O., Timmerman H. M. et al.: »Selection of probiotic bacteria for prevention of allergic diseases: immunomodulation of neonatal dendritic cells«. Clinical and Experimental Immunology 149 (2007): 344–352.
59 Vgl. Sheyholislami H., Connor K. L.: »Are Probiotics and Prebiotics Safe for Use during Pregnancy and Lactation? A Systematic Review and Meta-Analysis«. Nutrients 13 (2021): 2382.
60 Vgl. Menichini D., Chiossi G., Monari F. et al.: »Supplementation of Probiotics in Pregnant Women Targeting Group B Streptococcus Colonization: A Systematic Review and Meta-Analysis«. Nutrients 14 (2022): 4520.
61 Vgl. WHO (Hg.): *Guideline: Sugars intake for adults and children.* WHO. 2015.
62 Vgl. Gracner T., Boone J., Gertler P. et al.: »Exposure to sugar rationing in the first 1000 days after conception and long term cardiovascular outcomes: natural experiment study«. BMJ 391 (2025): e083890.
63 Vgl. Twarda-Clapa A., Olczak A., Białkowska A. M. et al.: »Advanced Glycation End-Products (AGEs): Formation, Chemistry, Classification, Receptors, and Diseases Related to AGEs«. Cells 11 (2022): 1312.
64 Vgl. Linder K., Schleger F., Kiefer-Schmidt I. et al.: »Gestational Diabetes Impairs Human Fetal Postprandial Brain Activity«. The Journal of Clinical Endocrinology & Metabolism 100 (2015): 4029–4036; vgl. Cohen J. F. W. , Rifas-Shiman S. L., Young J. et al.: »Associations of Prenatal and Child Sugar Intake With Child Cognition«. Am J Prev Med 54 (2018): 727–735.
65 Vgl. McElwain C. J., Tuboly E., McCarthy F. P. et al.: »Mechanisms of Endothelial Dysfunction in Pre-eclampsia and Gestational Diabetes Mellitus: Windows Into Future Cardiometabolic Health?«. Front Endocrinol (Lausanne) 11 (2020): 655; vgl. Barbosa J. M. A., Silva A. A. M. D., Kac G. et al.: »Is soft drink consumption associated with gestational hypertension? Results from the BRISA cohort«. Braz J Med Biol Res 54 (2021): e10162; vgl. Petherick E. S., Goran M. I., Wright J.: »Relationship between artificially sweetened and sugar-sweetened cola beverage consump-

tion during pregnancy and preterm delivery in a multi-ethnic cohort: analysis of the Born in Bradford cohort study«. Eur J Clin Nutr 68 (2014): 404–407.

66 Vgl. Baskin R., Hill B., Jacka F. N. et al.: »Antenatal dietary patterns and depressive symptoms during pregnancy and early post-partum«. Matern Child Nutr 13 (2017): e12218.

67 Vgl. Wicklow B. A., Sellers E. A. C., Sharma A. K. et al.: »Association of Gestational Diabetes and Type 2 Diabetes Exposure In Utero With the Development of Type 2 Diabetes in First Nations and Non-First Nations Offspring«. JAMA Pediatr 172 (2018): 724–731; vgl. Dabelea D., Hanson R. L., Lindsay R. S. et al.: »Intrauterine exposure to diabetes conveys risks for type 2 diabetes and obesity: a study of discordant sibships«. Diabetes 49 (2000): 2208–2211; vgl. Scholtens D. M., Kuang A., Lowe L. P. et al.: »HAPO Follow-up Study Cooperative Research Group; HAPO Follow-Up Study Cooperative Research Group. Hyperglycemia and Adverse Pregnancy Outcome Follow-up Study (HAPO FUS): Maternal Glycemia and Childhood Glucose Metabolism«. Diabetes Care 42 (2019): 381–392; vgl. Franks P. W., Looker H. C., Kobes S. et al.: »Gestational glucose tolerance and risk of type 2 diabetes in young Pima Indian offspring«. Diabetes 55 (2006): 460–465; vgl. Gracner T., Boone J., Gertler P. et al.: »Exposure to sugar rationing in the first 1000 days after conception and long term cardiovascular outcomes: natural experiment study«. BMJ 391 (2025): e083890.

68 Vgl. Saraiva A., Carrascosa C., Raheem D. et al.: »Natural Sweeteners: The Relevance of Food Naturalness for Consumers, Food Security Aspects, Sustainability and Health Impacts«. Int J Environ Res Public Health 17 (2020): 6285.

69 Vgl. Jegatheesan P., De Bandt J. P.: »Fructose and NAFLD: The Multifaceted Aspects of Fructose Metabolism«. Nutrients 9 (2017): 230.

70 Vgl. Saraiva A., Carrascosa C., Ramos F. et al.: »Maple Syrup: Chemical Analysis and Nutritional Profile, Health Impacts, Safety and Quality Control, and Food Industry Applications«. Int J Environ Res Public Health 19 (2022): 13684.

71 Vgl. Alalwan T. A., Perna S., Mandeel Q. A.et al.: »Effects of Daily Low-Dose Date Consumption on Glycemic Control, Lipid Profile, and Quality of Life in Adults with Pre- and Type 2 Diabetes: A Randomized Controlled Trial«. Nutrients 12 (2020): 217; vgl. Essa M. M., Akbar M., Khan M. A.: »Beneficial effects of date palm fruits on neurodegenerative diseases«. Neural Regen Res 11 (2016): 1071–1072.

72 Vgl. Nguyen H. T. L., Panyoyai N., Kasapis S. et al.: »Honey and Its Role in Relieving Multiple Facets of Atherosclerosis«. Nutrients 11 (2019): 167.

73 Vgl. Lemus-Mondaca R., Vega-Gálvez A., Zura-Bravo L. et al.: »Stevia rebaudiana Bertoni, source of a high-potency natural sweetener: A comprehensive review on the biochemical, nutritional and functional aspects«. Food Chem 132 (2012): 1121–1132.

74 Vgl. Gardner E., British Dietetic Association (BDA): »Alternative Sugars: Yacon syrup (nectar)«. Br Dent J 223 (2017): 625.

75 Vgl. Wang X., Tian J., Zhang L. et al.: »Artificial sweeteners and their impacts on gut microbiota and host metabolism: mechanistic insights and practical implications«. Front Nutr (2023); vgl. Zhou Y., Mao J., Pan K. et al.: »Effects of non-nutritive sweeteners on the gut microbiota and host health: a systematic review«. Crit Rev Food Sci Nutr (2023); vgl. Magnuson B. A., Carakostas M. C., Moore N. H. et al.: »Biological fate of low-calorie sweeteners«. Nutr Rev 74 (2016): 670–689; vgl. Suez J., Korem T., Zeevi D. et al.: »Artificial sweeteners induce glucose intolerance by altering the gut microbiota«. Nature 514 (2014): 181–186; vgl. Magnuson B. A., Carakostas M. C., Moore N. H. et al.: »Biological fate of low-calorie sweeteners«. a. a. O.; vgl. Conz A., Salmona M., Diomede L.: »Effect of Non-Nutritive Sweeteners on the Gut Microbiota«. Nutrients 15 (2023): 1869; vgl. Ruiz-Ojeda F. J., Plaza-Díaz J., Sáez-Lara M. J.et al.: »Effects of Sweeteners on the Gut Microbiota: A Review of Experimental Studies and Clinical Trials«. Adv Nutr 10 (2019): S31–S48; vgl. Ley R. E., Turnbaugh P. J., Klein S., Gordon J. I.: »Microbial ecology: human gut microbes associated with obesity«. Nature 444 (2006): 1022–1023.

76 Vgl. Al-Kuran O., Al-Mehaisen L., Bawadi H. et al.: »The effect of late pregnancy consumption of date fruit on labour and delivery«. J Obstet Gynaecol 31 (2011): 29–31; vgl. Nasiri M., Gheibi Z., Miri A. et al.: »Effects of consuming date fruits (Phoenix dactylifera Linn) on gestation, labor, and delivery: An updated systematic review and meta-analysis of clinical trials«. Complementary Therapies in Medicine 45 (2019): 71 –84; vgl. Sagi-Dain L., Sagi S.: »The effect of late pregnancy date fruit consumption on delivery progress – A meta-analysis«. EXPLORE 17(2021): 569–573.

77 Vgl. Popova S., Lange S., Probst C. et al.: »Estimation of national, regional, and global prevalence of alcohol use during pregnancy and fetal alcohol syndrome: a systematic review and meta-analysis«. Lancet Glob Health 5 (2017): e290–e299.

78 Vgl. Marufu T. C., Ahankari A., Coleman T. et al.: »Maternal smoking and the risk of still birth: systematic review and meta-analysis«. BMC Public Health 15 (2015): 239.

79 Vgl. Gómez-Roig M. D., Pascal R., Cahuana M. J. et al.:»Environmental Exposure during Pregnancy: Influence on Prenatal Development and Early Life: A Comprehensive Review«. Fetal Diagn Ther 48 (2021): 245–257.

80 Vgl. Dutta S., Ruden D. M.: »Heavy Metals in Umbilical Cord Blood: Effects on Epigenetics and Child Development«. Cells 13 (2024): 1775.

81 Vgl. Chávez-Reyes J., Gutiérrez-Reyes C. D., Hernández-Cuellar E. et al.: »Neurotoxicity of glyphosate: Focus on molecular mechanisms probably associated with alterations in cognition and behavior«. nvironmental Toxicology and Pharmacology 106 (2024): 104381; vgl. auch N. N.: »Blumensträuße im Pestizid-Test«. Global 2000 Online. 06.05.2025.

82 Vgl. Kumar N. N., Chan Y. L., Chen H. et al.: »Editorial: Effects of environmental toxins on brain health and development«. Front Mol Neurosci 16 (2023): 1149776; vgl. Chun H. K., Leung C., Wen S. W. et al.: »Maternal exposure to air pollution and risk of autism in children: A systematic review and meta-analysis«. Environmental Pollution 256 (2020): 113307.

83 Vgl. N. N.: »Physical activity fact sheet«. WHO Online 12.10.2021; vgl. NIA (Hg.): *Exercise and Physical Activity for Older Adults*; vgl. N. N.: »Physical Activity«. The Nutrition Source Online. 2022; vgl. Madaan V., Sharma A., Petty F. D.: »Exercise for Mental Health«. Prim Care Companion J Clin Psychiatry 8 (2006): 106; vgl. Alzheimer's Association (Hg.): Healthy Living for Your Brain and Body.
84 Vgl. Davenport M. H., Horbachewsky T., Brown M. et al.: »Infographic. Prenatal physical activity: baby steps for better health«. Br J Sports Med 54 (2020): 360–361; vgl. Prevett C., Kimber M. L., Forner L. et al.: »Impact of heavy resistance training on pregnancy and postpartum health outcomes«. Int Urogynecol J 34 (2023): 405–411, vgl. Barakat R., Zhang D., Silva-José C.et al.: »The influence of physical activity during pregnancy on miscarriage: systematic review and meta-analysis«. J Clin Med 12 (2023): 5393.
85 Vgl. Prevett C., Kimber M. L., Forner L. et al.: »Impact of heavy resistance training on pregnancy and postpartum health outcomes«. a. a. O.; vgl. N. N.: »Exercise during Pregnancy«. FAQ ACOG Online. 09.2024; vgl. Barakat R., Franco E., Perales M. et al.: »Exercise during pregnancy is associated with a shorter duration of labor. A randomized clinical trial«. Eur J Obstet Gynecol Reprod Biol 224 (2018): 33–50.
86 Vgl. Sporthochschule Köln. (2022). Sport in der Schwangerschaft www.sporthochschule-koeln.de
87 Vgl. N. N.: »Exercise during Pregnancy«. a. a. O.
88 Vgl. Beddoe A. E., Paul Yang C. P., Kennedy H. P. et al: »The effects of mindfulness-based yoga during pregnancy on maternal psychological and physical distress«. Journal of obstetric, gynecologic, and neonatal nursing 38 (2009): 310–319.
89 Vgl. Friedrich A., Schlarb A. A.: »Let's talk about sleep: a systematic review of psychological interventions to improve sleep in college students«. J Sleep Res 27 (2018): 4–22; vgl. Sella E., Toffalini E., Canini L. et al.: »Non-pharmacological interventions targeting sleep quality in older adults: a systematic review and meta-analysis«. Aging Ment Health 27 (2023): 847–861; vgl. Friedrich A., Schlarb A. A.: »Let's talk about sleep: a systematic review of psychological interventions to improve sleep in college students«. a. a. O.; vgl. Sella E., Toffalini E., Canini L. et al.: »Non-pharmacological interventions targeting sleep quality in older adults: a systematic review and meta-analysis«. a. a. O.
90 Vgl. Smith C., Crowther C., Willson K. et al.: »A randomized controlled trial of ginger to treat nausea and vomiting in pregnancy«. Obstet Gynecol 103 (2004): 639–645.
91 Vgl. Safajou F., Soltani N., Taghizadeh M. et al.: »The Effect of Combined Inhalation Aromatherapy with Lemon and Peppermint on Nausea and Vomiting of Pregnancy: A Double-Blind, Randomized Clinical Trial«. Iran J Nurs Midwifery Res 25 (2020): 401–406.
92 Vgl. Beddoe A. E., Paul Yang C. P., Kennedy H. P. et al.: »The effects of mindfulness-based yoga during pregnancy on maternal psychological and physical distress«. a. a. O.

93 Vgl. Perichart-Perera O.: »Nutrition for Optimal Lactation«. Ann Nutr Metab 81(2025): 33–44.
94 Vgl. N. N.: »Wie Stillen vor Brustkrebs schützt«. Dt Ärztebl Online. 27.10.2025; vgl. Virassamy B., Caramia F., Savas P. et al.: »Parity and lactation induce T-cell-mediated breast cancer protection«. Nature 649 (2025): 449–459; vgl. Collaborative Group on Hormonal Factors in Breast Cancer: »Breast cancer and breastfeeding: collaborative reanalysis of individual data from 47 epidemiological studies in 30 countries, including 50302 women with breast cancer and 96973 women without the disease«. Lancet 360 (2002): 187–195.
95 Vgl. Perichart-Perera O.: »Nutrition for Optimal Lactation«. a. a. O.
96 Vgl. ACOG CommitteeOpinion No. 462: »Moderate caffeine consumption during pregnancy«. A. a. O.; vgl. EFSA Scientific Panel NDA: »Scientific Opinion on the safety of caffeine«. a. a. O.; vgl. WHO (Hg.): WHO Recommendations on Antenatal Care for a Positive Pregnancy Experience. a. a. O.; vgl. Heckman M. A., Weil J., Gonzalez de Mejia E.: »Caffeine (1, 3, 7-trimethylxanthine) in foods: a comprehensive review on consumption, functionality, safety, and regulatory matters«. J Food Sci 75 (2010): R77–R87.
97 Vgl. Mennella J. A., Beauchamp G. K.: »Maternal diet alters the sensory qualities of human milk and the nursling's behavior«. Pediatrics 88 (1991): 737–744.
98 Vgl. Valentine C. J., Wagner C. L.: »Nutritional management of the breastfeeding dyad«. Pediatr Clin North Am. 2013 Feb;60(1):261–27; vgl. Favara G., Maugeri A., Barchitta M. et al.: »Maternal Lifestyle Factors Affecting Breast Milk Composition and Infant Health: A Systematic Review«. Nutrients 17 (2024): 62.
99 Vgl. Reeder C., Legrand A., O'connor-Von S.: »The Effect of Fenugreek on Milk Production and Prolactin Levels in Mothers of Preterm Infants«. Clinical Lactation 4 (2013): 159–165.
100 Vgl. EFSA: »Scientific opinion on the safety of caffeine«. a. a. O.
101 Vgl. Athonvarangkul D., Wysolmerski J. J.: »Crosstalk within a brain-breast bone axis regulates mineral and skeletal metabolism during lactation«. Front. Physiol 14 (2023): 1121579; vgl. Perichart-Perera O.: »Nutrition for Optimal Lactation«. a. a. O.
102 Vgl. Beamish N. F., Davenport M. H., Ali M. U et al.: »Impact of postpartum exercise on pelvic floor disorders and diastasis recti abdominis: a systematic review and meta-analysis«. Br J Sports Med 59 (2025): 562–575.
103 Vgl. McCrory M. A., Nommsen-Rivers L. A., Molé P. A. et al.: »Randomized trial of the short-term effects of dieting compared with dieting plus aerobic exercise on lactation performance«. Am J Clin Nutr 69 (1999): 959–967; vgl. Lovelady C. A., Lonnerdal B., Dewey K. G.: »Lactation performance of exercising women«. Am J Clin Nutr 52 (1990): 103–109.

Sachregister

Symbole

A

B

C

D

E

F

Rezeptregister

LIEBE LESERIN, LIEBER LESER,

wie wunderbar, dass du dich für ein Buch von GU entschieden hast! In unserem Verlag dreht sich alles darum, dir mit gutem Rat dein Leben schöner, erfüllter und einfacher zu machen. Unsere Autorinnen und Autoren sind echte Expertinnen und Experten auf ihren Gebieten, die ihr Wissen mit viel Leidenschaft mit dir teilen. Und unsere erfahrenen Redakteurinnen und Redakteure stecken viel Liebe und Sorgfalt in jedes Buch, um dir ein Leseerlebnis zu bieten, das wirklich besonders ist. Qualität steht bei uns schon seit jeher an erster Stelle – jedes Buch ist von Büchermenschen für Buchbegeisterte gemacht, mit dem Ziel, dein neues Lieblingsbuch zu werden.

Deine Meinung ist uns wichtig, und wir freuen uns sehr über dein Feedback und deine Empfehlungen – sei es im Freundeskreis oder online.

Viel Spaß beim Lesen und Entdecken!

PS: Hier noch mehr GU-Bücher entdecken: www.gu.de

DIE BÜCHERMENSCHEN HINTER DIESEM PROJEKT

Verlagsleitung: Eva Dotterweich
Projektleitung: Franziska Mohrfeldt
Redaktionelle Mitarbeit: Anna Maas
Lektorat: Marline Mavie Ernzer
Cover & Layout: Simone Ruths, www.rosavisions.de
Satz: Lydia Geißler
Herstellung: Petra Roth
Reproduktion: Longo AG, Bozen
Druck & Bindung: dimograf

Grillparzerstraße 8, 81675 München

www.gu.de/kontakt | hallo@gu.de

GU ist eine eingetragene Marke der GRÄFE UND UNZER VERLAG GmbH

1. Auflage 2026,
ISBN: 978-3-7589-0199-7

WICHTIGER HINWEIS

Die Gedanken, Methoden und Anregungen in diesem Buch stellen die Meinung bzw. Erfahrung der Verfasserinnen dar. Sie wurden von den Autorinnen nach bestem Wissen erstellt und mit größtmöglicher Sorgfalt geprüft. Sie bieten jedoch keinen Ersatz für persönlichen kompetenten medizinischen Rat. Jede Leserin, jeder Leser ist für das eigene Tun und Lassen auch weiterhin selbst verantwortlich. Weder Autorinnen noch Verlag können für eventuelle Nachteile oder Schäden, die aus den im Buch gegebenen praktischen Hinweisen resultieren, eine Haftung übernehmen.

WERDE TEIL DER GU-COMMUNITY!

Du und deine Familie, dein Haustier, dein Garten oder einfach richtig gutes Essen. Egal, wo du im Leben stehst: Als Teil unserer Community entdeckst du die neuesten GU-Bücher als Erstes, du genießt exklusive Leseproben und wirst mit wertvollen Impulsen und kreativen Ideen bereichert.

Worauf wartest du? Sei dabei!

www.gu.de/gu-community

BILDNACHWEIS

Cover: Freepik
Rezeptshooting: GU/Laura Altmann/@fit__laura
Illustrationen: GU/Franziska Misselwitz, Freepik: S. 3, 4, 5, 6, 7, 9, 37; Leon Meyer/PIXELMOVE: S. 9; Privat: S. 8
Bildredaktion: Simone Hoffmann, Petra Ender